Michael Gienger
Bernhard Bruder

Welcher Heilstein ist das?

KOSMOS

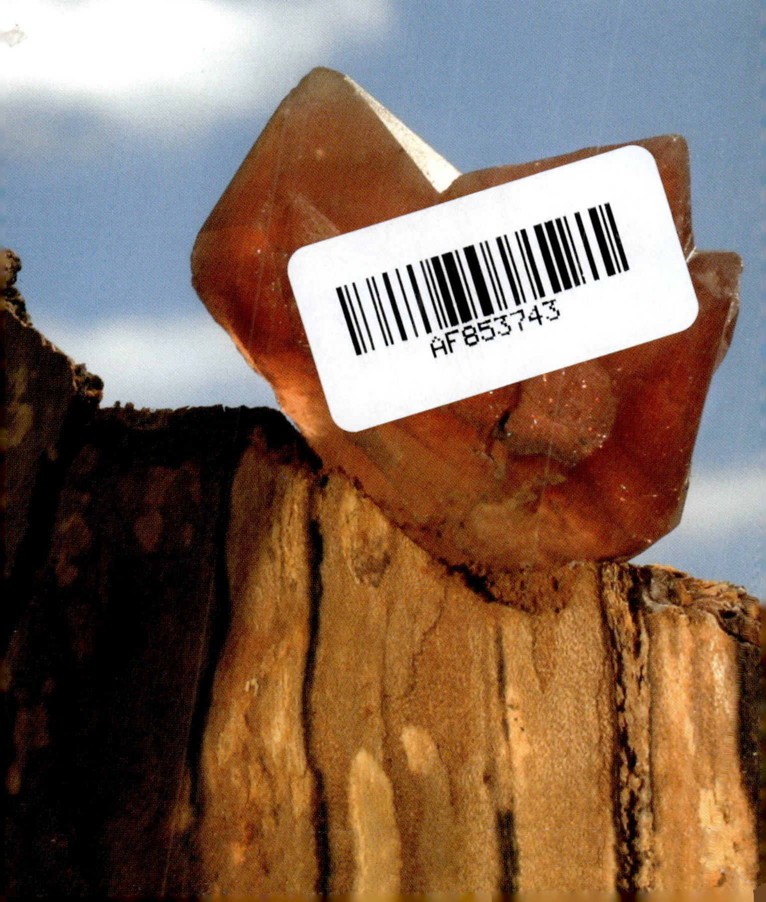

Einführung in die Steinheilkunde 4

Heilsteine erkennen 10

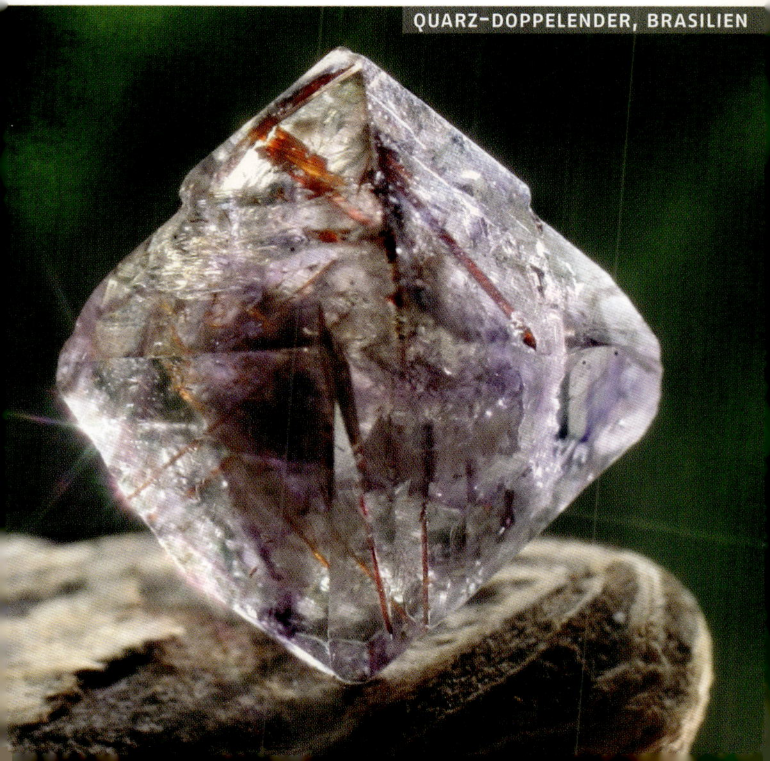
QUARZ-DOPPELENDER, BRASILIEN

Einführung in die Steinheilkunde

Die Heilwirkungen von Steinen folgen klaren Gesetzmäßigkeiten. Es sind die mineralogischen Eigenschaften eines Steins, die den Rahmen und die Richtung seiner Wirkungen bestimmen. Maßgebliche Faktoren sind hier die Farbe, die chemische Zusammensetzung, die Kristallstruktur und die Entstehungsweise. In der steinheilkundlichen Forschung hat sich gezeigt, dass jeder dieser vier Faktoren eine andere Ebene im Zusammenspiel von Körper, Seele, Verstand und Geist anspricht, so daß der wirksamste Heilstein immer jener ist, bei dem alle vier Faktoren zum betreffenden Menschen in seiner gegenwärtigen Lebenssituation sowie zu den vorliegenden Beschwerden oder Erkrankungen passen.

Denn auch beim Menschen gibt es vier Faktoren, die maßgeblich über Gesundheit oder Krankheit bestimmen: Die Konstitution, die Lebenssituation, die geistig-seelischen Umstände und die körperliche Befindlichkeit. Werden alle vier Faktoren bei der Auswahl eines Heilsteins berücksichtigt, umfasst die erzielte Wirkung auch Krankheitsursachen und -hintergründe. Dadurch werden Anwendungen wirkungsvoller und nachhaltiger. Aus diesem Grund ist diese Einführung in die Steinheilkunde den Beschreibungen der Heilsteine vorangestellt.

Konstitution und Kristallstruktur

Im steinheilkundlichen Sinne zählt zur »Konstitution« eines Menschen nicht nur die körperliche Verfassung. Sie ist vielmehr die »Grundnatur« mit besonderen Fähigkeiten, Charakter, Temperament, Grundhaltung zum Leben und der Art und Weise seiner Lebensgestaltung. Diese Grundnatur bringt Stärken und Schwächen mit sich, die beide – im Übermaß gelebt – zu seelischen Beschwerden oder körperlichen Erkrankungen führen können. Eine ganzheitliche steinheilkundliche Therapie zielt daher darauf, dass die eigenen Stärken im richtigen Maß gelebt und den eigenen Schwächen im richtigen Maß nachgegeben werden kann. Daraus entsteht die Balance, die uns gesund erhält.

Es ist die Kristallstruktur eines Heilsteins, welche die Grundnatur eines Menschen berührt. Sieben Kristallsysteme sowie die unstrukturierten amorphen Steine ergeben im Mineralreich acht Strukturvarianten. Diesen entsprechen acht Konstitutionstypen beim Menschen, die sich am besten in ihrer Grundhaltung zum Leben beschreiben lassen:

Kubisch – Ordnung:
Kubische Mineralien besitzen ein quadratisches Kristallgitter. Ihnen entspricht eine Grundhaltung, die Wert auf Ordnung, Regelmäßigkeit und Sicherheit legt, aber auch systematisches Lernen und Arbeiten ermöglicht.

Hexagonal – Ausrichtung:
Hexagonale Mineralien besitzen ein sechseckiges Kristallgitter. Ihnen entspricht eine zielstrebige, leistungsorientierte, ausdauernde Grundhaltung, die Effektivität, Konzentration und Schnelligkeit ermöglicht.

Trigonal – Beständigkeit:
Trigonale Mineralien besitzen ein dreieckiges Kristallgitter. Ihnen entspricht eine einfache, beständige, in sich ruhende und geduldige Grundhaltung mit Akzeptanz, Zufriedenheit und erfinderischem Geschick.

Tetragonal – Trennen:
Tetragonale Mineralien besitzen ein rechteckiges Kristallgitter. Ihnen entspricht eine geistig rege, forschende und analytische Grundhaltung, oft emotional, aber gut kontrolliert und zu Heimlichkeiten neigend.

Rhombisch – Verbinden:
Rhombische Mineralien besitzen ein rautenförmiges Kristallgitter. Ihnen entspricht eine angepasste, unauffällige, jedoch konsequente Grundhaltung mit großem Gemeinschaftssinn und Einfühlungsvermögen.

Monoklin – Veränderung:
Monokline Mineralien besitzen ein parallelogrammförmiges Kristallgitter. Ihnen entspricht eine bewegte, sich ständig wandelnde und schnell entwickelnde Grundhaltung mit guter Intuition, aber manchmal auch Entscheidungsschwierigkeiten.

Triklin – Offenheit:
Trikline Mineralien besitzen ein trapezförmiges Kristallgitter. Ihnen entspricht eine offene, empfängliche und unbeständige Grundhaltung, evtl. mit Schicksalsgläubigkeit oder mit Hellsichtigkeit und tiefem Verstehen.

Amorph – Freiheit:
Amorphe Mineralien besitzen kein Kristallgitter. Ihnen entspricht das Chaos, eine spontane, freie, ungebundene, vielseitige, in den Tag hinein lebende Grundhaltung sowie das intensive Leben im Hier und Jetzt.

In einer steinheilkundlichen Beratung richtet sich das erste Augenmerk oft darauf, die passende Kristallstruktur zu ermitteln, denn diese Heilsteine zählen zu den wirkungsvollsten für den betreffenden Menschen. Sie bringen die individuelle Grundnatur in Balance, was sich in seelischer Ausgeglichenheit und einer Steigerung der Selbstheilkräfte äußert.

Lebenssituation und Entstehungsweise

Das zweite Augenmerk in einer steinheilkundlichen Beratung richtet sich auf die aktuelle Lebenssituation. Unser Leben vollzieht sich in Zyklen des Neubeginns, der Weiterentwicklung und der Vollendung und stellt uns immer wieder vor Herausforderungen: So ist ein Neubeginn oft mit Anfangsschwierigkeiten verbunden, jede Weiterentwicklung muss immer wieder korrigiert werden und jede Vollendung bedeutet auch einen Abschluss und fordert zum Loslassen oder aktiven Aufräumen heraus. In welcher Phase eines solchen Zyklus nun Beschwerden auftauchen, gibt einen Hinweis darauf, welche Heilsteine besonders hilfreich sein können. Denn auch die Gesteine und ihre Mineralien durchlaufen einen ähnlichen Zyklus, der »Kreislauf der Gesteine« genannt wird.

Primäre Entstehung:
Den »großen Neubeginn« markiert die Geburt neuer Gesteine aus dem Magma des Erdinneren. Ob in der Tiefe oder in vulkanischen Prozessen – hier vollzieht sich eine vollständige Gesteins-Neubildung aus einem flüssig-chaotischen Zustand heraus. Dieser Entstehungsweise entsprechen Lebenssituationen, in denen wir einen Neubeginn erfahren. In der Steinheilkunde wird dieser Prozess schlicht »primär« genannt, als Symbol steht die typische Textur magmatischer Gesteine wie z. B. Granit.
Sekundäre Entstehung:
Der Weiterentwicklung im Leben, die von fortlaufenden Veränderungen geprägt ist, entsprechen Gesteine und Mineralien, die an der Erdoberfläche durch Verwitterung und Ablagerung entstehen. Sedimente also oder Sekundärbildungen von Mineralien. Sie repräsentieren eine Phase des Lebens, in der unsere Lebensumstände im Wesentlichen so bleiben sollen, wie sie sind. Doch gerade das macht notwendig, sie immer wieder kritisch zu betrachten und gegebenenfalls zu korrigieren. Dieser Prozess wird in der Steinheilkunde schlicht »sekundär« genannt. Als Symbol steht die typische Textur mancher Sedimentgesteine wie z. B. Sandstein.
Tertiäre Entstehung:
Werden Gesteine durch tektonische Bewegungen in die Tiefe gedrückt, erfahren sie eine »Metamorphose« unter Druck und Hitze. Dabei wandeln sich die Mineralien des Gesteins zu einer neuen Form und/oder Zusammensetzung. Kommt zu Druck und Hitze noch Wasser hinzu, schmilzt das Gestein und wird zu Magma. Daher repräsentieren diese Heilsteine Lebenssituationen, in denen etwas zu Ende geht, zu Ende gegangen ist oder zur Vollendung strebt. Situationen, in denen wir entweder etwas zu Ende bringen wollen oder in denen wir das Ende bestimmter Lebensumstände akzeptieren und loslassen müssen. Diese Prozesse werden in der Steinheilkunde schlicht »tertiär« genannt. Als Symbol steht die typisch gefaltete Textur mancher Metamorphite wie z. B. Gneis.
Entspricht der Entwicklungsprozess eines Steins unserer persönlichen Lebenssituation, erfahren wir durch Heilsteine dieser Art eine besondere Unterstützung, die unsere Fähigkeit zur Lebensbewältigung verbessert. Allein dadurch können sich seelische Beschwerden oder körperliche Erkrankungen deutlich verbessern. Bei den Beschreibungen der Heilsteine von A bis Z wird die Entstehungsweise daher durch entsprechende Symbole hervorgehoben. Da sich Mineralien auch in zwei oder sogar allen drei Bereichen bilden können, wird auch dieses angezeigt:

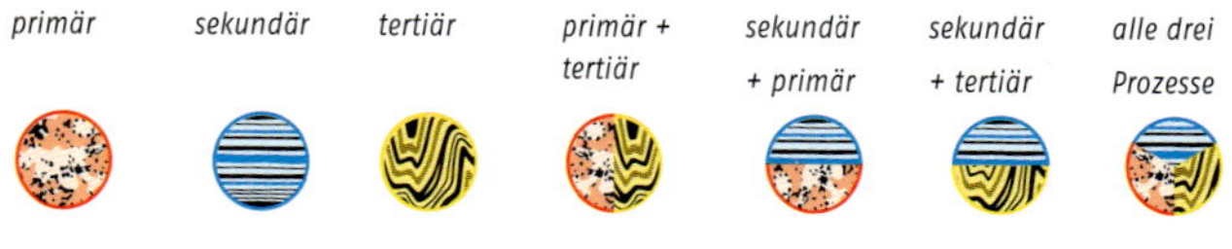

Mineralstoffe – Stoffwechselregulatoren und Seelenkräfte

Mineralstoffe haben im Körper als Baustoffe, Regulatoren von Körperfunktionen, Elektrolyte und Säurebinder, Bestandteile von Enzymen und Vitaminen sowie als Schutz vor freien Radikalen viele lebenswichtige Funktionen inne. Der Körper kann sie nicht selbst herstellen, sondern muss sie als eine Art »anorganische Vitamine« von außen aufnehmen. Heilsteine, die solche Stoffe beinhalten, fördern deren Aufnahme und Umsatz im Organismus. Sie aktivieren bestimmte Stoffwechselvorgänge und helfen so bei bestimmten Krankheiten und Beschwerden. Daraus entstehen ganzheitliche Wirkungen, die Körper, Seele, Verstand und Geist gleichermaßen berühren, jeder Stoff ist also nicht nur stoffwechselregulierend, sondern auch in die Seele wirkend.

Heilsteine, die giftige Mineralstoffe enthalten, entfalten entgiftende Wirkungen, körperlich wie seelisch! Sie fördern nicht nur die körperliche Reinigung, sondern auch die Befreiung von belastenden Bildern, Gefühlen und Gedanken. Darüber hinaus wirken sie nach dem homöopathischen Prinzip »Ähnliches heilt Ähnliches« und helfen bei genau den Symptomen, die den Vergiftungen ihrer Inhaltsstoffe ähneln.

Diese komplexen Zusammenhänge können hier nur angedeutet werden*, doch die ab Seite 52 beschriebenen Heilwirkungen der Steine basieren maßgeblich auf diesen substanziellen Eigenschaften.

Farben – Organstimulanzien und Seelenlichter

Farben bewegen die Seele und stimulieren den Organismus. Dass eine harmonische Farbgestaltung unserer Umgebung stimmungsaufhellend wirkt, ist kein Geheimnis. Auch bei der Kleidung oder im Schmuck spielt dies eine Rolle. Dass Farben direkt auf den Körper einwirken, ist weniger bekannt. In Experimenten, die über 15 Jahre immer wieder durchgeführt wurden, offenbarten sich prinzipielle Grundwirkungen der Farben, die eindeutig ihrer physikalischen Natur entsprechen:

Schwarz – Absorption: Als »unbunte Farbe«, welche durch die völlige Absorption des Lichts entsteht, repräsentiert Schwarz das Prinzip des »Aufnehmens«, was sich seelisch als Geborgenheit und Schutz äußert sowie körperlich als schmerzlindernd und spannungslösend.

Weiß – Reflektion: Als »unbunte Farbe«, welche durch die völlige Reflektion allen Lichts entsteht, zeigt sich Weiß als sehr neutral. Seelisch folglich eine Hilfe, Dinge so zu sehen wie sie sind, und körperlich energieanregend, ohne spezifische Veränderung oder Beeinflussung.

* Michael Gienger, Die Steinheilkunde, Neue Erde, Saarbrücken 1995

Gelb – Helligkeit: Gelb ist die hellste Farbe, sie wird schon im Dämmerlicht als Farbe erkannt, wenn alle anderen Farben noch grau erscheinen. Entsprechend wirkt Gelb auch seelisch erhellend, es hebt die Stimmung und fördert das Verstehen (so dass »ein Licht aufgeht«). Körperlich reguliert Gelb die Verdauung, die »Erkenntnis der Nahrung«.
Violett – Dunkelheit: Als Komplementärfarbe zu Gelb ist Violett die dunkelste Farbe im Farbkreis. Das inspiriert im seelischen Bereich zur Suche nach Verborgenem, also auch zur spirituellen Sinnsuche. Körperlich werden jene Organe angesprochen, die in Austausch mit »Fremdem« (= Dunklem, Unbekanntem) stehen: Haut, Lunge und Dickdarm.
Orange – Wärme: Die Komplementärfarben Orange und Blau zeigen ebenfalls Helligkeitsunterschiede, jedoch weniger ausgeprägt als Gelb und Violett. Ihr Empfinden äußert sich daher in Wärme und Kälte: Orange fördert seelische Wärme in Form von Kontakt und menschlicher Nähe und regt die Durchblutung und Energieverteilung an.
Blau – Kälte: Blau wirkt dagegen seelisch kühl. Es hilft, Distanz zu wahren und emotional gefasst zu bleiben. Auch körperlich wirkt es kühlend, z.B. Fieber und Blutdruck senkend sowie den Wasserhaushalt regulierend, was auch den Schweiß als körperliches »Kühlsystem« betrifft.
Rot – Spannung: Die Komplementärfarben Rot und Grün haben denselben Helligkeitswert, sie werden im aufhellenden Dämmerlicht im gleichen Moment als Farbe erkannt. Daher zeigt sich bei ihnen weder der Gegensatz hell und dunkel, noch warm und kalt. Dennoch ist bei Rot eine Spannung wahrnehmbar, die seelisch belebend und aktivierend wirkt und körperlich den Kreislauf und die Muskelaktivität anregt.
Grün – Entspannung: Grün zeigt sich dagegen entspannend, was seelisch beruhigend und ausgleichend wirkt und auch körperlich entspannt und die Regenerationskräfte walten lässt.

Genau diese Farbwirkungen zeigen auch Heilsteine. Gemeinsam mit den Mineralstoffen bestimmen die Farben die eigentliche Heilwirkung eines Steins. Werden dazu die bereits erläuterten Aspekte der Kristallstruktur und Entstehung berücksichtigt, lässt sich der optimal passende Heilstein für einen ganz bestimmten Menschen in einer ganz bestimmten Lebenssituation mit ganz bestimmten Beschwerden oder Erkrankungen finden. Diese Vorgehensweise wird die »Analytische Steinheilkunde« genannt. Das vorliegende Buch bietet in den Beschreibungen der einzelnen Heilsteine alle Informationen dazu.

Anwendungen der Heilsteine

Um die gewünschten Heilwirkungen zu erzielen, können Heilsteine auf unterschiedliche Weise eingesetzt werden. Welche Anwendungsweise dabei im einzelnen zu bevorzugen ist, entscheiden meist praktische Überlegungen (was ist am besten umsetzbar) oder persönliche Vorlieben:

Tragen oder Auflegen: Hier werden Steine in Körpernähe gebracht oder gehalten, also z.B. auf zu behandelnde Körperbereiche aufgelegt, als Schmuckstein getragen oder als Handschmeichler in der Hosentasche mitgeführt. Allein durch die Körpernähe über eine kürzere oder längere Zeit entfaltet der Stein seine Wirkungen.

Edelsteinwasser und Edelsteinelixiere: Hier wird die Wirkung des Steins auf Wasser übertragen, welches innerlich eingenommen oder äußerlich aufgebracht wird. Bei der inneren Einnahme ist zu beachten, dass manche Steine Giftstoffe ans Wasser abgeben. Daher sollten Edelsteinwasser nur mit Fachkenntnis hergestellt werden.*

Meditation: In der Meditation wird ein Stein kontemplativ betrachtet oder während der Meditation auf bestimmte Körperstellen gelegt oder gehalten. Das bewusste »Einlassen« auf den Stein macht offen und lässt auch dessen Wirkungen besser in uns ein. Eine Viertelstunde Meditation kann daher oft mehr bewirken als stundenlanges Tragen.

Steinkreis: Hier werden mehrere Steine zu einem Kreis gelegt, der dann als Meditationsplatz dient. Meditationen im Steinkreis zählen zu den wirkungsvollsten Anwendungen von Steinen.

Aufstellen in der Umgebung: Auch Steine, die sich in der Umgebung eines Wohn-, Arbeits- oder Schlafraums befinden, wirken auf uns ein. Durch bewusstes Aufstellen von Steinen in der Umgebung können Räume atmosphärisch gestaltet und zu Heilungsorten werden.

Edelsteinmassage: Eine angenehme und deutliche Art, Heilwirkungen von Steinen wahrzunehmen, sind Edelsteinmassagen. Die Kombination von Berührung, Bewegung und Steinwirkung führt zu einem unmittelbaren Erlebnis. Edelsteinmassagen sind leicht zu erlernen und werden heute vielerorts angeboten.**

Energetische Behandlungen: Für bestimmte Heilsteine wie Quarzkristalle oder Turmaline gibt es energetische Behandlungen, welche – fachkundig durchgeführt – das stärkste Potential steinheilkundlicher Anwendungen besitzen. Erlernt werden können diese Behandlungen in Steinheilkunde-Seminaren und -Ausbildungen (siehe Anhang), manche sind auch in der Fachliteratur zu finden.***

Doch für den Heilerfolg wesentlich wichtiger als die äußere Anwendung ist die innere Hinwendung zum betreffenden Heilstein. Möchten Sie einen Stein für sich selbst verwenden, so beschäftigen Sie sich mit ihm: Spüren Sie sich in den Stein ein, lesen Sie nach über seine Eigenschaften und Wirkungen, meditieren Sie mit ihm und machen Sie sich ein Bild davon, was für ein »Wesen« Sie mit diesem Stein in Händen halten. Dann haben Sie alle Türen für eine positive Heilwirkung geöffnet...

*** mehr dazu: Gienger/Goebel, Edelsteinwasser, Neue Erde, Saarbrücken 2006
*** mehr dazu: Gienger u. a., Edelstein-Massagen, Neue Erde, Saarbrücken 2004
*** Michael Gienger, Die Steinheile Hausapotheke, Neue Erde, Saarbrücken 1999/2004

Heilsteine erkennen

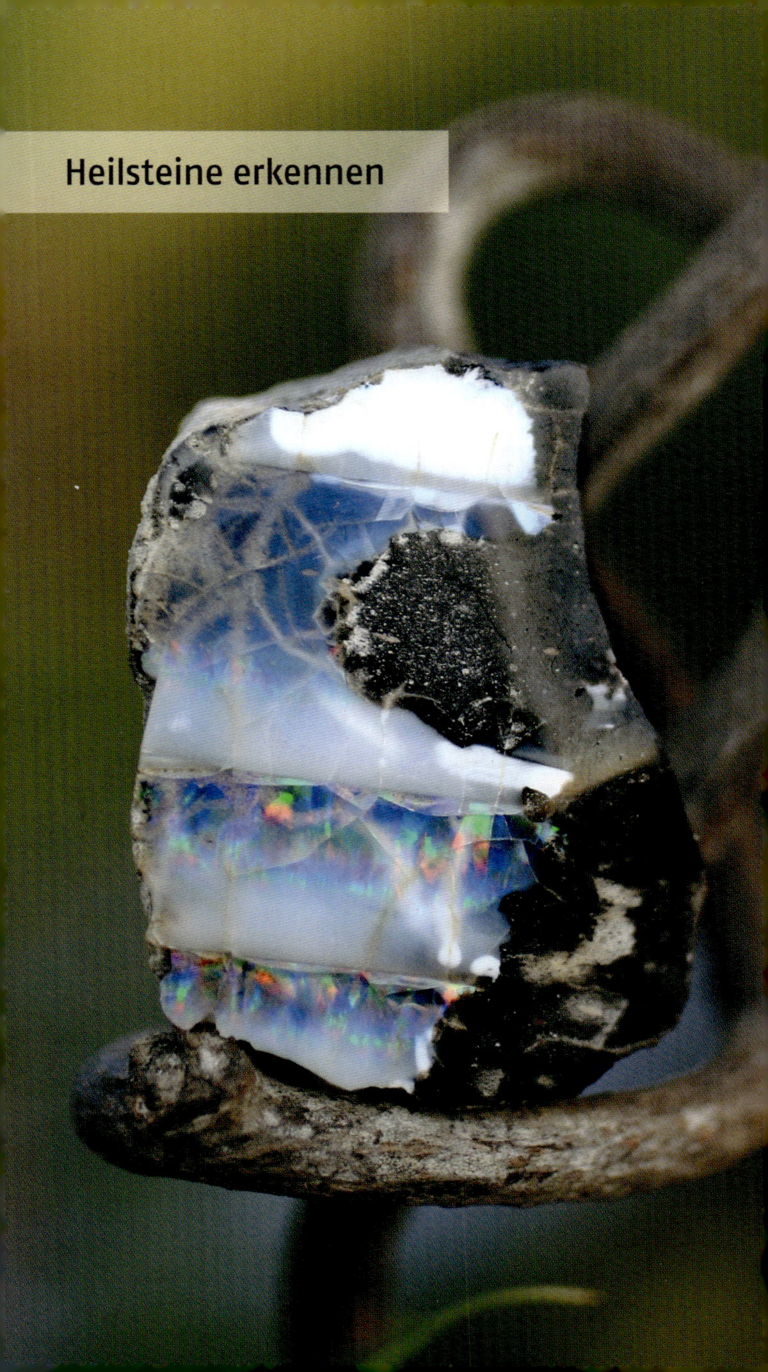

Überblick über wichtige Heilsteine

Die Anzahl bekannter und verfügbarer Heilsteine verzehnfachte sich in den vergangenen 25 Jahren. Während die ersten modernen Steinheilkunde-Bücher Anfang der 1980er Jahre noch 50 bis 70 Steine beschreiben, verzeichnet die gegenwärtige Literatur rund 500 bis 700 verschiedene Heilsteine, mit nach wie vor steigender Tendenz. Das bedeutet jedoch nicht, dass all diese Steine für die Steinheilkunde gleichermaßen bedeutsam sind. Wie bei allen Heilmitteln gibt es auch hier vorrangige, die häufig und zuverlässig zur Anwendung kommen, weniger eingesetzte, die eher speziellen Zwecken dienen sowie einen großen Randbereich mit jenen Steinen, die nur selten Verwendung finden, weil sie entweder heilkundlich wenig erforscht sind oder als Raritäten kaum zur Verfügung stehen.

Im vorliegenden Buch sowie speziell in der folgenden Übersicht (S. 15–51) wurde die Auswahl der beschriebenen Steine daher auf jene Heilsteine beschränkt, die häufig zum Einsatz kommen, deren Wirkungen durch empirische Tests und Praxiserfahrungen bestätigt und die in der Regel gut verfügbar sind – oder, falls letzteres nicht zutrifft, die aufgrund besonderer Eigenschaften unersetzbar sind. Eine solche Auswahl ist natürlich nie ganz frei von subjektiven Betrachtungen. Sie wurde so getroffen, dass beim Nachschlagen in diesem Buch (statistisch betrachtet) in mindestens 95 % der Fälle ein gesuchter Heilstein gefunden werden kann. Für die verbleibenden 5 % sei auf umfangreichere Fachliteratur verwiesen.*

In der folgenden Übersicht sind 353 Farbvarietäten von 140 verschiedenen Heilsteinen dargestellt (weitere spezielle Formvarietäten und Erscheinungsweisen finden sich ab S. 52). Mit dieser Übersicht kann zumindest eingegrenzt werden, um welchen Heilstein es sich bei einem unbekannten Stück handelt, so dass weitere Informationen im Kapitel „Heilsteine von A bis Z“ nachgeschlagen werden können. Eine 100%ige Bestimmung des betreffenden Steins ist jedoch auf diesem Weg nicht immer möglich. Zum einen lassen sich nicht alle denkbaren Varianten in einem Buch dieses Umfangs erläutern. Zum anderen gibt es viele weitere, hier nicht erwähnte Heilsteine. Im Zweifelsfall finden Sie solchen fachkundigen Rat an den Bestimmungsständen von Mineralienbörsen oder bei Prüfinstituten.

Ziel der folgenden Übersicht ist es, die eigene Bestimmung von Heilsteinen zumindest so weit zu unterstützen, wie es die vorgegebenen Möglichkeiten erlauben. Es wurden daher vor allem jene Kriterien zur Unterscheidung und Bestimmung herangezogen, die ohne allzu großen technischen Aufwand nachvollziehbar sind. Folgende Kriterien kommen aus diesem Grund zur Anwendung: Farbe, Dichte und Mohs-Härte.

* Michael Gienger, Lexikon der Heilsteine, Neue Erde, Saarbrücken 2000

Farbe

Das erste Kriterium in der Sortierung der folgenden Übersicht ist die Farbe des Steins. Dabei wurden die verschiedenen Farben zu diesen 17 Rubriken zusammengefasst:

* Schwarze Heilsteine
* Graue Heilsteine
* Weiße bis beige Heilsteine
* Farblose Heilsteine
* Hellgelbe Heilsteine
* Gelbe bis goldene Heilsteine
* Braune Heilsteine
* Orange Heilsteine
* Rosa Heilsteine
* Rote Heilsteine
* Violette Heilsteine
* Dunkelblaue Heilsteine
* Hellblaue Heilsteine
* Türkise Heilsteine
* Hellgrüne Heilsteine
* Grüne Heilsteine
* Mehrfarbige Heilsteine

Allein durch das In-Augenschein-Nehmen des Steins kann damit eine erste Vorauswahl getroffen werden. Zu berücksichtigen ist jedoch, dass die Farben der Steine variieren, daher sind im Zweifelsfall immer auch ähnliche Farben in Betracht zu ziehen: bei einem gelben Stein z. B. auch die Rubriken „hellgelb“ oder „braun“, bei einem grünen Stein möglicherweise „hellgrün“ oder „türkis“ etc.

Dichte/Spezifisches Gewicht

Innerhalb der Farbrubriken sind die genannten Heilsteine aufsteigend nach ihrer Dichte bzw. dem „spezifischen Gewicht“ geordnet. Es finden sich die vergleichsweise „leichten“ Steine folglich immer zu Beginn, die vergleichsweise „schweren“ am Ende einer Farbrubrik. Die Dichte bzw. das „spezifische Gewicht“ eines Steins gibt an, wie viel mal schwerer dieser im Vergleich zu Wasser ist. Bernstein mit einer Dichte von nur 1,05–1,09 ist also nur unwesentlich schwerer als Wasser, weshalb er auf stark salzhaltigem Wasser bereits obenauf schwimmt. Der quecksilberhaltige Cinnabarit mit einer Dichte von 8,00–8,20 stellt dagegen den Schwergewichtsrekord unter den Heilsteinen.

Da Wasser mit der Dichte 1,0 (bei 20 °C) ein gutes Vergleichsmedium ist, lässt sich die Dichte am besten ermitteln, indem ein Stein einmal in der Luft und einmal im Wasser liegend gewogen wird. Der Auftrieb des Wassers verringert das Gewicht eines Steins exakt um das Eigengewicht des verdrängten Wassers. Das Gewicht eines Steines an der Luft im Verhältnis zu der Differenz, um die er im Wasser leichter ist (also dem Eigengewicht des verdrängten Wassers), ergibt folglich die Dichte des Steins. Als Formel lässt sich das so ausdrücken:

$$\frac{\text{Gewicht in der Luft}}{\text{Gewicht in der Luft} - \text{Gewicht im Wasser}}$$

Die Dichte oder das „spezifische Gewicht“ errechnet sich aus dem Gewicht in der Luft geteilt durch das Gewicht in der Luft minus dem Gewicht im

Wasser. Schon mit einer präzisen Balkenwaage lässt sich die Dichte auf diese Weise recht genau bestimmen, indem der Stein einmal auf dem Messteller und das zweite Mal an einem Faden hängend im Wasser gemessen wird.

Auch eine andere Möglichkeit kommt in Betracht: Es gibt „Dichtelösungen", d. h. Salzlösungen, die genau auf eine bestimmte Dichte eingestellt sind. Damit lassen sich ähnliche Steine sehr bequem unterscheiden. In einer Lösung mit der Dichte 3,0 sinken Topase z. B. auf den Boden (Dichte 3,53–3,56), während Aquamarin oben schwimmt (Dichte 2,65–2,75). Die Dichtebestimmung ist natürlich technisch aufwändig, liefert jedoch ein sehr brauchbares Kriterium zur Identifikation eines unbekannten Steins. Gemeinsam mit der Farbe lässt sich die Auswahl möglicher Steine damit schon deutlich eingrenzen.

Mohs-Härte

Als drittes Unterscheidungskriterium ist in der folgenden Übersicht die Ritzhärte der Steine angegeben. Die angegebenen Härtegrade wurden zu Beginn des 19. Jahrhunderts durch den Wiener Mineralogen Friedrich Mohs nach praktischen Gesichtspunkten in einer Skala von 1 bis 10 definiert. Daher spricht man hier auch von der „Mohs-Härte":

Mohs-Härte	Vergleichsmineral	Weiteres Härteprüfmittel
1	Talk	mit Fingernagel schabbar
2	Gips	mit Fingernagel ritzbar
3	Calcit	mit Kupfermünze ritzbar
4	Fluorit	mit Messer leicht ritzbar
5	Apatit	mit Messer noch ritzbar
6	Feldspat	mit Stahlfeile ritzbar
7	Quarz	ritzt Fensterglas
8	Topas	
9	Korund	
10	Diamant	

Die angegebene Härte beschreibt, wie leicht ein Stein von anderen Mineralien (oder Gegenständen) oberflächlich geritzt werden kann. Diese Bestimmungsmethode ist zwar nicht ganz zerstörungsfrei, aber noch akzeptabel. Die Regel ist, dass das härtere Mineral das weichere ritzt, während das härtere vom weichen nicht geritzt wird. Gleich harte Mineralien ritzen sich entweder gegenseitig oder gegenseitig nicht!

Bei einer Härteprobe ritzt man mit dem unbekannten Stein die in der Tabelle (oben) genannten Mineralien und versucht umgekehrt, das Probierstück zu ritzen. So lässt sich die ungefähre Härte bestimmen. Geritzt ist ein Stein allerdings nur, wenn nach dem Abwischen des Abriebs ein mehr oder minder deutlicher Kratzer beobachtet werden kann. Fehlt dieser, dann stammte der Abrieb vom ritzenden Mineral. Zur Härtebestimmung sind im Handel Setzkästen mit Probierstücken oder – für unterwegs – bleistiftgroße Metallstifte mit eingesetzten Mineralspitzen, sog. Ritzbestecke, erhältlich.

Beschreibung des Heilsteins

Schließlich bietet die folgende Übersicht zu jedem Heilstein bzw. der betreffenden Varietät eine charakteristische Beschreibung typischer Merkmale wie Transparenz, Farbvariationen, Farbverteilung, Lichteffekte, Textur, Kristallformen, Beschaffenheit, Einschlüsse, sichtbare Spaltebenen u. a.

Nicht alles ist bei jedem Stein erkennbar, Kristallformen sind beim bearbeiteten Stein z. B. hinfällig. Doch in bestimmten Situationen können diese Hinweise als Entscheidungskriterium dienen. Daher sind manchmal auch typische chemische Eigenschaften, wie z. B. das Verhalten gegenüber Säuren angegeben, das u. a. Aragonit und Calcit deutlich charakterisiert.

Von diesen Ausnahmen abgesehen beziehen sich die Beschreibungen in der folgenden Übersicht auf Merkmale, welche die Steine auch in bearbeiteter Form zeigen – schließlich stellen Handschmeichler (Trommelsteine), Anhänger und Schmucksteine weit über 90 % der als Heilsteine eingesetzten Formen.

Die typischen natürlichen Erscheinungsweisen der jeweiligen Mineralien und Gesteine finden sich im Kapitel „Heilsteine von A bis Z“ (ab S. 52). Dorthin führt die am Ende jeder Steinbeschreibung angegebene Seitenzahl.

Künstliche Eigenschaftsveränderungen

Die vielfältigen Möglichkeiten, Heilsteine mit Techniken wie Färben, Erhitzen oder Bestrahlen mit einer anderen Farbe oder größeren Transparenz zu versehen, brachten in den letzten Jahren eine große Zahl von „geschönten Steinen“ auf den Markt. Die Erörterung dieser weit verbreiteten Veränderungsmethoden würden den Rahmen dieses Buches sprengen, deshalb sei auch hier auf die gemmologische Fachliteratur verwiesen.*

* Bernhard Bruder, Geschönte Steine, Neue Erde, Saarbrücken 2005

Bezeichnung

Eine abschließende Anmerkung zur Bezeichnung der Heilsteine: Anhand der Schriftfarbe werden in diesem Buch mineralogische Bezeichnungen (schwarz) und Handelsnamen (blau) unterschieden. Um einen Stein genau zu charakterisieren und im Handel zu beziehen, sind viele Handelsnamen heutzutage unverzichtbar. Um weitere Informationen in der Literatur zu finden, werden jedoch die mineralogischen Bezeichnungen benötigt. Daher werden – wo nötig – evtl. mehrere Bezeichnungen genannt, jedoch durch die Schriftfarbe schwarz und blau klar differenziert.

Schwarze Heilsteine

Bitte beachten Sie auch die Rubriken „graue Heilsteine“, „dunkelblaue Heilsteine“ und „mehrfarbige Heilsteine“!

Gagat (Jett) *Dichte* 1,19–1,35; *Härte* 2½–4
Immer undurchsichtig schwarz, auffällig leicht, fühlt sich warm an und bekommt schnell Kratzer (mit dem Messer leicht ritzbar); brennbar. S. 114

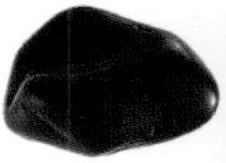

Schwarzopal (Edelopal) *Dichte* 1,95–2,25; *Härte* 5½–6½
Meist undurchsichtig, manchmal durchscheinend; immer mit opalisierenden bunten Lichtreflexen in schwarzer Körperfarbe. S. 154

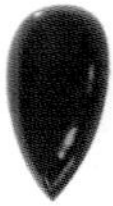

Tektit *Dichte* 2,27–2,52; *Härte* 5–5½
Undurchsichtig bis kantendurchscheinend schwarz, roh mit typisch genarbter bis zerfurchter Oberfläche, auch poliert meist unregelmäßig geformt. S. 194

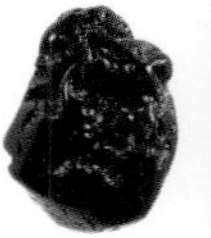

Obsidian *Dichte* 2,30–2,60; *Härte* 5–5½
Undurchsichtig bis kantendurchscheinend schwarz, manchmal partiell transparent; muscheliger, scharfkantiger Bruch und Glasglanz, mitunter schwacher Seidenglanz. S. 150

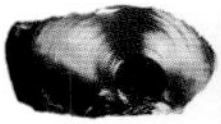

Obsidian, „Goldobsidian“ *Dichte* 2,30–2,60; *Härte* 5–5½
Undurchsichtig bis kantendurchscheinend schwarz mit goldenem Schimmer, muscheliger, splittriger bis scharfkantiger Bruch. S. 150

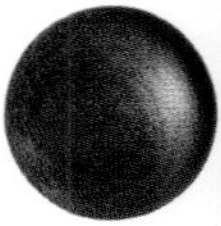

Obsidian, „Silberobsidian“ *Dichte* 2,30–2,60; *Härte* 5–5½
Undurchsichtig bis kantendurchscheinend schwarz mit goldenem Schimmer, muscheliger, splittriger bis scharfkantiger Bruch. S. 150

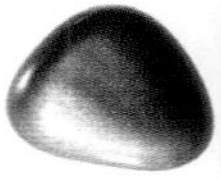

Matrixopal (Edelopal) *Dichte* 2,32–2,80; *Härte* 5½–6½
Undurchsichtig mit opalisierenden Lichtreflexen als kleine Pünktchen in schwarzem Muttergestein; als Rohstein matt. S. 154

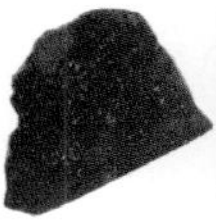

Flint (Feuerstein) *Dichte* 2,50–2,70; *Härte* 6½–7
Durchscheinend bis undurchsichtig schwarz, oft graue Stellen mit fließendem Übergang ins Schwarz; Rohsteine meist mit weißer Kruste; muscheliger, scharfkantiger Bruch. S. 111

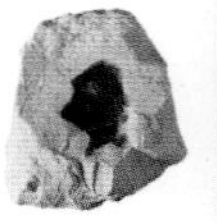

Serpentin *Dichte* 2,52–2,68; *Härte* 3–4
Undurchsichtig schwarz und sowohl roh, als auch poliert meist mit leichtem Fettglanz, mitunter mit grünlichen Adern oder Flecken; mit dem Messer ritzbar. S. 184

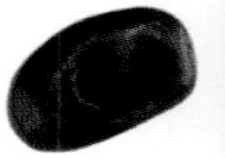

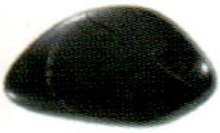

Onyx (Chalcedon) *Dichte* 2,58–2,64; *Härte* 6½–7
Undurchsichtig schwarz, als Rohstein Wachsglanz, poliert oft stumpfer als z.B. Obsidian; mitunter von helleren Quarzbändern durchzogen. Nie magnetisch, muscheliger Bruch.
S. 153

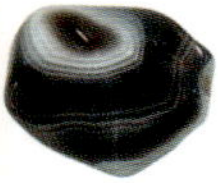

Achat *Dichte* 2,60–2,70; *Härte* 6–7
Teils durchscheinend, teils undurchsichtig, schwarz-grau, schwarz-weiß oder mit anderen Farben gebändert. S. 54

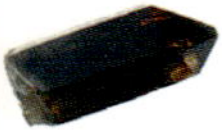

Rauchquarz, „Morion" (Quarz) *Dichte* 2,63–2,65; *Härte* 7
Durchscheinend bis undurchsichtig dunkelbraun bis schwarz (bei starkem Durchlicht meist braun); sechseckige Kristalle mit Spitze; ritzt Glas. S. 169

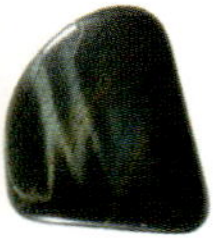

Falkenauge (Quarz) *Dichte* 2,64–2,71; *Härte* 6½–7
Undurchsichtig schwarz, oft mit blaugrauer oder grünlicher Tönung; deutlich sichtbare parallelfaserige Textur mit unverwechselbarem Katzenaugen-Effekt. S. 108

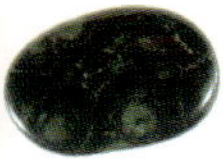

Eldarit (Rhyolith), „Nebulastein" *Dichte* 2,66–2,68; *Härte* 6–7
Undurchsichtig, runde grüne Flecken in dunkler Matrix; als Rohstein matt, auch poliert eher stumpf. S. 106

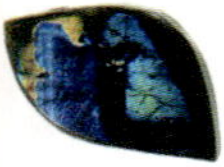

Labradorit (Feldspat), „Spektrolith" *Dichte* 2,69–2,72; *Härte* 6
Durchscheinend bis undurchsichtig mit typischem, sehr buntem Flächenschiller auf schwarzem Grund; oft parallele Lamellenstruktur erkennbar. S. 133

Calcit *Dichte* 2,70–2,72; *Härte* 3
Undurchsichtig schwarz und auffällig weich (mit Kupfermünze ritzbar); reagiert schon mit schwachen Säuren unter Gasentwicklung. Poliert mit lackähnlichem Glanz. S. 82

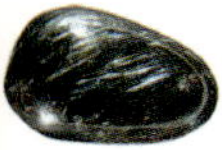

Anthophyllit *Dichte* 2,8–3,5; *Härte* 5½–6
Undurchsichtig schwarz, deutliche (mitunter wirre) Fasertextur, manchmal mit irisierendem bläulichen oder gelblichen Farbenspiel; immer gesteinsbildend mit anderen Mineralien. S. 65

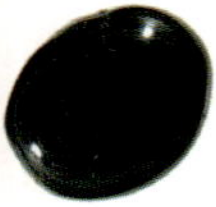

Turmalin, Schörl *Dichte* 2,82–3,24; *Härte* 7–7½
Undurchsichtig; dreieckige Kristalle mit nach außen gewölbten, oft längs gerieften Seiten; poliert und als Trommelstein meist mit typisch kantigen Oberflächenrissen.
S. 202

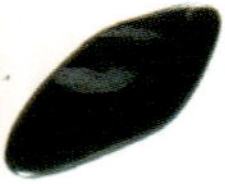

Magnetitjade *Dichte* 2,90–3,03; *Härte* 6–6½
(Nephrit mit Magnetit)
Undurchsichtig, dunkelgrau-metallische Flecken in schwarzem Grund; zieht Eisen magnetisch an (aktiver Magnetismus) und lenkt daher Kompassnadeln ab. S. 138

Apatit *Dichte* 3,11–3,35; *Härte* 5
Undurchsichtig schwarz, roh oft rissig, auch poliert eher ledrige Oberfläche; gerade noch mit dem Messer ritzbar.
S. 67

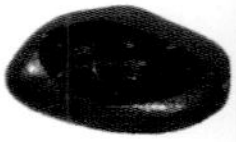

Diopsid *Dichte* 3,27–3,31; *Härte* 5½
Durchscheinend bis undurchsichtig schwarz, roh oft raue Oberfläche, daher poliert eher körnig oder rissig erscheinend; als Sterndiopsid immer mit vierstrahligem Stern.
S. 101

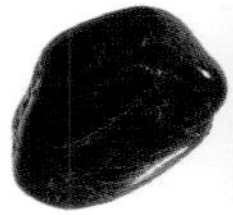

Jadeit *Dichte* 3,30–3,36; *Härte* 6½–7
Undurchsichtig schwarz bis kantendurchscheinend grünlich chwarz; oft erkennbare körnige Beschaffenheit, häufig unregelmäßige Farbverteilung.
S. 125

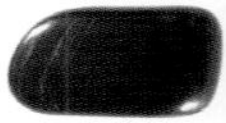

Epidot *Dichte* 3,35–3,50; *Härte* 6–7
Undurchsichtig bis kantendurchscheinend schwarz, bei starkem Licht an Rissen und Kanten tiefgrün bis bräunlich.
S. 107

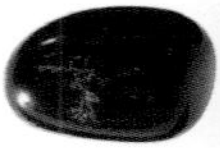

Hypersthen *Dichte* 3,35–3,80; *Härte* 5–6
Undurchsichtig schwarz, partiell mit starkem bräunlich silbrigen Flächenglanz; oft deutlich erkennbare Spaltrisse im 90°-Winkel.
S. 124

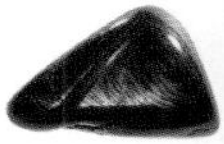

Diamant *Dichte* 3,50–3,54; *Härte* 10
Undurchsichtig schwarz, sehr starker Glanz; eindeutig bestimmbar durch die sehr hohe Ritzhärte (ritzt selbst Rubin und Saphir).
S. 100

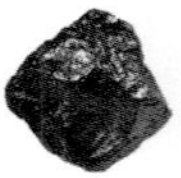

Disthen (Kyanit) *Dichte* 3,53–3,69; *Härte* 4–4½, 6–7
Undurchsichtig bis durchscheinend schwarz, oft faserige Textur, deutlich verschiedene Härten in unterschiedlichen Richtungen des Kristallwachstums.
S. 103

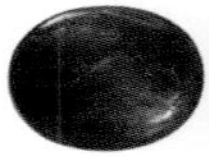

Spinell *Dichte* 3,55–3,63; *Härte* 8
Undurchsichtig schwarz, oft rissig und von feinen grauen Fahnen und Adern durchzogen; ritzt Quarz.
S. 189

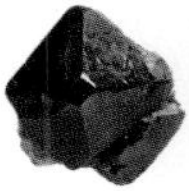

Saphir (Korund) *Dichte* 3,97–4,05; *Härte* 9
Undurchsichtig schwarz, oft erkennbare Wachstumsringe, sehr hohe Ritzhärte; als Sternsaphir immer mit sechsstrahligem (oder vielfach sechsstrahligem) Stern.
S. 176

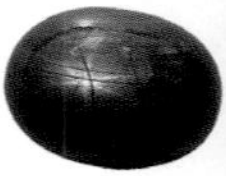

Chalkopyrit (in Matrix) *Dichte* 4,10–4,30; *Härte* 3½–4
Undurchsichtig, wechselnde Anteile von gelbem Chalkopyrit in grauem Gestein; Chalkopyrit ist in frischem Zustand goldgelb, durch Oxidation jedoch oft mit bunten Anlauffarben.
S. 88

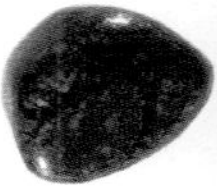

Graue Heilsteine

Bitte beachten Sie auch die Rubriken „schwarze Heilsteine", „dunkelblaue Heilsteine" und „mehrfarbige Heilsteine"!

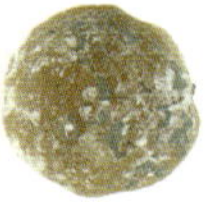

Alabaster (Gips) *Dichte* 2,30–2,33; *Härte* 1½–2
Durchscheinend hellgrau bis bräunlich; sehr weich (mit dem Fingernagel ritzbar). S. 60

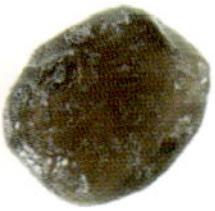

Obsidian, „Rauchobsidian" *Dichte* 2,30–2,60; *Härte* 5–5½
Durchscheinend, dunkelgrau bis bräunlich, durch winzige Partikel getrübt, daher der „rauchige" Eindruck; roh als kleine Knollen im Gestein; scharfkantiger, muscheliger Bruch. S. 150

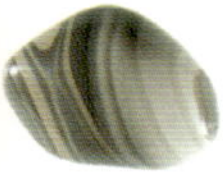

Flint (Feuerstein) *Dichte* 2,50–2,70; *Härte* 6½–7
Durchscheinend bis undurchsichtig in verschiedenen Grautönen; auch gebändert, im Vergleich zu Achat jedoch eher „verwaschene" , weniger abgegrenzte Bänder. S. 111

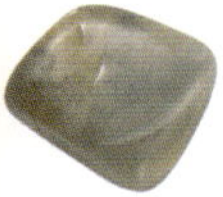

Mondstein (Feldspat) *Dichte* 2,56–2,62; *Härte* 6–6½
Durchscheinend bis undurchsichtig, hell- bis dunkelgrau; immer mit blauem oder weißem Lichtschimmer. S. 142

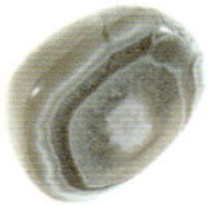

Achat *Dichte* 2,60–2,70; *Härte* 6–7
Teils durchscheinend, teils undurchsichtig in verschiedenen Grautönen; immer gebändert. S. 54

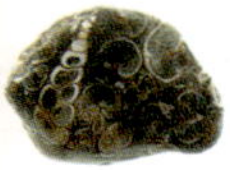

Jaspis, „Turitella-Jaspis" *Dichte* 2,60–2,70; *Härte* 6–7
Undurchsichtig, grau bis braun mit fossilen Turmschnecken-Gehäusen; von einem ähnlich aussehenden Fossilienkalk an der Härte unterscheidbar (Kalk hat nur Härte 3). S. 126

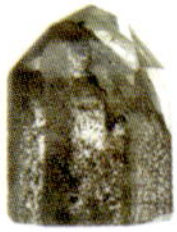

Rauchquarz (Quarz) *Dichte* 2,63–2,65; *Härte* 7
Durchsichtig bis durchscheinend, schwärzlich grau; im Vergleich zum Rauchobsidian meist klarer und weniger „getrübt" ; sechseckige Kristalle mit Spitze; ritzt Glas. S. 169

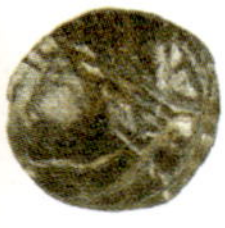

Biotit-Linse, „Gebärender Stein" *Dichte* 3,02–3,12; *Härte* 2–2½
Undurchsichtige Linse aus dunklem Glimmer, dunkelgrau bis bräunlich; sehr weich, mit einem Messer lassen sich dünne, biegsame, hochglänzende Blättchen ablösen. S. 80

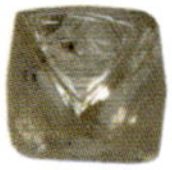

Diamant Dichte 3,50–3,54; *Härte* 10
Durchsichtig bis undurchsichtig in verschiedenen Grautönen, sehr starker Glanz; eindeutig bestimmbar durch die sehr hohe Ritzhärte (ritzt Rubin und Saphir). S. 100

Antimonit *Dichte* 4,63–4,66; *Härte* 2
Undurchsichtig, grau-metallisch, sehr weich (gut ritzbar); dünne Kristalle sind biegsam aber unelastisch; schmilzt in der Kerzenflamme (Vorsicht, giftige Dämpfe!). S. 66

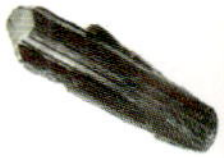

Pop Rocks (Boji's, Kugelpyrit) *Dichte* 4,80–5,30; *Härte* 5–6
Undurchsichtig, matte, dunkelgraue Knollen mit rauer Oberfläche oder hervorspringenden Ecken würfeliger Kristalle. S. 163

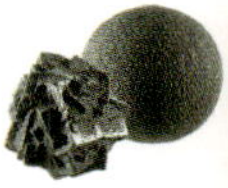

Magnetit *Dichte* 5,1–5,2; *Härte* 5½
Undurchsichtig, metallisch eisengrau bis fast schwarz, manchmal oberflächlich braun oxidiert; zieht Eisen magnetisch an (aktiver Magnetismus) und lenkt daher Kompassnadeln ab. S. 138

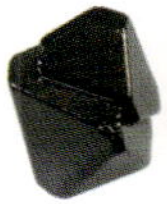

Hämatit *Dichte* 5,2–5,3; *Härte* 6–6½
Undurchsichtig, metallisch eisengrau; ist dem Magnetit ähnlich, jedoch nicht magnetisch – wenn Hämatit Magnetismus aufweist, sind Magnetit-Anteile enthalten! S. 119

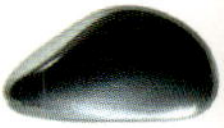

Meteorit (Nickeleisenmeteorit) *Dichte* 7,3–7,6; *Härte* 4–5
Undurchsichtig, metallisch eisengrau, manchmal oberflächlich braun oxidiert; wird von einem Magneten angezogen (passiver Magnetismus); leitet Strom, da Metall-Legierung. S. 140

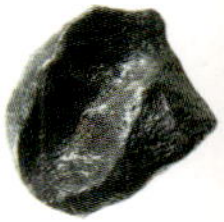

Weiße bis beige Heilsteine

Bitte beachten Sie auch die Rubriken „farblose Heilsteine", „hellgelbe Heilsteine", „hellblaue Heilsteine" und „mehrfarbige Heilsteine"!

Bernstein *Dichte* 1,05–1,09; *Härte* 2–3
Durchscheinend bis undurchsichtig weiß; schwimmt aufgrund der geringen Dichte in konzentrierter Salzlösung; ist brennbar und fühlt sich stets warm an. S. 79

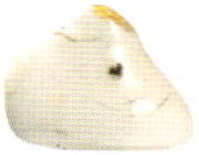

Andenopal (Gewöhnlicher Opal) *Dichte* 1,95–2,25; *Härte* 5½–6½
Durchscheinend weiß, oft mit variierenden Nuancen der Helligkeit und Transparenz in einem Stein; niemals opalisierende Lichtreflexe! S. 156

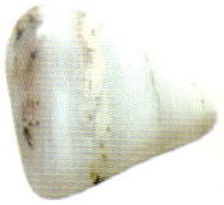

Milchopal (Gewöhnlicher Opal) *Dichte* 1,95–2,25; *Härte* 5½–6½
Durchscheinend bis undurchsichtig, weiß wie Milch oder leicht gelblich; niemals opalisierende Lichtreflexe! S. 156

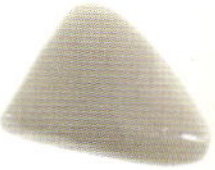

Opal weiß (Edelopal) *Dichte* 1,95–2,25; *Härte* 5½–6½
Durchscheinend bis undurchsichtig; immer mit opalisierenden Lichtreflexen in weißer bis leicht gelblicher Körperfarbe. S. 154

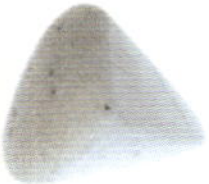

Zeolith, Skolezit *Dichte* 2,09–2,26; *Härte* 3½–4
Durchscheinend bis undurchsichtig, helles, reines Weiß; deutlich faserige Textur, oft gut erkennbar radialstrahlig in konisch auffächernden Bündeln. S. 210

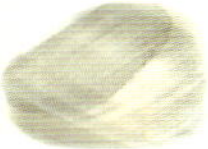

Selenit (Fasergips) *Dichte* 2,20–2,40; *Härte* 1½–2
Durchscheinend weiß, deutliche parallelfaserige Textur; weicher als Skolezit, mit dem Fingernagel ritzbar. S. 182

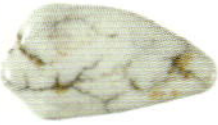

Howlith *Dichte* 2,45–2,54; *Härte* 3–3½
Undurchsichtig, weiß bis beige mit grauen oder braunen Adern; poliert leicht fettiger Glanz; von Magnesit (s. S. 137) an Dichte und chemischem Verhalten unterscheidbar. S. 123

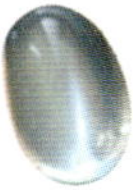

Mondstein (Feldspat) *Dichte* 2,56–2,62; *Härte* 6–6½
Durchscheinend bis undurchsichtig, weiß bis gelblich, immer mit blauem oder weißem Lichtschimmer. S. 142

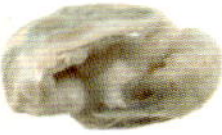

Ozeanchalcedon (Ozeanachat, Ozeanjaspis) *Dichte* 2,58–2,64; *Härte* 6½–7
Durchscheinend bis undurchsichtig weiß; immer mit eingelagerten Sphärolithen (kugelförmigen Bildungen); häufig auch mehrfarbig. S. 160

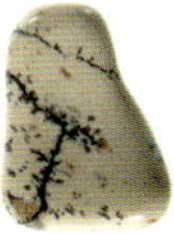

Jaspis *Dichte* 2,58–2,91; *Härte* 6½–7
Undurchsichtig, weiß bis beige, oft mit Einlagerungen und Zeichnungen unterschiedlichster Art. S. 126

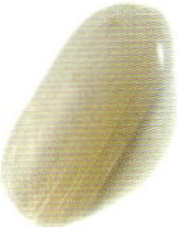

Achat weiß, „Friedensachat" *Dichte* 2,60–2,70; *Härte* 6–7
Durchscheinend weiß, immer gebändert; muscheliger Bruch. S. 54

Schneequarz (Quarz) *Dichte* 2,64–2,66; *Härte* 7
Durchscheinend schneeweiß, oft in grobkörniger Erscheinung; körniger Bruch. S. 180

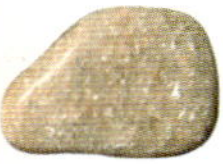

Muskovit-Quarz (Aventurinquarz weiß) *Dichte* 2,65–2,80; *Härte* 3 (Muskovit), 7 (Quarz)
Durchscheinend bis undurchsichtig weiß, durch eingelagerte Glimmerplättchen (Muskovit) stark glitzernd (aventurisierend). S. 148

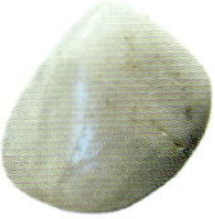

Labradorit (Feldspat), „Regenbogen-Mondstein" *Dichte* 2,69–2,72; *Härte* 6
Durchscheinend bis undurchsichtig, meist mit bläulichem Flächenschiller auf weißem Grund; oft parallele Lamellenstruktur erkennbar. S. 133

Calcit *Dichte* 2,70–2,72; *Härte* 3
Durchscheinend bis undurchsichtig weiß, auffällig weich (mit Kupfermünze ritzbar); reagiert schon mit schwachen Säuren unter Gasentwicklung. S. 82

Dolomit *Dichte* 2,85–2,95; *Härte* 3½–4
Undurchsichtig, schneeweiß bis beige, als Rohstein feinkörnig, poliert fettglänzend bis stumpf; mit dem Messer ritzbar; Pulver zeigt schwache Reaktion auf Säuren. S. 104

Aragonit *Dichte* 2,93–2,95; *Härte* 3½–4
Durchscheinend bis undurchsichtig weiß, körnig, feinkörnig oder strahlig; mit dem Messer ritzbar; reagiert mit Säuren unter Aufbrausen; höhere Dichte als Calcit. S. 70

Magnesit (Knolle) *Dichte* 2,8–3,0; *Härte* 4–4½
Undurchsichtig, weiß bis beige; poliert leicht fettiger Glanz; von Howlith (s. S. 20) an Dichte und chemischem Verhalten unterscheidbar; Pulver zeigt schwache Reaktion auf Säuren. S. 137

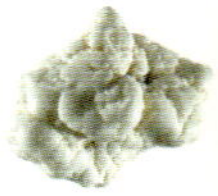

Magnesit (kompakt) *Dichte* 2,8–3,0; *Härte* 4–4½
Undurchsichtig, weiß bis beige mit grauen Adern; poliert eher stumpf; von Howlith (s. S. 20) an Dichte und chemischem Verhalten unterscheidbar (s. o.). S. 137

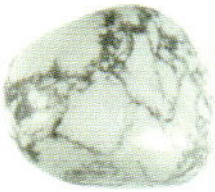

Smithsonit *Dichte* 4,1–4,65; *Härte* 4–5
Undurchsichtig bis durchscheinend weiß, durch hohe Dichte auffallend schwer; reagiert schon mit schwachen Säuren unter Gasentwicklung. S. 186

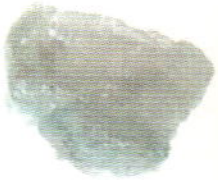

Farblose Heilsteine

Bitte beachten Sie auch die Rubriken „weiße/beige Heilsteine“, „hellgelbe Heilsteine“, „hellblaue Heilsteine“ und „mehrfarbige Heilsteine“!

Hyalith (Gewöhnlicher Opal) *Dichte* 1,95–2,25; *Härte* 5½–6½
Durchsichtig, farblos; erinnert als Rohstein optisch oft an ausgelaufenen Klebstoff (amorph); manchmal partielle Trübungen. S. 156

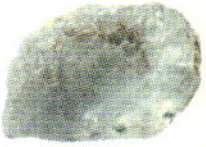

Halit (Steinsalz) *Dichte* 2,10–2,20; *Härte* 2
Durchsichtig, farblos; würfelige Kristalle, spätige Aggregate oder körnige Brocken; wasserlöslich, von Fluorit am salzigen Geschmack unterscheidbar. S. 118

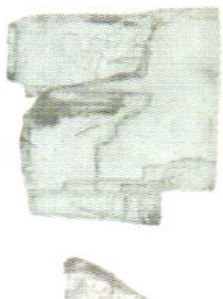

Gips *Dichte* 2,20–2,40; *Härte* 1½–2
Durchsichtig, farblos; parallelogrammförmige Kristalle, oft verzwillingt; auffällig weich, mit dem Fingernagel ritzbar. S. 115

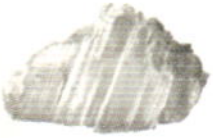

Gips, „Marienglas“ *Dichte* 2,20–2,40; *Härte* 1½–2
Durchsichtig, farblos; große, glasklare Platten, oft mehrschichtig; auffällig weich, mit dem Fingernagel ritzbar, mit einem Messer gut spaltbar. S. 115

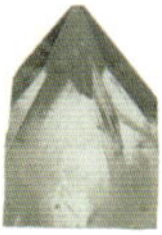

Apophyllit *Dichte* 2,30–2,50; *Härte* 4½–5
Durchsichtig, farblos; viereckige Kristalle mit rechtwinkligem Grundriss (wird fast nie verarbeitet, da der Stein aufgrund seiner extrem guten Spaltbarkeit sehr leicht bricht). S. 68

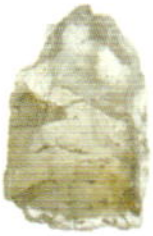

Petalit *Dichte* 2,30–2,50; *Härte* 6–6½
Durchsichtig, farblos; roh meist grobspätig, Spaltflächen zeigen mitunter Perlmuttglanz; von Feldspäten durch die leichtere Spaltbarkeit unterscheidbar. S. 161

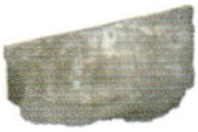

Adular (Feldspat) *Dichte* 2,55–2,57; *Härte* 6
Durchsichtig bis durchscheinend, farblos; roh meist tafelige Kristalle oder Spaltstücke mit etwas unebenen Flächen; geschliffen sind oft Spaltebenen im Stein erkennbar. S. 159

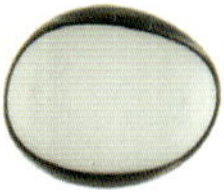

Bergkristall (Quarz) *Dichte* 2,63–2,65; *Härte* 7
Durchsichtig, glasklar, manchmal partielle Trübungen („Federn“ , „Fahnen“) oder geschwungene Risse (muscheliger Bruch); sechseckige Kristalle mit Spitze; ritzt Glas. S. 75

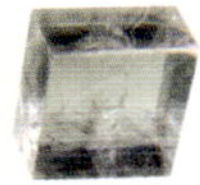

Calcit *Dichte* 2,70–2,72; *Härte* 3
Durchsichtig, farblos und weich (mit Kupfermünze ritzbar); reagiert schon mit schwachen Säuren unter Gasentwicklung; mit einem Messer gut spaltbar. S. 82

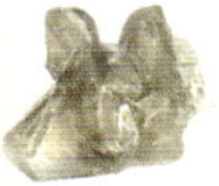

Muskovit *Dichte* 2,76–3,10; *Härte* 2–3
Durchsichtig bis durchscheinend, farbloser blättriger Glimmer; die einzelnen Blättchen sind biegsam und elastisch; mit einer Kupfermünze ritzbar. S. 148

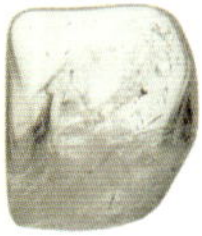

Danburit *Dichte* 2,97–3,03; *Härte* 7
Durchsichtig, farblos mit fettigem Glasglanz; längs geriefte Kristalle mit rautenförmigem Grundriss und keilförmiger Spitze; von Bergkristall und Topas an der Dichte unterscheidbar. S. 99

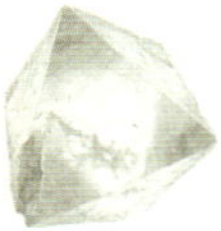

Fluorit *Dichte* 3,05–3,25; *Härte* 4
Durchsichtig, farblos; mit meist gut erkennbaren Spaltebenen im Stein; mit einem Messer leicht ritzbar (zur Unterscheidung von Petalit und Feldspat). S. 112

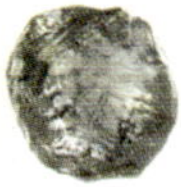

Diamant *Dichte* 3,50–3,54; *Härte* 10
Durchsichtig, farblos, sehr starker Glanz; eindeutig bestimmbar durch die sehr hohe Ritzhärte (ritzt Rubin und Saphir). S. 100

Topas *Dichte* 3,53–3,56; *Härte* 8
Durchsichtig, farblos, glasklar, evtl. gut erkennbare Einschlüsse, kaum Trübungen; ritzt Quarz, von Bergkristall und Zirkon an der Dichte unterscheidbar. S. 199

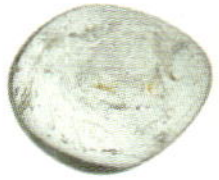

Hemimorphit *Dichte* 3,30–3,50; *Härte* 5
Durchsichtig bis durchscheinend, farblos mit eher seidigem Glasglanz, auf Spaltflächen auch Perlmuttglanz; weicher als Feldspat (mit dem Messer noch ritzbar). S. 121

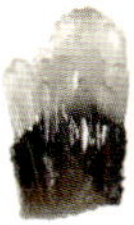

Coelestin *Dichte* 3,90–4,00; *Härte* 3–3½
Durchsichtig bis durchscheinend, farblos mit fettigem Glasglanz; weich (mit Kupfermünze ritzbar), jedoch deutlich höhere Dichte als Calcit, keine Reaktion auf Säuren. S. 96

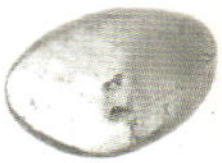

Saphir (Korund) *Dichte* 3,97–4,05; *Härte* 9
Durchsichtig bis durchscheinend, farblos; sehr hohe Ritzhärte, ritzt Topas und Quarz. S. 176

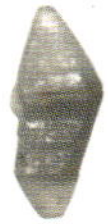

Hellgelbe Heilsteine

Bitte beachten Sie auch die Rubriken „weiße/beige Heilsteine“, „farblose Heilsteine“, „gelbe/goldene Heilsteine“, „hellgrüne Heilsteine“ und „mehrfarbige Heilsteine“!

Opal gelb (Gewöhnlicher Opal) *Dichte* 1,95–2,25; *Härte* 5½–6½
Durchscheinend bis undurchsichtig, schwefelgelb bis grünlich gelb, oft mit variierenden Nuancen der Farbe, Helligkeit und Transparenz in einem Stein. S. 156

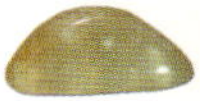

Petalit *Dichte* 2,30–2,50; *Härte* 6–6½
Durchsichtig bis durchscheinend, blassgelb, oft partiell farblos; roh meist grobspätig, Spaltflächen zeigen mitunter Perlmuttglanz; leichter spaltbar als Feldspäte. S. 161

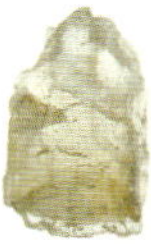

Orthoklas (Feldspat), „Goldorthoklas“ *Dichte* 2,55–2,57; *Härte* 6
Durchsichtig, blassgelb mit leichtem Grünstich; roh meist Spaltstücke mit etwas unebenen Flächen; geschliffen sind oft Spaltebenen im Stein erkennbar. S. 159

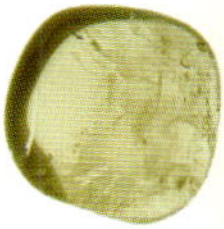

Citrin (Quarz) *Dichte* 2,63–2,65; *Härte* 7
Durchsichtig bis durchscheinend, zitronengelb, manchmal Trübungen oder geschwungene Risse (muscheliger Bruch); sechseckige Kristalle mit Spitze; ritzt Glas. S. 95

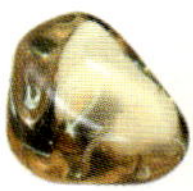

Rutilquarz (Quarz) *Dichte* 2,65–2,70; *Härte* 7
Durchsichtiger bis durchscheinender Quarz (Bergkristall oder Rauchquarz) mit goldgelben Fasern aus Rutil. S. 175

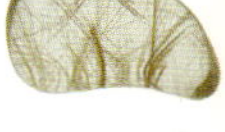

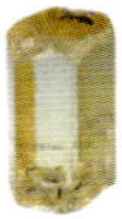

Goldberyll (Beryll) *Dichte* 2,65–2,75; *Härte* 7½–8
Durchsichtig bis undurchsichtig, hellgelb; sechseckige Kristalle mit Endflächen, seltener abgeflachten Spitzen; ritzt Citrin und Goldorthoklas, geringere Dichte als Topas. S. 116

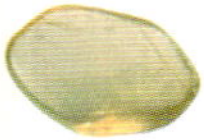

Labradorit (Feldspat), „Goldlabradorit“ *Dichte* 2,69–2,72; *Härte* 6
Durchsichtig goldgelb, oft mit Flächenschiller; höhere Dichte als Goldorthoklas (s. S. 159). S. 133

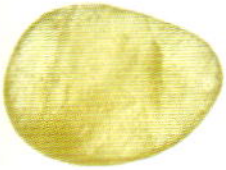

Calcit gelb, „Zitronencalcit“ *Dichte* 2,70–2,72; *Härte* 3
Durchsichtig bis undurchsichtig, zitronengelb; oft deutliche Spaltebenen erkennbar; auffällig weich (mit Kupfermünze ritzbar); reagiert schon mit schwachen Säuren unter Gasentwicklung. S. 82

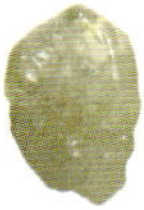

Danburit *Dichte* 2,97–3,03; *Härte* 7
Durchsichtig bis durchscheinend, hellgelb bis grünlich gelb mit fettigem Glasglanz; von Titanit (Sphen) an der Dichte und Härte unterscheidbar. S. 99

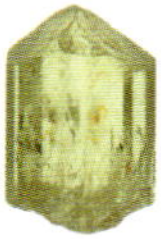

Apatit *Dichte* 3,11–3,35; *Härte* 5
Durchsichtig bis durchscheinend in allen Gelbtönen; am besten an der Härte zu identifizieren (mit dem Messer noch ritzbar); sechs- oder zwölfeckige Kristalle. S. 67

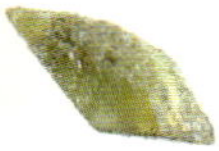

Titanit (Sphen) *Dichte* 3,45–3,54; *Härte* 5–5½
Durchsichtig bis durchscheinend, bräunlich gelb bis grünlich gelb, oft harziger Glanz; von Danburit an der Dichte und Härte unterscheidbar. S. 198

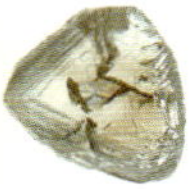

Diamant *Dichte* 3,50–3,54; *Härte* 10
Durchsichtig bis durchscheinend, blassgelb bis hellgelb, sehr starker Glanz; Rohkristalle oft würfelig; eindeutig bestimmbar durch die sehr hohe Ritzhärte (ritzt Rubin und Saphir). S. 100

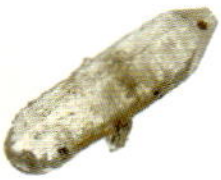

Topas *Dichte* 3,53–3,56; *Härte* 8
Durchsichtig, blassgelb bis bräunlich gelb; Kristalle mit typisch rautenförmigem Grundriss; ritzt Quarz und Feldspat, höhere Dichte als Beryll. S. 199

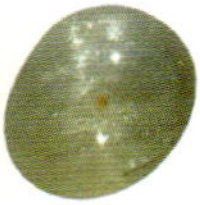

Chrysoberyll *Dichte* 3,70–3,72; *Härte* 8½
Durchsichtig bis durchscheinend, gelb, bräunlich gelb bis grünlich gelb; manchmal faserige Textur, mit Katzenaugen-Effekt bei mugeligem Schliff. S. 91

Gelbe bis goldene Heilsteine

Bitte beachten Sie auch die Rubriken „hellgelbe Heilsteine“, „braune Heilsteine“ und „mehrfarbige Heilsteine“!

Bernstein *Dichte* 1,05–1,09; *Härte* 2–3
Durchsichtig bis undurchsichtig, hellgelb bis honigfarben; schwimmt aufgrund der geringen Dichte in konzentrierter Salzlösung; ist brennbar und fühlt sich stets warm an. S. 79

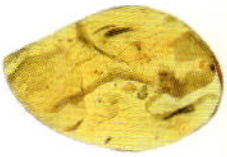

Honigopal (Gewöhnlicher Opal) *Dichte* 1,95–2,25; *Härte* 5½–6½
Durchscheinend bis undurchsichtig, hellgelb bis goldgelb; Rohsteine amorph, selten faserige Textur mit Katzenaugen-Effekt bei mugeligem Schliff. S. 156

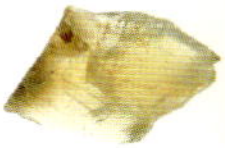

Schwefel *Dichte* 2,05–2,08; *Härte* 1½–2
Durchscheinend bis undurchsichtig, kräftig schwefelgelb; typischer Schwefelgeruch beim Reiben über harte Oberflächen; mit dem Fingernagel ritzbar, spröde, brennbar. S. 181

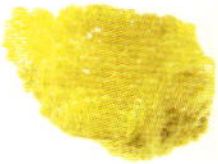

Zeolith, Natrolith *Dichte* 2,09–2,26; *Härte* 3½–4
Durchscheinend bis undurchsichtig, gelb bis ockergelb; oft feinkörnig mit rundlichen Kügelchen. S. 210

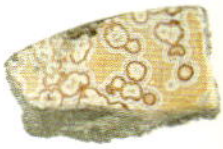

Chalcedon *Dichte* 2,58–2,64; *Härte* 6½–7
Durchscheinend, hellgelb bis maisgelb, eher gedeckte, keine leuchtenden Farben; roh knollige Aggregate, keine Kristalle; muscheliger Bruch S. 85

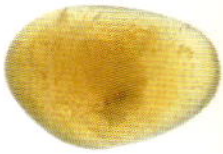

Ozeanchalcedon *Dichte* 2,58–2,64; *Härte* 6½–7
(Ozeanachat, Ozeanjaspis)
Durchscheinend bis undurchsichtig, ockergelb; immer mit eingelagerten Sphärolithen (kugelförmigen Bildungen); häufig auch mehrfarbig. S. 160

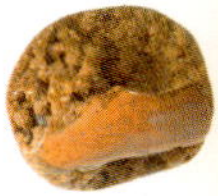

Jaspis *Dichte* 2,58–2,91; *Härte* 6½–7
Undurchsichtig in erdigen Gelbtönen, ockergelb bis gelbbraun mit verschiedensten Texturen; roh dichte, körnige Massen, keine Kristalle. S. 126

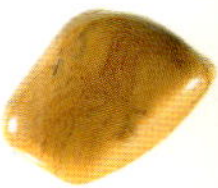

Opalith *Dichte* 2,6–2,9; *Härte* 5½–6
Undurchsichtig, maisgelb bis ockergelb mit typischen grauen Mangandendriten; roh als amorphe Hohlraumfüllungen. S. 158

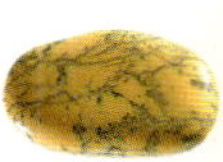

Achat *Dichte* 2,60–2,70; *Härte* 6–7
Teils durchscheinend, teils undurchsichtig, gelb bis braun, immer gebändert. S. 54

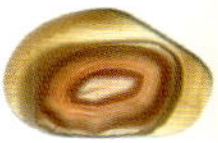

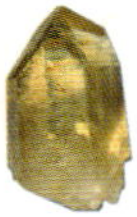

Citrin (Quarz) *Dichte* 2,63–2,65; *Härte* 7
Durchsichtig bis durchscheinend, gelb, goldgelb bis bräunlich gelb (cognacfarben), manchmal auch grünlich gelb; sechseckige Kristalle mit Spitze; ritzt Glas. S. 95

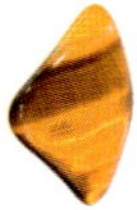

Tigerauge (Quarz) *Dichte* 2,64–2,71; *Härte* 6½–7
Undurchsichtig, goldgelb bis braun; deutlich sichtbare parallelfaserige Textur mit unverwechselbarem Katzenaugen-Effekt. S. 196

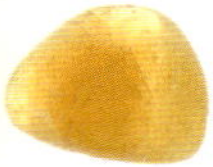

Goldberyll (Beryll) *Dichte* 2,65–2,75; *Härte* 7½–8
Durchsichtig bis undurchsichtig, gelb bis goldgelb; sechseckige Kristalle mit Endflächen oder abgeflachten Spitzen; ritzt Quarz und Feldspat, geringere Dichte als Topas. S. 116

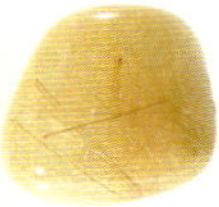

Rutilquarz (Quarz) *Dichte* 2,68–2,72; *Härte* 6–7
Durchsichtig bis durchscheinend mit goldgelben Fasern aus Rutil; diese sind manchmal so dicht, dass sie als kompakte, verfilzte Masse erscheinen. S. 175

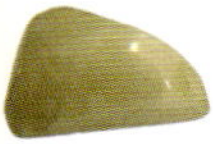

Calcit, „Honigcalcit“ *Dichte* 2,70–2,72; *Härte* 3
Durchsichtig bis undurchsichtig, dottergelb bis honigfarben; oft deutliche Spaltrisse; auffällig weich (mit Kupfermünze ritzbar); reagiert schon mit schwachen Säuren unter Gasentwicklung. S. 82

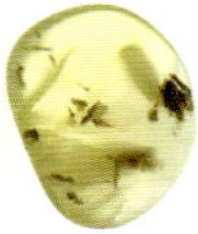

Prehnit *Dichte* 2,87–2,93; *Härte* 6–6½
Durchscheinend, zitronengelb bis grünlich gelb; oft erkennbare radialstrahlig-faserige Textur, dadurch manchmal mondsteinähnlicher Schimmer. S. 166

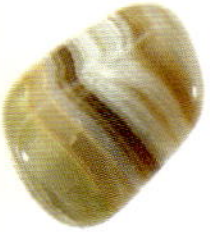

Aragonit-Calcit, „Onyx-Marmor“ *Dichte* 2,93–2,95; *Härte* 3½–4
Durchscheinend, weiß, gelb, braun und grünlich, immer gebändert; relativ weich (mit einem Messer ritzbar); reagiert mit Säuren unter Aufbrausen; höhere Dichte als Calcit. S. 70

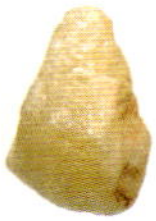

Danburit *Dichte* 2,97–3,03; *Härte* 7
Durchscheinend, gelb bis maisgelb mit fettigem Glasglanz; von Quarzen (Chalcedon, Citrin), Calcit oder Beryll an der Dichte unterscheidbar. S. 99

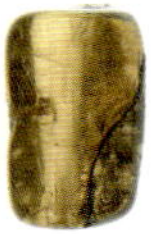

Turmalin *Dichte* 3,02–3,26; *Härte* 7–7½
Durchsichtig bis durchscheinend in verschiedensten Gelbtönen; dreieckige Kristalle mit nach außen gewölbten, oft längs gerieften Seiten; als Trommelstein meist typisch kantige Oberflächenrisse. S. 202

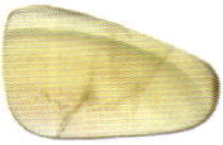

Fluorit *Dichte* 3,05–3,25; *Härte* 4
Durchsichtig bis durchscheinend, hellgelb bis leuchtend gelb, auch gebändert; meist mit gut erkennbaren Spaltebenen im Stein; mit einem Messer leicht ritzbar. S. 112

Diamant *Dichte* 3,50–3,54; *Härte* 10
Durchsichtig bis durchscheinend, gelb bis gelbgrau, sehr starker Glanz; eindeutig bestimmbar durch die sehr hohe Ritzhärte (ritzt Rubin und Saphir). S. 100

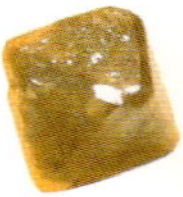

Topas, „Goldtopas“ *Dichte* 3,53–3,56; *Härte* 8
Durchsichtig bis durchscheinend, goldgelb; meist einschlussreiche Kristalle mit typisch rautenförmigem Grundriss; ritzt Quarz und Feldspat, höhere Dichte als Beryll. S. 199

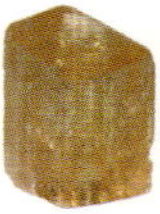

Chrysoberyll *Dichte* 3,70–3,72; *Härte* 8½
Durchsichtig bis durchscheinend, gelb bis grünlich gelb; manchmal faserige Textur, mit Katzenaugen-Effekt bei mugeligem Schliff. S. 91

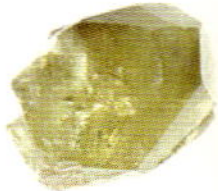

Saphir (Korund) *Dichte* 3,97–4,05; *Härte* 9
Durchsichtig bis undurchsichtig, blassgelb bis goldgelb, selten grünlich; sehr hohe Ritzhärte, ritzt Topas und Quarz. S. 176

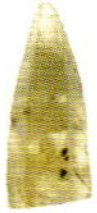

Chalkopyrit *Dichte* 4,10–4,30; *Härte* 3½–4
Undurchsichtig, metallischer Glanz; in frischem Zustand goldgelb, oft bunte Anlauffarben durch Oxidation (siehe „mehrfarbige Heilsteine“). S. 88

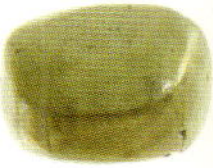

Pyrit *Dichte* 5,02–5,21; *Härte* 6–6½
Undurchsichtig, metallischer Glanz; fahles Gelb bis grünlich gelb, durch Oxidation oft grau, braun oder schwarz. S. 167

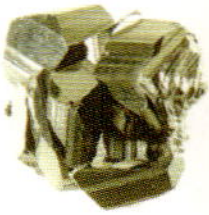

Pyrit, „Pyritsonne“ *Dichte* 5,02–5,21; *Härte* 6–6½
Undurchsichtig, metallischer Glanz; fahles Gelb bis grau, manchmal dunkle Anlauffarben; radialstrahlige Scheiben. S. 167

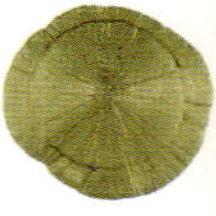

Pyrit, „Pyritwürfel“ *Dichte* 5,02–5,21; *Härte* 6–6½
Undurchsichtig, metallischer Glanz; fahles Gelb bis grünlich gelb, durch Oxidation oft grau, braun oder schwarz; oft typische ganz exakte Würfelformen. S. 167

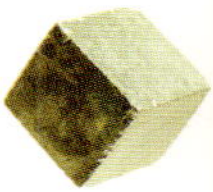

Braune Heilsteine

Bitte beachten Sie auch die Rubriken „gelbe/goldene Heilsteine“, „orange Heilsteine“, „rote Heilsteine“ und „mehrfarbige Heilsteine“!

Bernstein *Dichte* 1,05–1,09; *Härte* 2–3
Durchsichtig bis undurchsichtig, gelbbraun bis dunkelbraun; schwimmt aufgrund der geringen Dichte in konzentrierter Salzlösung; ist brennbar und fühlt sich stets warm an. S. 79

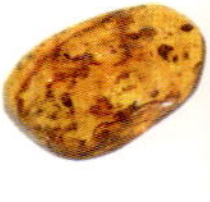

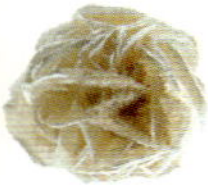

Gips, „Sandrose“ *Dichte* 2,20–2,40; *Härte* 1½–2
Undurchsichtig, evtl. kantendurchscheinend, sandfarben bis hellbraun; brüchige, blütenartige Rosette mit eingelagerten Sandkörnchen; mit dem Fingernagel ritzbar. S. 115

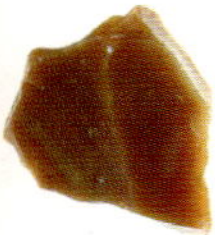

Hornstein *Dichte* 2,50–2,70; *Härte* 6½–7
Durchscheinend bis undurchsichtig, orangebraun, rotbraun bis dunkelbraun; oft verschiedene Tönungen mit fließenden Übergängen in einem Stein. S. 111

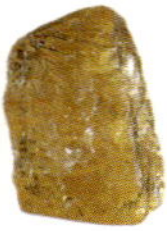

Orthoklas (Feldspat) *Dichte* 2,55–2,63; *Härte* 6
Durchscheinend bis undurchsichtig, gelbbraun bis rötlich braun; roh meist Spaltstücke mit unebenen Flächen; geschliffen sind oft Spaltebenen im Stein erkennbar. S. 159

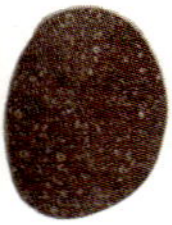

Porphyrit *Dichte* 2,56–2,68; *Härte* 5–6
Undurchsichtig; hellere kleine Kristalle in feinkörniger, rotbrauner Matrix. S. 164

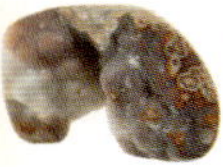

Ozeanchalcedon *Dichte* 2,58–2,64; *Härte* 6½–7
(Ozeanachat, Ozeanjaspis)
Durchscheinend bis undurchsichtig, verschiedene Brauntöne; immer mit eingelagerten Sphärolithen (kugelförmigen Bildungen); häufig auch mehrfarbig. S. 160

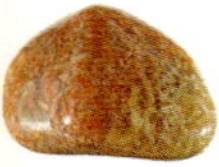

Moosachat rosa (Chalcedon) *Dichte* 2,58–2,62; *Härte* 6½–7
Durchscheinend, orangerosa bis orangebraune faden- oder röhrenförmige Einschlüsse in farblosem oder leicht bräunlichem Chalcedon. S. 145

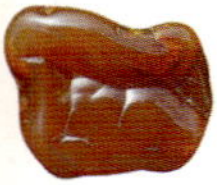

Sarder (Chalcedon) *Dichte* 2,58–2,64; *Härte* 6½–7
Durchscheinend, hellbraun, dunkelbraun bis rotbraun; roh knollige Aggregate oder dichte Massen, keine Kristalle. S. 177

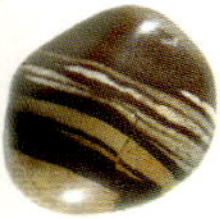

Jaspis beige-braun *Dichte* 2,58–2,91; *Härte* 6½–7
Undurchsichtig, beige-hellbraun-dunkelbraun marmoriert oder gebändert, daher auch der Handelsname „Cappuchino-Jaspis“ . S. 126

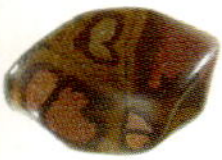

Jaspis braun *Dichte* 2,58–2,91; *Härte* 6½–7
Undurchsichtig, ockerbraun, rotbraun bis dunkelbraun gefleckt oder gebändert, auch mit bildhaften Zeichnungen. S. 126

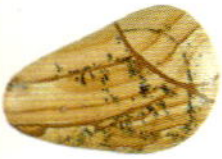

Jaspis, „Landschafts-Jaspis“ *Dichte* 2,58–2,91; *Härte* 6½–7
Undurchsichtig, an gelbbraunen Sandstein oder eine Wüstenlandschaft erinnernd, daher auch der Handelsname „Kalahari Picture Stone“ . S. 126

Versteinertes Holz *Dichte* 2,60–2,65; *Härte* 6½–7
Undurchsichtig bis durchscheinend, gelbbraun bis rotbraun oder braungrau mit erkennbaren Strukturen des ehemaligen Holzes. S. 208

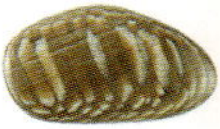

Achat *Dichte* 2,61–2,71; *Härte* 6–7
Teils durchscheinend, teils undurchsichtig in verschiedensten Brauntönen; immer gebändert; muscheliger Bruch. S. 54

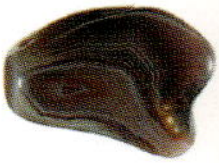

Achat, „Feuerachat“ *Dichte* 2,63–2,75; *Härte* 6–7
Meist undurchsichtig und nur partiell durchscheinend; kastanienbraun, immer mit irisierendem Farbenspiel. S. 54

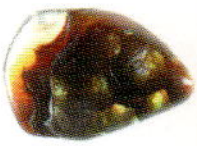

Rauchquarz (Quarz) *Dichte* 2,63–2,65; *Härte* 7
Durchsichtig bis durchscheinend, gelbbraun, hellbraun bis dunkelbraun; sechseckige Kristalle mit Spitze; ritzt Glas; von Rauchobsidian an der Dichte unterscheidbar. S. 169

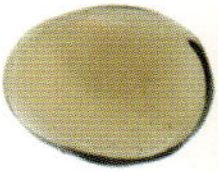

Tigerauge (Quarz) *Dichte* 2,64–2,71; *Härte* 6½–7
Undurchsichtig, gelbbraun bis ockerbraun; deutlich sichtbare parallelfaserige Textur mit unverwechselbarem Katzenaugen-Effekt. S. 196

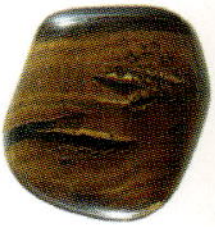

Sonnenstein (Feldspat) *Dichte* 2,65–2,69; *Härte* 6–6½
Durchscheinend bis undurchsichtig, orangebraun mit kupferroten glitzernden Einschlüssen. S. 188

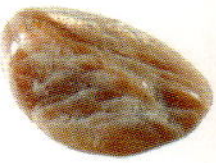

Rhyolith, „Leopardenstein“ *Dichte* 2,70–2,90; *Härte* 5½–7
Undurchsichtig, an Leopardenfell erinnernde Zeichnung in verschiedenen Brauntönen; als Rohstein matt, auch poliert eher stumpf. S. 172

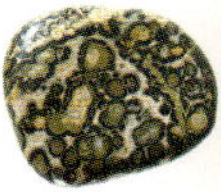

Stromatolith *Dichte* 2,70–2,90; *Härte* 3
Undurchsichtig, gelbbraun bis dunkelbraun marmoriert oder in geschwungen-gefalteten Bänderungen; sehr weich; reagiert mit Säuren unter Aufbrausen. S. 191

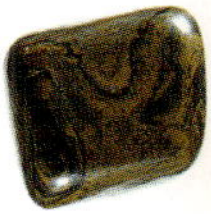

Kalkoolith *Dichte* 2,70–2,90; *Härte* 3½–4
Undurchsichtig, rötlich braune Kügelchen in hellerer Matrix („Rogenstein“) oder seltener beige Kügelchen in brauner Matrix („Erbsenstein“); reagiert mit Säuren unter Aufbrausen. S. 129

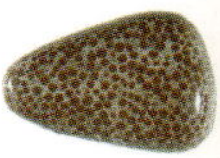

Turmalin, Dravit *Dichte* 2,90–3,29; *Härte* 7–7½
Durchsichtig bis durchscheinend in allen erdenklichen Brauntönen; meist gedrungene Kristalle; als Trommelstein häufig typisch kantige Oberflächenrisse. S. 202

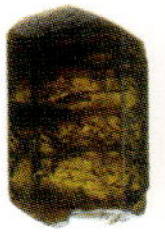

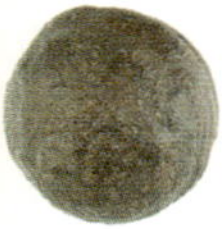

Moqui Marbles *Dichte* 3,02–4,22; *Härte* 5–7
Undurchsichtige erdbraune Knollen mit matter bis speckig glänzender Oberfläche. S. 146

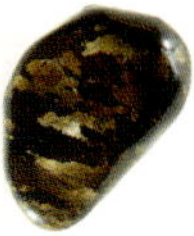

Bronzit *Dichte* 3,20–3,43; *Härte* 5
Durchscheinend bis undurchsichtig, braun, dunkelbraun bis schwarzbraun mit goldgelb glitzernden Flecken. S. 81

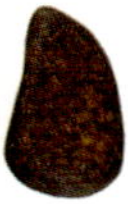

Meteorit (Steinmeteorit) *Dichte* 3,43–3,58; *Härte* 5,5–6
Undurchsichtig, in verschiedenen Brauntönen feinkörnig gesprenkelt; als Rohstein meist mit verkrusteter Oberfläche. S. 140

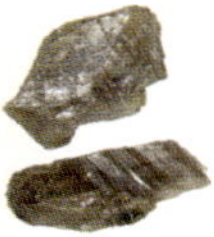

Zoisit *Dichte* 3,33–3,36; *Härte* 6–7
Durchsichtig bis durchscheinend, hell- bis dunkelbraun; mitunter verschiedene Farbnuancen in einem Stein; Kristalle stängelig, oft gebogen oder rissig. S. 213

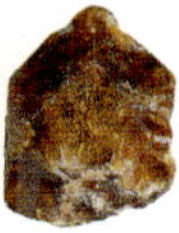

Vesuvian *Dichte* 3,38; *Härte* 6½
Durchscheinend bis undurchsichtig, blassbraun bis orangebraun und rotbraun; meist kurz- und dicksäulige Kristalle. S. 209

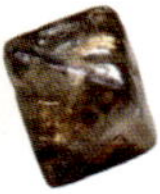

Diamant *Dichte* 3,50–3,54; *Härte* 10
Durchscheinend bis undurchsichtig in verschiedenen Brauntönen, sehr starker Glanz; eindeutig bestimmbar durch die sehr hohe Ritzhärte (ritzt Rubin und Saphir). S. 100

Topas, „Rauchtopas“ *Dichte* 3,53–3,56; *Härte* 8
Durchsichtig mit sehr blassem Braun; Kristalle mit typisch rautenförmigem Grundriss; ritzt Quarz und Feldspat, höhere Dichte als Rauchquarz. S. 199

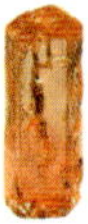

Topas, „Imperialtopas“ *Dichte* 3,53–3,56; *Härte* 8
Durchsichtig bis durchscheinend, gelbbraun mit leicht pinkfarbenem Ton; meist einschlussreiche Kristalle mit rautenförmigem Grundriss; ritzt Quarz und Feldspat. S. 199

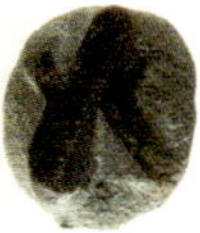

Staurolith *Dichte* 3,65–3,77; *Härte* 7–7½
Undurchsichtig bis kantendurchscheinend, mittelbraun bis dunkelbraun; meist rissige Kristalle, oft typische X-förmige Durchdringungszwillinge. S. 190

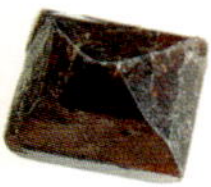

Zirkon *Dichte* 3,90–4,81; *Härte* 6½–7½
Durchsichtig bis undurchsichtig, orangebraun bis dunkelbraun; klare Steine mit starkem „Feuer“ (hohe Lichtbrechung); häufig opake, rissige Doppelender-Kristalle. S. 211

Sphalerit *Dichte* 4,08–4,10; ***Härte*** 3½–4
Durchsichtig bis undurchsichtig, orangebraun bis rotbraun; transparente Steine mit starkem Glanz; höhere Dichte als ähnliche Mineralien (Turmalin etc.). S. 179

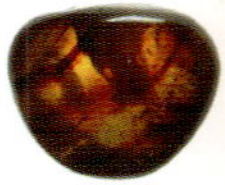

Orange Heilsteine

Bitte beachten Sie auch die Rubriken „gelbe/goldene Heilsteine“, „braune Heilsteine“, „rosa Heilsteine“, „rote Heilsteine“ und „mehrfarbige Heilsteine“!

Zeolith, Stilbit *Dichte* 2,09–2,26; ***Härte*** 3½–4
Durchsichtig bis durchscheinend, von blass Cremefarben über Apricot bis Orange; deutlich erkennbare faserige Textur, härter als Gips. S. 210

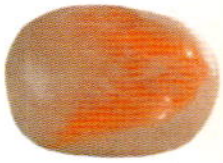

Halit (Steinsalz) *Dichte* 2,10–2,20; ***Härte*** 2
Durchsichtig bis durchscheinend, apricot bis orange; selten spätige Aggregate, meist körnige Brocken, auch würfelige Kristalle; wasserlöslich, salziger Geschmack. S. 118

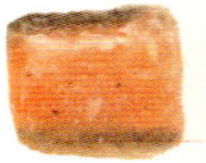

Alabaster (Gips) *Dichte* 2,30–2,33; ***Härte*** 1½–2
Durchscheinend, von Cremefarben über Apricot bis Orange; auffallend weich (mit dem Fingernagel ritzbar). S. 60

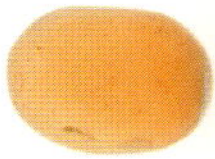

Ozeanchalcedon *Dichte* 2,58–2,64; ***Härte*** 6½–7
(Ozeanachat, Ozeanjaspis)
Durchscheinend bis undurchsichtig, orange bis braun; immer mit eingelagerten Sphärolithen (kugelförmigen Bildungen); häufig auch mehrfarbig. S. 160

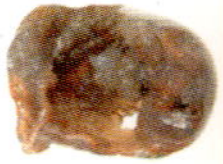

Karneol (Chalcedon) *Dichte* 2,58–2,64; ***Härte*** 6½–7
Durchscheinend, kräftigorange bis fleischrot, Farbverteilung mitunter uneinheitlich; manchmal deutliche Achat-Bänderung (Karneolachat). S. 130

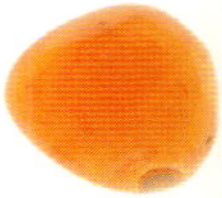

Aventurinquarz orange *Dichte* 2,64–2,69; ***Härte*** 7
(Hämatit-Quarz)
Durchscheinend bis undurchsichtig, gedecktes Orange bis Braun; durch eingelagerten Hämatit deutlich glitzernd (»aventurisierend“). S. 73

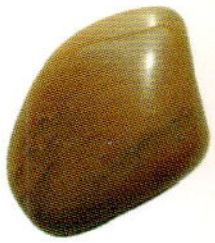

Calcit, „Orangencalcit“ *Dichte* 2,70–2,72; ***Härte*** 3
Durchsichtig bis undurchsichtig, gelborange; mitunter deutlich sichtbare, parallele Spaltebenen; auffällig weich (mit Kupfermünze ritzbar); reagiert schon mit schwachen Säuren unter Gasentwicklung. S. 82

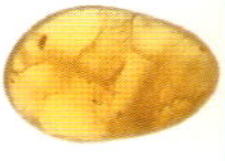

Dolomit *Dichte* 2,85–2,95; ***Härte*** 3½–4
Durchscheinend bis undurchsichtig, apricot bis orange; die feinkörnige bis körnige Textur ist auch poliert oft noch erkennbar. S. 104

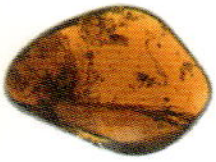

Grossular, „Hessonit“ (Granat) *Dichte* 3,65–3,67; *Härte* 7½
Durchsichtig bis undurchsichtig, orange, mandarine bis orangebraun (cognac); häufig von Rissen durchzogen, im Durchlicht schlieriges Erscheinungsbild. S. 117

Rosa Heilsteine

Bitte beachten Sie auch die Rubriken „orange Heilsteine“, „rote Heilsteine“, „violette Heilsteine“ und „mehrfarbige Heilsteine“!

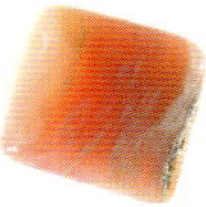

Pinkopal (Gewöhnlicher Opal) *Dichte* 1,95–2,25; *Härte* 5½–6½
Durchscheinend bis undurchsichtig, blassrosa bis kräftig pink; Farbverteilung oft uneinheitlich, manchmal unscharf begrenzte Bänderungen. S. 156

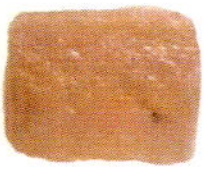

Halit (Steinsalz) *Dichte* 2,10–2,20; *Härte* 2
Durchsichtig bis durchscheinend, hellrosa bis apricot; würfelige Kristalle, spätige Aggregate oder körnige Brocken; wasserlöslich, salziger Geschmack. S. 118

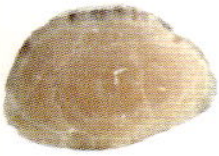

Alabaster (Gips) *Dichte* 2,30–2,33; *Härte* 1½–2
Durchscheinend bis undurchsichtig, hellrosa; auffallend weich (mit dem Fingernagel ritzbar). S. 60

Petalit *Dichte* 2,30–2,50; *Härte* 6–6½
Durchsichtig bis durchscheinend, blassrosa; roh meist grobspätig, sehr gute Spaltbarkeit; Spaltflächen zeigen mitunter Perlmuttglanz. S. 161

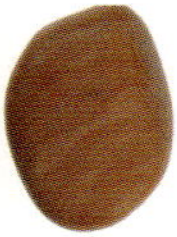

Mikroklin (Feldspat) *Dichte* 2,54–2,63; *Härte* 6–6½
Durchscheinend bis undurchsichtig, altrosa bis kupferrot; oft feine weiße Streifen aus entmischtem Albit; roh als spätige Stücke mit unebenen Spaltflächen. S. 109

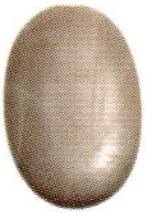

Mondstein (Feldspat) *Dichte* 2,56–2,62; *Härte* 6–6½
Durchscheinend bis undurchsichtig, blassrosa, altrosa, orangerosa; immer mit blauem oder weißem Lichtschimmer. S. 142

Chalcedon *Dichte* 2,58–2,64; *Härte* 6½–7
Durchscheinend, blassrosa; Farbverteilung mitunter uneinheitlich, manchmal farblose Zonen mit fließendem Übergang. S. 85

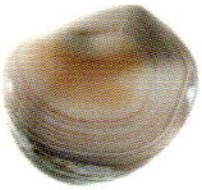

Achat, „Apricot-Achat“ *Dichte* 2,60–2,70; *Härte* 6–7
Durchscheinend, manchmal partiell undurchsichtig, blass- bis intensiv rosa, immer gebändert; muscheliger Bruch. S. 54

Rosenquarz (Quarz) *Dichte* 2,64–2,66; *Härte* 7
Durchscheinend bis fast durchsichtig, blassrosa, rosa, selten mit fliederfarbenem Hauch; roh als derbe Stücke, geschliffen mitunter mit sechsstrahligem Lichtstern. S. 173

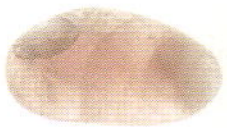

Calcit, „Manganocalcit“ *Dichte* 2,80–2,92; *Härte* 3
Durchscheinend bis undurchsichtig, zartrosa; auffällig weich (mit Kupfermünze ritzbar); reagiert schon mit schwachen Säuren unter Gasentwicklung. S. 82

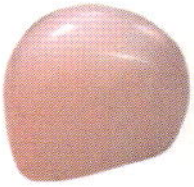

Morganit (Beryll) *Dichte* 2,80–2,90; *Härte* 7½–8
Durchsichtig bis durchscheinend, blassrosa, rosa bis apricot; oft klarer als Rosenquarz sowie eine höhere Dichte und Härte. S. 147

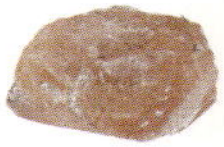

Danburit *Dichte* 2,97–3,03; *Härte* 7
Durchsichtig, sehr blasses Rosa mit fettigem Glasglanz; Kristalle mit rautenförmigem Grundriss, längs gerieften Seiten und keilförmiger Spitze. S. 99

Kunzit (Spodumen) *Dichte* 3,00–3,24; *Härte* 6½–7
Durchsichtig bis durchscheinend, blass- bis intensiv rosa; Farbintensität variiert je nach Blickwinkel; Längsstreifen durch geriefte Seiten und Wachstumskanäle im Stein. S. 132

Turmalin, Rubellit *Dichte* 3,02–3,26; *Härte* 7–7½
Durchsichtig bis durchscheinend, rosa, pink bis rot; dreieckige Kristalle mit nach außen gewölbten, oft längs gerieften Seiten, als Trommelstein meist typisch kantige Oberflächenrisse. S. 202

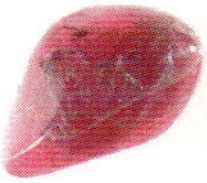

Fluorit *Dichte* 3,05–3,25; *Härte* 4
Durchsichtig bis durchscheinend, blass- bis intensiv rosa; oktaedrische Kristalle oder derbe Stücke; weich (mit dem Messer leicht ritzbar). S. 112

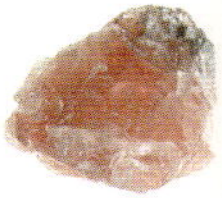

Apatit *Dichte* 3,11–3,35; *Härte* 5
Durchsichtig bis undurchsichtig, blassrosa; am besten an der Härte zu identifizieren (mit dem Messer noch ritzbar, ritzt selbst jedoch Fluorit). S. 67

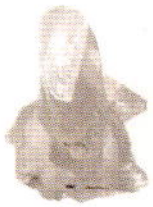

Rhodochrosit *Dichte* 3,30–3,72; *Härte* 4
Durchsichtig bis undurchsichtig, blassrosa bis himbeerrot; oft helle Bänderungen im Wechsel mit rosafarbenen bis roten; weich (mit dem Messer ritzbar); reagiert mit Säuren unter Gasentwicklung. S. 170

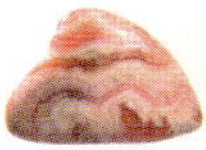

Topas, „Pinktopas“ *Dichte* 3,53–3,56; *Härte* 8
Durchsichtig bis durchscheinend, hellrosa, pink bis rosaviolett; meist einschlussreiche Kristalle mit rautenförmigem Grundriss; ritzt Quarz und Feldspat. S. 199

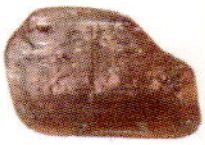

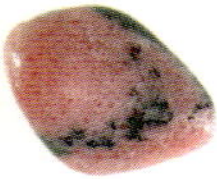

Rhodonit *Dichte* 3,57–3,76; *Härte* 5½–6½
Durchscheinend bis undurchsichtig, zart- bis kräftigrosa, selten himbeerrot; meist von Einlagerungen schwarzen Manganoxids durchzogen. S. 171

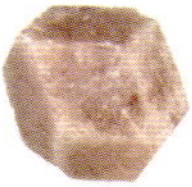

Grossular (Granat) *Dichte* 3,64; *Härte* 7½
Durchsichtig bis durchscheinend; blassrosa bis altrosa; Kristallflächen oft rissig, die meist durchscheinenden Trommelsteine wirken daher körnig. S. 117

Saphir (Korund) *Dichte* 3,97–4,05; *Härte* 9
Durchsichtig bis undurchsichtig, blassrosa, altrosa bis rosaviolett; oft erkennbare Wachstumsringe; sehr hohe Ritzhärte, ritzt Morganit und Topas. S. 176

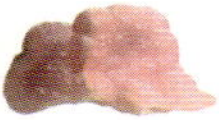

Smithsonit *Dichte* 4,10–4,65; *Härte* 4–5
Durchscheinend bis undurchsichtig, blassrosa bis rot, Farbverteilung oft uneinheitlich; meist knollige Aggregate, durch hohe Dichte auffallend schwer; reagiert mit Säuren unter Gasentwicklung. S. 186

Rote Heilsteine

Bitte beachten Sie auch die Rubriken „braune Heilsteine", „orange Heilsteine", „rosa Heilsteine" und „mehrfarbige Heilsteine"!

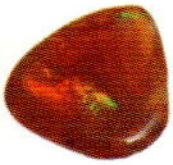

Feueropal (Edelopal) *Dichte* 1,98–2,50; *Härte* 5–6
Durchsichtig bis durchscheinend in allen Farbnuancen von orange bis feuerrot; manchmal partiell getrübt, immer mit opalisierendem Farbenspiel. S. 110

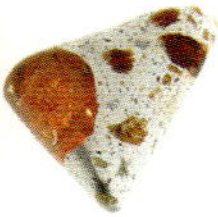

Opal rot (Gewöhnlicher Opal) *Dichte* 1,98–2,50; *Härte* 5–6
Durchsichtig bis durchscheinend in allen Farbnuancen von braun, rot bis gelborange; manchmal partiell getrübt oder mit fließendem Übergang zu farblosem Opal. S. 156

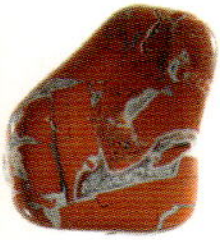

Jaspis *Dichte* 2,58–2,91; *Härte* 6½–7
Undurchsichtig, ziegelrot; mitunter von hellen Quarzadern durchzogen. S. 126

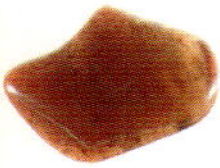

Chalcedon *Dichte* 2,58–2,64; *Härte* 6½–7
Durchscheinend, rotorange bis rot; rote Farbe (Eisenoxid) oft flockig, wolkig in der blasseren Chalcedon-Matrix. S. 85

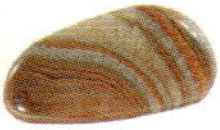

Achat *Dichte* 2,60–2,70; *Härte* 6–7
Teils durchscheinend, teils undurchsichtig in verschiedenen, eher erdigen Rottönen; immer gebändert. S. 54

Aventurinquarz rot (Hämatit-Quarz) *Dichte* 2,64–2,69; *Härte* 7
Durchscheinend bis undurchsichtig rot, durch eingelagerte Hämatit-Sprengsel typisch glitzernd (aventurisierend“).
S. 73

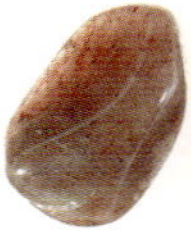

Hämatit-Quarz (Quarz) *Dichte* 2,64–2,69; *Härte* 7
Durchscheinend bis undurchsichtig, rote Hämatit-Sprengsel (vereinzelt oder dicht) in klarem oder milchig-trübem Quarz. S. 119

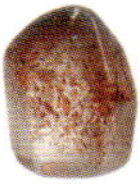

Rutilquarz (Quarz) *Dichte* 2,65–2,70; *Härte* 7
Durchsichtig bis durchscheinend, lange rötliche bis rotbraune Fasern in klarem oder milchig-trübem Quarz. S. 175

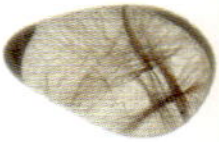

Calcit *Dichte* 2,70–2,72; *Härte* 3
Durchsichtig bis undurchsichtig, blassrot bis rot; weich (mit Kupfermünze ritzbar); reagiert schon mit schwachen Säuren (Gasentwicklung). S. 82

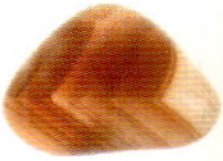

Turmalin, Rubellit *Dichte* 3,02–3,26; *Härte* 7–7½
Durchsichtig bis durchscheinend in verschiedensten Rottönen; dreieckige Kristalle mit nach außen gewölbten, oft längs gerieften Seiten, als Trommelstein typisch kantige Oberflächenrisse. S. 202

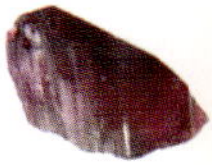

Thulit (Zoisit) *Dichte* 3,09–3,36; *Härte* 6–7
Durchscheinend bis undurchsichtig, altrosa, kirschrot, weinrot bis brombeerrot; oft fleckige Farbverteilung. Manchmal vermengt mit farblosem Quarz. S. 195

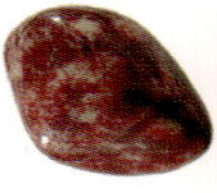

Apatit *Dichte* 3,11–3,35; *Härte* 5
Durchsichtig bis undurchsichtig, orangebraun bis karminrot; gut an der Härte zu identifizieren (mit dem Messer noch ritzbar). S. 67

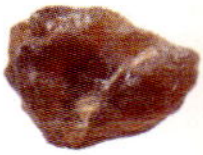

Rhodochrosit *Dichte* 3,30–3,72; *Härte* 4
Durchsichtig bis undurchsichtig, pink bis himbeerrot; poliert oft eher fettiger Glanz; weich (mit dem Messer leicht ritzbar). S. 170

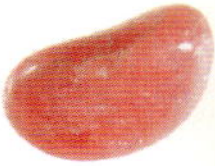

Spinell *Dichte* 3,55–3,63; *Härte* 8
Durchsichtig bis undurchsichtig in verschiedensten, oft leuchtenden Rottönen; ritzt Quarz und Granat und wird selbst von Rubin und Spinell geritzt. S. 189

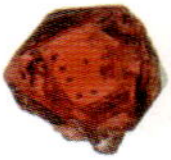

Alexandrit (Chrysoberyll) *Dichte* 3,70–3,72; *Härte* 8½
Meist undurchsichtig bis durchscheinend, selten durchsichtig; nur im Kunstlicht rot bis rotviolett, im Tageslicht Farbwechsel von rot nach grün bis blaugrün; ritzt Quarz und Spinell. S. 91

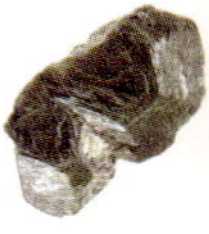

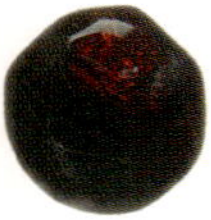

Pyrop (Granat) *Dichte* 3,65–3,80; *Härte* 7
Durchsichtig bis undurchsichtig, hellrot bis dunkelrot; oft viele Risse im Stein; ritzt Glas und wird selbst von Spinell und Rubin geritzt. S. 168

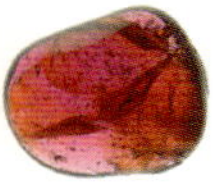

Rhodolith (Almandin-Pyrop, Granat) *Dichte* 3,80–3,95; *Härte* 7–7½
Durchsichtig bis undurchsichtig, leuchtend rot bis intensiv rotviolett; oft viele Risse im Stein; ritzt Glas und wird selbst von Spinell und Rubin geritzt. S. 61, 168

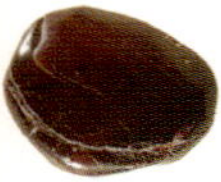

Almandin (Granat) *Dichte* 3,95–4,30; *Härte* 7½
Durchsichtig bis undurchsichtig, braunrot, dunkelrot bis fast schwarzbraun (Farbe oft nur mit starkem Licht erkennbar); oft viele Risse im Stein; ritzt Glas und wird selbst von Spinell und Rubin geritzt. S. 61

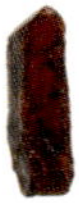

Zirkon *Dichte* 3,90–4,81; *Härte* 6½–7½
Durchsichtig bis undurchsichtig, orangebraun, rotorange bis rotbraun; transparente Steine mit starkem „Feuer" (hohe Lichtbrechung); manchmal rissige Steine. S. 211

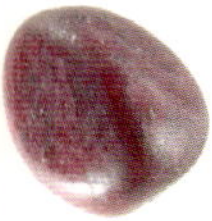

Rubin (Korund) *Dichte* 3,97–4,05; *Härte* 9
Durchsichtig bis undurchsichtig, rot bis rotviolett; sehr hohe Ritzhärte (ritzt Turmalin und Spinell); als Sternrubin immer mit sechsstrahligem (oder vielfach sechsstrahligem) Stern. S. 174

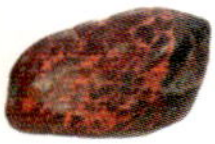

Cinnabarit (Zinnober) Dichte 8,00–8,20; *Härte* 2–2½
Durchscheinend (Kristalle) bis undurchsichtig (Aggregate), zinnoberrot; in reiner Form an der extrem hohen Dichte identifizierbar; meist jedoch als Adern in Muttergestein. S. 94

Violette Heilsteine

Bitte beachten Sie auch die Rubriken „rosa Heilsteine", „rote Heilsteine", „blaue Heilsteine" und „mehrfarbige Heilsteine"!

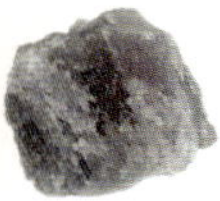

Halit (Steinsalz) *Dichte* 2,10–2,20; *Härte* 2
Durchscheinend, blass- bis kräftigblauviolett; meist körnige Brocken; wasserlöslich, salziger Geschmack. S. 118

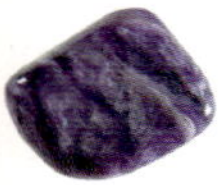

Charoit *Dichte* 2,54–2,78; *Härte* 5–6
Undurchsichtig bis partiell durchscheinend, intensiv violett bis grauviolett; radialstrahlige bis wellig gebogene, seidenglänzende Fasern in grünlich schwarzem Muttergestein, z.T. mit orangen und grünen Einschlüssen. S. 89

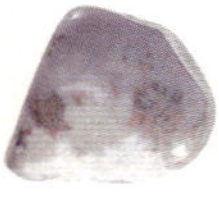

Lavendelquarz (Chalcedon) *Dichte* 2,58–2,64; *Härte* 6½–7
Durchscheinend bis undurchsichtig, lila, fliederfarben; Farbverteilung oft uneinheitlich, fleckig oder in fließendem Übergang; von Lavendeljade an der Dichte unterscheidbar. S. 85

Amethyst *Dichte* 2,63–2,65; *Härte* 7
Durchsichtig bis durchscheinend, von hellviolett über leuchtendes, tiefes Violett bis schwarzviolett; manchmal mit weißen Quarzbändern (Amethystquarz). S. 63

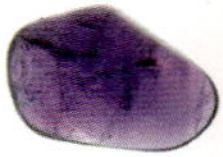

Sugilith *Dichte* 2,69–2,78; *Härte* 5½–6½
Durchscheinend bis undurchsichtig, rosaviolett, rotviolett, blauviolett bis schwarzviolett; als Rohstein feinkörnig-matt, auch poliert eher stumpf. S. 192

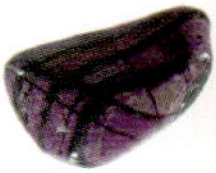

Dolomit, „Kobalt-Dolomit“ *Dichte* 2,85–2,95; *Härte* 3½ –4
Durchscheinend bis undurchsichtig in auffallend grellem Pink-Violett; sehr weich (mit Kupfermünze ritzbar); reagiert schon mit schwachen Säuren unter Gasentwicklung. S. 104

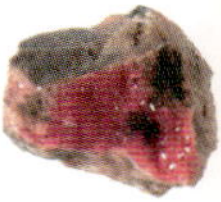

Lepidolith *Dichte* 2,8–2,9; *Härte* 2½–3
Durchscheinend bis undurchsichtig, rotviolett bis blauviolett in blassen bis kräftigen Farbtönen; körnig bis blättrig, oft mit typischem Glitzern; sehr weich (mit Kupfermünze ritzbar). S. 136

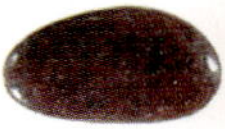

Turmalin, Apyrit *Dichte* 3,02–3,26; *Härte* 7–7½
Durchsichtig bis durchscheinend in eher gedeckten rotvioletten bis blauvioletten Tönen; dreieckige Kristalle mit nach außen gewölbten, meist längs gerieften Seiten; poliert oft typisch kantige Oberflächenrisse. S. 202

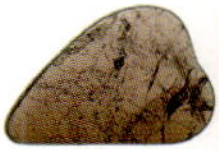

Fluorit *Dichte* 3,05–3,25; *Härte* 4
Durchsichtig bis durchscheinend in allen erdenklichen, blassen bis leuchtend intensiven oder fast schwarzen Violetttönen; weich (mit dem Messer leicht ritzbar). S. 112

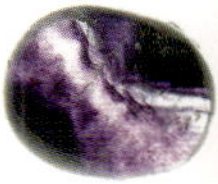

Lavendel-Jade (Jadeit) *Dichte* 3,30–3,36; *Härte* 6½–7
Durchscheinend bis undurchsichtig, lila bis fliederfarben; Farbverteilung oft uneinheitlich, fleckig; von Lavendelquarz (Chalcedon) an der Dichte unterscheidbar. S. 125

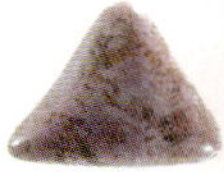

Vesuvian *Dichte* 3,32–3,42; *Härte* 5½–6½
Durchsichtig bis durchscheinend, altrosa bis rotviolett; in dieser Farbe meist als Grüppchen kleiner Kristalle erhältlich. S. 209

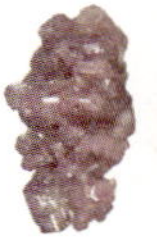

Spinell *Dichte* 3,55–3,63; *Härte* 8
Durchsichtig bis undurchsichtig, blass- bis intensiv rotviolett, blauviolett und violettgrau; oft oktaedrische Kristalle und Kristallgrüppchen; ritzt Quarz und Turmalin. S. 189

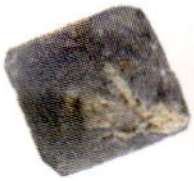

Dunkelblaue Heilsteine

Bitte beachten Sie auch die Rubriken „schwarze Heilsteine“, „violette Heilsteine“, „hellblaue Heilsteine“ und „mehrfarbige Heilsteine“!

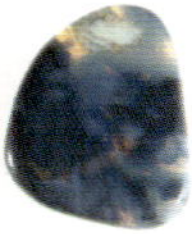

Opal blau (Gewöhnlicher Opal) *Dichte* 1,95–2,25; *Härte* 5½–6½
Durchscheinend bis undurchsichtig in hellen bis mittleren Blautönen; Farbverteilung manchmal uneinheitlich von tief gesättigt bis fast farblos. S. 156

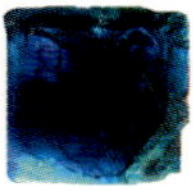

Halit (Steinsalz) *Dichte* 2,10–2,20; *Härte* 2
Durchscheinend, hell- bis dunkelblau, mitunter an Tinte im Wasser erinnernd; selten spätige Aggregate, meist körnige Brocken; wasserlöslich, salziger Geschmack. S. 118

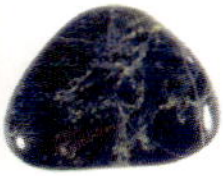

Sodalith *Dichte* 2,13–2,29; *Härte* 5½–6
Undurchsichtig, selten durchscheinend, dunkelblau bis nachtblau; oft von weißen Adern durchzogen, manchmal auch mit braunen Flecken. S. 187

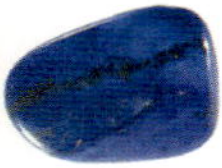

Lapislazuli *Dichte* 2,40–3,00; *Härte* 5–6
Undurchsichtig, selten kantendurchscheinend, azurblau bis ultramarinblau; oft mit goldenen Pyrit- oder weißen Calcit-Einschlüssen; als Rohstein matt. S. 134

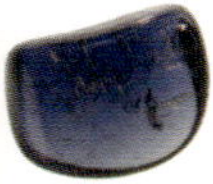

Cordierit (Iolith) *Dichte* 2,58–2,66; *Härte* 7
Durchsichtig bis durchscheinend, saphirblau bis blaugrau; transparente Steine wechseln beim Drehen zwischen hell und dunkel, manchmal zwischen blau und gelb S. 97

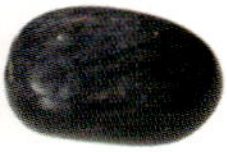

Aventurinquarz blau (Dumortierit-Quarz) *Dichte* 2,64–2,69; *Härte* 7
Durchscheinend bis undurchsichtig, dunkelblau bis blauschwarz; durch eingelagerten stängeligen Dumortierit typisch glitzernd („aventurisierend“). S. 71

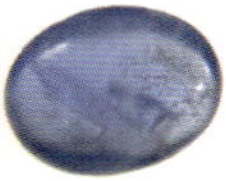

Calcit *Dichte* 2,70–2,72; *Härte* 3
Durchsichtig bis undurchsichtig in verschiedenen Blautönen, auffällig weich (mit Kupfermünze ritzbar); reagiert schon mit schwachen Säuren unter Gasentwicklung. S. 82

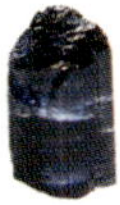

Turmalin, Indigolith *Dichte* 3,02–3,26; *Härte* 7–7½
Durchsichtig bis durchscheinend in verschiedensten Blautönen; dreieckige Kristalle mit nach außen gewölbten, meist längs gerieften Seiten; als Trommelstein oft typisch kantige Oberflächenrisse. S. 202

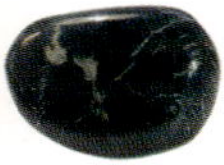

Apatit *Dichte* 3,11–3,35; *Härte* 5
Durchsichtig bis undurchsichtig dunkelblau, oft mit grünlichem Stich; häufig rissig oder von Adern durchzogen; von Sodalith an der Dichte unterscheidbar. S. 67

Dumortierit *Dichte* 3,26–3,41; *Härte* 7
Durchscheinend bis undurchsichtig, taubenblau, dunkelblau bis blaugrau, manchmal mit grünlichem oder bräunlichem Einschlag; Farbverteilung eher fleckig. S. 105

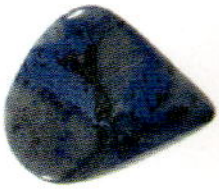

Tansanit (Zoisit) *Dichte* 3,33–3,36; *Härte* 6–7
Durchsichtig bis durchscheinend von braunblau, blaugrau, kobaltblau bis blauviolett; auch verschiedene Farbnuancen kombiniert; Kristalle gedrungen, oft gebogen oder rissig. S. 193

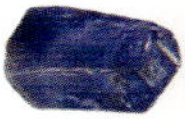

Spinell *Dichte* 3,55–3,63; *Härte* 8
Durchsichtig bis undurchsichtig in verschiedenen Blautönen; meist oktaedrische Kristalle; ritzt Quarz und Turmalin und wird selbst von Saphir geritzt. S. 189

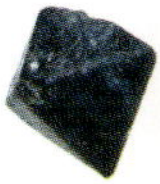

Azurit *Dichte* 3,77–3,80; *Härte* 3½–4
Durchscheinend bis undurchsichtig, hellblau, azurblau bis schwarzblau; an der hohen Dichte und zugleich geringen Härte identifizierbar; häufig in Gesellschaft mit Malachit. S. 74

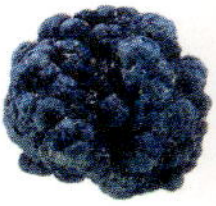

Saphir (Korund) *Dichte* 3,97–4,05; *Härte* 9
Durchsichtig bis undurchsichtig; hell- bis dunkelblau; oft Wachstumsringe; als Sternsaphir mit sechsstrahligem (oder vielfach sechsstrahligem) Stern; ritzt Topas und Quarz. S. 176

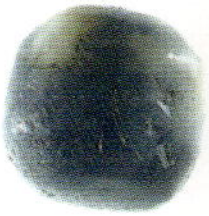

Hellblaue Heilsteine

Bitte beachten Sie auch die Rubriken „weiße/beige Heilsteine“, „farblose Heilsteine“, „dunkelblaue Heilsteine“, „türkise Heilsteine“ und „mehrfarbige Heilsteine“!

Chalcedon *Dichte* 2,58–2,64; *Härte* 6½–7
Durchscheinend, pastelliges Hellblau; mitunter gebändert (Chalcedon-Achat). S. 85

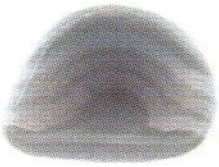

Ozeanchalcedon (Ozeanachat, Ozeanjaspis) *Dichte* 2,58–2,64; *Härte* 6½–7
Durchscheinend bis undurchsichtig, hellblau; immer mit eingelagerten Sphärolithen (kugelförmigen Bildungen); häufig auch mehrfarbig. S. 160

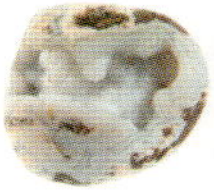

Achat *Dichte* 2,60–2,70; *Härte* 6–7
Teils durchscheinend, teils undurchsichtig, hellblau (chalcedonblau); immer gebändert; niemals dunkelblau (sonst gefärbt!). S. 54

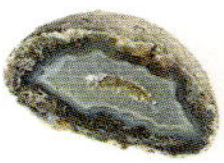

Aventurinquarz blau (Quarz) *Dichte* 2,64–2,69; *Härte* 7
Durchscheinend bis undurchsichtig, hellblau; durch Einschlüsse typisch glitzernd (aventurisierend). S. 71

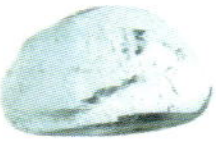

Aquamarin (Beryll) *Dichte* 2,65–2,75; *Härte* 7½–8
Durchsichtig bis undurchsichtig, meergrün bis himmelblau; sechseckige Kristalle; ritzt Quarz und Feldspat, geringere Dichte als Topas. S. 69

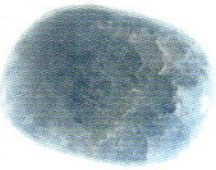

Calcit *Dichte* 2,70–2,72; *Härte* 3
Durchsichtig bis undurchsichtig, hellblau; auffällig weich (mit Kupfermünze ritzbar); reagiert schon mit schwachen Säuren unter Gasentwicklung. S. 82

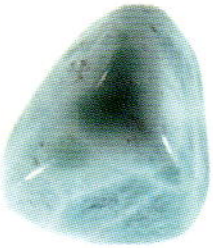

Larimar (Pektolith blau) *Dichte* 2,74–2,88; *Härte* 4½–5
Durchscheinend bis undurchsichtig, hellblau-weiß; oft hell umrandete oder blatt- und zellenähnliche Farbfelder; roh als Knolle mit braun-grauer Kruste. S. 135

Aragonit *Dichte* 2,93–2,95; *Härte* 3½–4
Durchsichtig bis durchscheinend; grünlich blau bis intensiv hellblau; roh meist knollige Aggregate; geringere Dichte als Hemimorphit, höhere Dichte als Calcit; reagiert mit Säuren unter Aufbrausen. S. 70

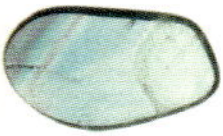

Fluorit *Dichte* 3,05–3,25; *Härte* 4
Durchsichtig bis durchscheinend in hellen Tönen von grünlich blau bis blauviolett; meist mit gut erkennbaren Spaltebenen im Stein; mit einem Messer leicht ritzbar. S. 112

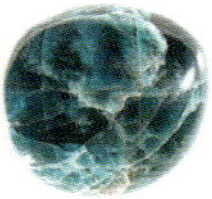

Apatit *Dichte* 3,11–3,35; *Härte* 5
Durchsichtig bis undurchsichtig, grünlich blau, hellblau bis leuchtend mittelblau; roh meist derb und rissig; mit dem Messer noch ritzbar, ritzt selbst jedoch Aragonit. S. 67

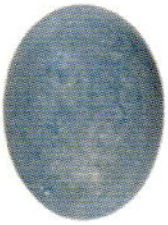

Diopsid *Dichte* 3,27–3,31; *Härte* 5½
Durchsichtig bis undurchsichtig, hellblau bis blauviolett; in der Regel deutliche Körnung erkennbar. S. 101

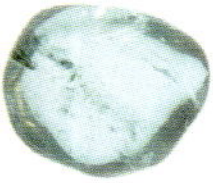

Topas *Dichte* 3,53–3,56; *Härte* 8
Durchsichtig bis durchscheinend, wasserblau bis himmelblau; Kristalle mit rautenförmigem Grundriss; ritzt Quarz und Feldspat, höhere Dichte als Aquamarin. S. 199

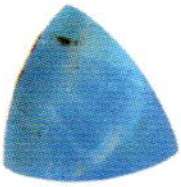

Hemimorphit *Dichte* 3,30–3,50; *Härte* 5
Durchsichtig bis undurchsichtig, hellblau bis türkisblau; roh meist als knollige Aggregate; höhere Dichte als Aragonit und deutlich geringere Dichte als Smithsonit. S. 121

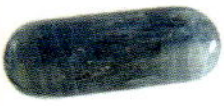

Disthen (Kyanit) *Dichte* 3,53–3,69; *Härte* 4–4½, 6–7
Durchsichtig bis undurchsichtig, graublau, hellblau bis dunkelblau; oft faserige Textur; verschiedene Härten in unterschiedlichen Richtungen des Kristallwachstums. S. 103

Coelestin *Dichte* 3,90–4,00; *Härte* 3–3½
Durchsichtig bis durchscheinend, himmelblau mit fettigem Glasglanz; höhere Dichte und zugleich weicher als Topas oder Aquamarin (mit Kupfermünze ritzbar). S. 96

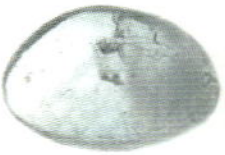

Smithsonit *Dichte* 4,1–4,65; *Härte* 4–5
Durchscheinend bis undurchsichtig, blass- bis intensiv hellblau; Farbverteilung oft uneinheitlich; meist knollige Aggregate, durch hohe Dichte auffallend schwer; reagiert mit Säuren unter Gasentwicklung. S. 186

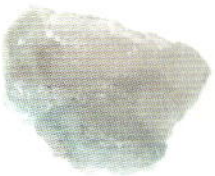

Türkise Heilsteine

Bitte beachten Sie auch die Rubriken „hellblaue Heilsteine", „hellgrüne Heilsteine" „grüne Heilsteine" und „mehrfarbige Heilsteine"!

Chrysopal (Gewöhnlicher Opal) *Dichte* 1,95–2,25; *Härte* 5½–6½
Durchscheinend bis undurchsichtig, grün-türkis bis leuchtend blaugrün; oft mit variierenden Nuancen der Helligkeit und Transparenz in einem Stein. S. 156

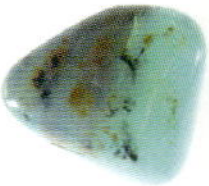

Chrysokoll *Dichte* 2,00–2,30; *Härte* 2–4
Undurchsichtig türkis, häufig mit Anteilen von grünem Malachit und rotbraunem Cuprit; sehr weich (oft mit einer Kupfermünze, auf jeden Fall leicht mit dem Messer ritzbar). S. 92

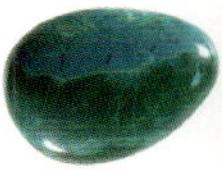

Chrysokoll-Chalcedon, „Gem Silica" *Dichte* 2,50–2,60; *Härte* 6½–7
Durchscheinend, hell türkis; durch natürliche Imprägnierung mit Kieselsäure ähnliche Härte und Dichte wie Quarz. S. 92

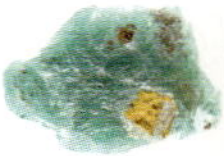

Amazonit (Feldspat) *Dichte* 2,54–2,63; *Härte* 6–6½
Durchscheinend bis undurchsichtig, blass- bis kräftigtürkis; oft feine weiße Streifen aus entmischtem Albit; roh nur selten Kristalle, meist spätige Stücke mit unebenen Spaltflächen. S. 62

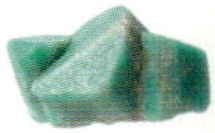

Chalcedon, „Kupferchalcedon" *Dichte* 2,58–2,64; *Härte* 6½–7
Durchscheinend bis undurchsichtig, grün bis blautürkis; fleckige Farbverteilung, manchmal mit kleinen, braunen Sprengseln aus reinem Kupfer. S. 85

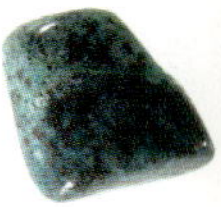

Albit (Feldspat) *Dichte* 2,60–2,62; *Härte* 6–6½
Durchscheinend bis undurchsichtig, weiß bis blasstürkis, mitunter fleckige Farbverteilung; tafelige Kristalle oder spätige Stücke, Letztere mit feinkörniger bis körniger Textur. S. 109

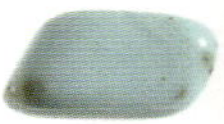

Türkis *Dichte* 2,60–2,80; *Härte* 5–6
Undurchsichtig, matt, grün bis hellblau; feinkörnige Knollen oder dichte Massen, oft von Äderchen durchzogen; auch poliert und als Trommelstein eher stumpf. S. 201

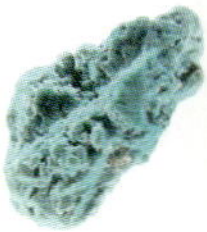

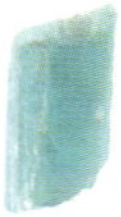

Turmalin, „Paraiba-Turmalin“ *Dichte* 3,02–3,26; *Härte* 7–7½
Durchsichtig bis durchscheinend, grün bis grell türkis, oft auffällige Neonfarben; Kristalle mit längs gerieften Seiten; als polierter Stein mitunter typisch kantige Oberflächenrisse. S. 202

Hellgrüne Heilsteine

Bitte beachten Sie auch die Rubriken „hellgelbe Heilsteine“, „türkise Heilsteine“, „grüne Heilsteine“ und „mehrfarbige Heilsteine“!

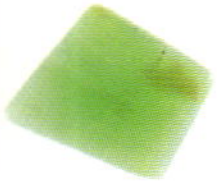

Prasopal (Gewöhnlicher Opal) *Dichte* 1,95–2,25; *Härte* 1,95–2,25
Durchscheinend bis undurchsichtig, pistaziengrün bis apfelgrün; Farbverteilung oft uneinheitlich, manchmal unscharf begrenzte Bänderungen. S. 156

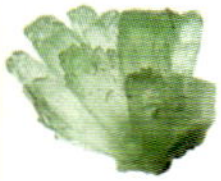

Apophyllit *Dichte* 2,30–2,50; *Härte* 4½–5
Durchsichtig bis durchscheinend, hellgrün bis blaugrün; viereckige Kristalle mit rechtwinkligem Grundriss (wird fast nie verarbeitet); geringere Dichte als Fluorit. S. 68

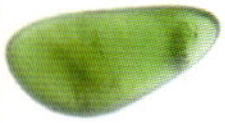

Serpentin *Dichte* 2,52–2,68; *Härte* 3–4
Durchscheinend, blassgrün bis gelbgrün; sowohl roh, als auch poliert meist leichter Fettglanz; mit dem Messer ritzbar. S. 184

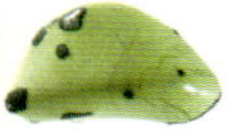

Serpentin mit Chromit, „Chytha“ *Dichte* 2,52–2,68; *Härte* 3–4
Durchscheinend bis undurchsichtig, gelbgrün mit dunkelgrünen Flecken; sowohl roh als auch poliert meist leichter Fettglanz; mit dem Messer leicht ritzbar. S. 184

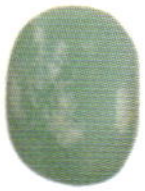

Mondstein (Feldspat) *Dichte* 2,56–2,62; *Härte* 6–6½
Durchscheinend bis undurchsichtig, blassgrün bis lindgrün; immer mit blauem oder weißem Lichtschimmer. S. 142

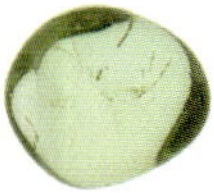

Heliodor (Beryll) *Dichte* 2,65–2,75, *Härte* 7½–8
Durchsichtig bis undurchsichtig, hellgrün bis gelbgrün; sechseckige Kristalle, manchmal vielflächig oder unvollkommen ausgebildet; ritzt Quarz und Feldspat, geringere Dichte als Topas. S. 116

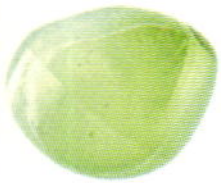

Calcit *Dichte* 2,70–2,72; *Härte* 3
Durchscheinend bis undurchsichtig, verschiedenste helle Grüntöne; auffällig weich (mit Kupfermünze ritzbar); reagiert schon mit schwachen Säuren unter Gasentwicklung. S. 82

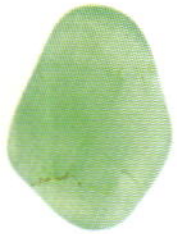

Prehnit *Dichte* 2,87–2,93; *Härte* 6–6½
Durchscheinend, blassgrün; oft erkennbare radialstrahlig-faserige Textur, dadurch manchmal mondsteinähnlicher Schimmer. S. 166

Aragonit-Calcit, „Onyx-Marmor“ *Dichte* 2,93–2,95; *Härte* 3½–4
Durchscheinend, grünlich bis gelblich grün, mit braunen und weißen Bändern; relativ weich (mit einem Messer ritzbar); reagiert mit Säuren unter Aufbrausen; höhere Dichte als Calcit. S. 70

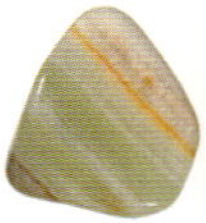

Zitronenchrysopras (Nickelmagnesit) *Dichte* 3,00–3,12; *Härte* 4–4½
Undurchsichtig, gelbgrün, meist eher blass; oft mit braunen Adern; poliert eher stumpf. S. 212

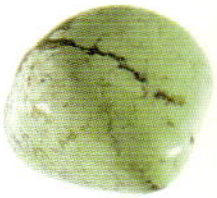

Hiddenit (Spodumen) *Dichte* 3,00–3,24; *Härte* 6½–7
Durchsichtig bis durchscheinend, blassgrün bis gelbgrün; Farbintensität variiert je nach Blickwinkel; Längsstreifen durch geriefte Seiten und Wachstumskanäle im Stein. S. 122

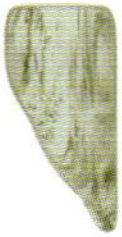

Fluorit *Dichte* 3,05–3,25; *Härte* 4
Durchsichtig bis durchscheinend hellgrün, auch gebändert; meist klarer als Calcit und mit gut erkennbaren Spaltebenen im Stein; mit einem Messer leicht ritzbar. S. 112

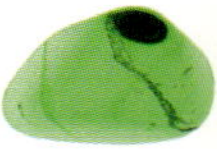

Epidot-Feldspat, „Schneeflocken-Epidot“ *Dichte* 3,35–3,50; *Härte* 6–7
Undurchsichtig, evtl. kantendurchscheinend; grün-weiß geflecktes Gestein aus Epidot und Feldspat, daher inhomogene Werte bei Dichte und Härte. S. 107

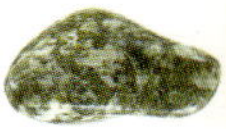

Disthen (Kyanit) *Dichte* 3,53–3,69; *Härte* 4–4½, 6–7
Durchsichtig bis undurchsichtig, gelbgrün bis blaugrün; oft faserige Textur; verschiedene Härten in unterschiedlichen Richtungen des Kristallwachstums. S. 103

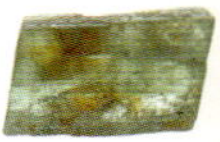

Grüne Heilsteine

Bitte beachten Sie auch die Rubriken „türkise Heilsteine“, „hellgrüne Heilsteine“ und „mehrfarbige Heilsteine“!

Opal grün (Gewöhnlicher Opal) *Dichte* 1,95–2,25; *Härte* 5½–6½
Durchscheinend bis undurchsichtig, gelbgrün, grasgrün bis dunkelgrün; Farbverteilung oft uneinheitlich mit fließenden Übergängen; geringere Dichte als grüne Chalcedone. S. 156

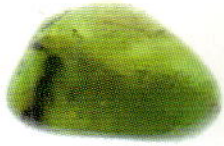

Zeolith, Heulandit *Dichte* 2,09–2,26; *Härte* 3½–4
Durchscheinend, blassgrün, lindgrün bis gelbgrün; tafelige oder keilförmige Kristalle (geschliffene/polierte Steine sind sehr selten im Handel). S. 210

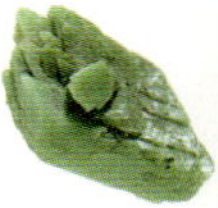

Variscit *Dichte* 2,20–2,60; *Härte* 3½–4½
Durchscheinend bis undurchsichtig grasgrün; feinkörnig-matt, oft von braunen Äderchen durchzogen; auch poliert und als Trommelstein eher stumpf. S. 207

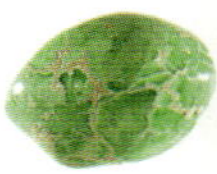

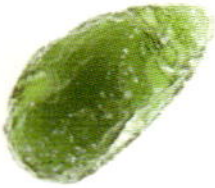

Moldavit (Tektit) *Dichte* 2,32–2,38; *Härte* 5–5½
Durchsichtig bis durchscheinend, flaschengrün, seltener grasgrün; meist mit großen blasenförmigen Gaseinschlüssen; roh mit typisch genarbter bis zerfurchter Oberfläche. S. 141

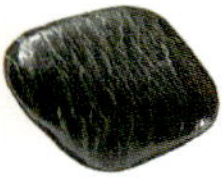

Serpentin, „Silberauge“ *Dichte* 2,54–2,68; *Härte* 3–4
Undurchsichtig, olivgrün mit silbrigen Adern aus Faserserpentin; sowohl roh als auch poliert meist mit leichtem Fettglanz; mit dem Messer leicht ritzbar. S. 184

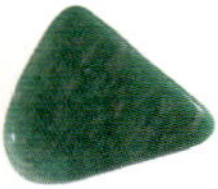

Amazonit (Feldspat) *Dichte* 2,54–2,63; *Härte* 6–6½
Durchscheinend bis undurchsichtig, grün bis blaugrün mit weißen oder grauen Streifen aus entmischtem Albit; roh meist spätige Stücke mit unebenen Spaltflächen. S. 62

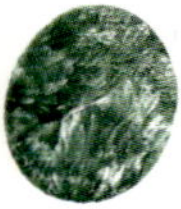

Klinochlor, „Seraphinit“ *Dichte* 2,55–2,78; *Härte* 2–2½
Durchscheinend bis undurchsichtig, grasgrün bis tannengrün; auffällige Fasertextur, poliert mit stark seidigem Glanz. S. 131

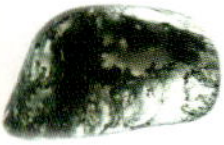

Moosachat (Chalcedon) *Dichte* 2,58–2,62; *Härte* 6½–7
Durchscheinend, dunkelgrüne moos- oder algenähnliche Schlieren in farblosem Chalcedon. S. 144

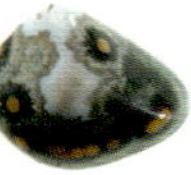

Ozeanchalcedon (Ozeanachat, Ozeanjaspis) *Dichte* 2,58–2,64; *Härte* 6½–7
Durchscheinend bis undurchsichtig, grün bis dunkelgrün; immer mit eingelagerten Sphärolithen (kugelförmigen Bildungen); häufig auch mehrfarbig. S. 160

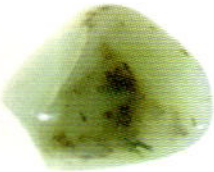

Chalcedon, „Chromchalcedon“ Dichte 2,58–2,64; *Härte* 6½–7
Durchscheinend lindgrün bis dunkelgrün; Farbverteilung oft uneinheitlich mit fließenden Übergängen; höhere Dichte als ähnliche grüne Opale. S. 85

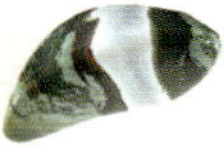

Chalcedon grün *Dichte* 2,58–2,64; *Härte* 6½–7
Durchscheinend bis undurchsichtig, hell- bis dunkelgrün; oft marmoriert oder mit verschiedensten Zeichnungen sowie von hellem Chalcedon durchzogen. S. 85

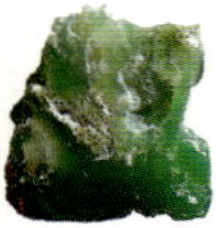

Chrysopras (Chalcedon) *Dichte* 2,58–2,64; *Härte* 6½–7
Durchscheinend apfelgrün; Farbverteilung oft uneinheitlich von fast farblos blass bis zu intensiven Grüntönen; oft mit braunem Muttergestein und von Poren durchsetzt. S. 93

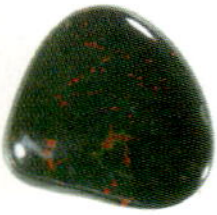

Heliotrop (Jaspis) *Dichte* 2,58–2,64; *Härte* 6½–7
Undurchsichtig moosgrün bis dunkelgrün; immer mit roten Punkten gesprenkelt; manchmal zusätzlich mit gelben Flecken. S. 120

Jaspis grün *Dichte* 2,58–2,91; *Härte* 6½–7
Undurchsichtig grasgrün bis tannengrün, manchmal vermengt mit gelbem, braunem oder rotem Jaspis. S. 126

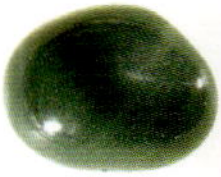

Prasem (Quarz) *Dichte* 2,63–2,65; *Härte* 6½–7
Durchscheinend hellgrün, grasgrün bis lauchgrün; abgerundete Kristalle oder derbe, häufig faserige Massen, die getrommelt oder poliert wie „geknetet" erscheinen. S. 165

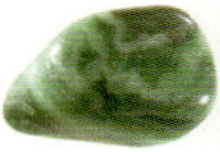

Aktinolithquarz *Dichte* 2,63–2,65; *Härte* 7
Durchsichtig bis durchscheinend, grüne Fasern in klarem oder weißem Quarz; mitunter sind die Fasern auch sehr dicht oder verfilzt. S. 59

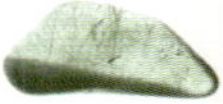

Aventurinquarz grün (Fuchsit-Quarz) *Dichte* 2,64–2,69; *Härte* 7
Durchscheinend bis undurchsichtig, blattgrün, grasgrün bis dunkelgrün; durch eingelagerte Glimmerplättchen (Fuchsit) auffällig glitzernd („aventurisierend"). S. 72

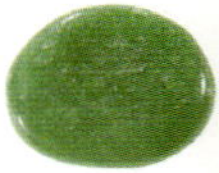

Eldarit (Rhyolith), „Kabambastein" *Dichte* 2,66–2,68; *Härte* 6–7
Undurchsichtig, runde dunkle Flecken in grüner Matrix; als Rohstein matt, poliert seidenglänzend bis eher stumpf. S. 106

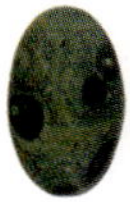

Smaragd (Beryll) *Dichte* 2,67–2,78; *Härte* 7½–8
Durchsichtig bis undurchsichtig, graugrün bis intensiv grasgrün; meist einschlussreich und rissig; sechseckige, oft in der Matrix eingewachsene Kristalle. S. 185

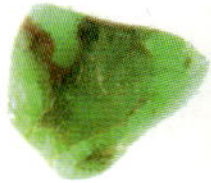

Labradorit (Feldspat) *Dichte* 2,69–2,72; *Härte* 6
Durchscheinend bis undurchsichtig, meist mit typischem farbigem Flächenschiller in der graugrünen Grundfarbe; oft parallele Lamellenstruktur erkennbar. S. 133

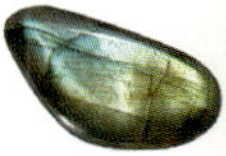

Rhyolith, „Regenwaldstein" Dichte 2,70–2,90; *Härte* 5½–7
Undurchsichtig bis kantendurchscheinend, grünbraunes Gestein mit sphärolithischer (aus Kügelchen aufgebauter) Textur; manche Sphärolithe enthalten Achat. S. 172

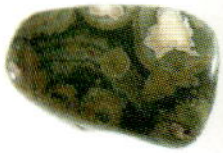

Nephrit (Jade) *Dichte* 2,90–3,03; *Härte* 6–6½
Durchscheinend bis undurchsichtig; hellgrün, dunkelgrün bis grünschwarz; Farbverlauf oft uneinheitlich faserig-fleckig, häufig mit hellen oder dunklen Einschlüssen. S. 149

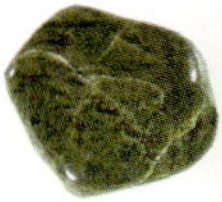

Aktinolith *Dichte* 2,99–3,44; *Härte* 5–6
Durchsichtig bis undurchsichtig; hellgrüne, tannengrüne bis schwarzgrüne stängelige Kristalle, oft in grauer Matrix; auch Trommelsteine sind meist mit Matrix. S. 58

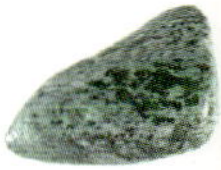

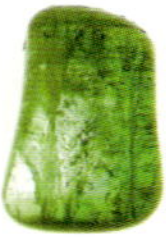

Turmalin, Verdelith *Dichte* 3,02–3,26; *Härte* 7–7½
Durchsichtig bis durchscheinend in verschiedensten Grüntönen; dreieckige Kristalle mit nach außen gewölbten, oft längs gerieften Seiten; als Trommelstein meist typisch kantige Oberflächenrisse. S. 202

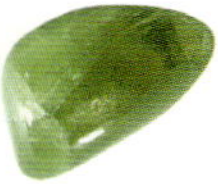

Apatit *Dichte* 3,11–3,35; *Härte* 5
Durchsichtig bis undurchsichtig, gelbgrün, grasgrün bis blaugrün mit eher fettigem Glanz; roh derb und rissig oder kleine Kristalle; mit dem Messer noch ritzbar. S. 67

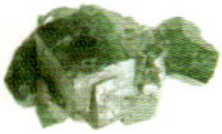

Dioptas *Dichte* 3,18; *Härte* 5
Durchsichtig bis durchscheinend, intensiv smaragdgrün bis blaugrün; meist kleine Kristalle oder Kristallgrüppchen, selten nur geschliffen oder poliert. S. 102

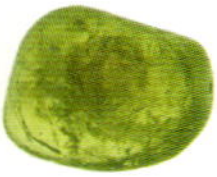

Olivin (Peridot) *Dichte* 3,20–3,48; *Härte* 6½–7
Durchsichtig bis durchscheinend, gelbgrün, flaschengrün bis olivgrün; meist grobkörnige Massen, selten Kristalle – daher auch meist nur kleine Trommelsteinchen. S. 152

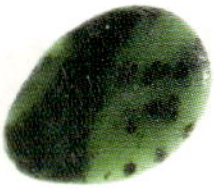

Zoisit *Dichte* 3,25–3,36; *Härte* 6–6½
Durchscheinend bis undurchsichtig; körnig grünes Gestein mit schwarzen Einschlüssen, manchmal auch mit Rubinkristallen. S. 213

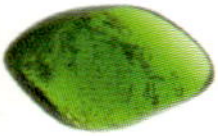

Diopsid, „Chromdiopsid“ *Dichte* 3,27–3,31; *Härte* 5½
Durchsichtig bis undurchsichtig, jadeähnlich graugrün bis intensiv smaragdgrün; geringere Härte als Jadeit und Nephrit, höhere Dichte und geringere Härte als Smaragd. S. 101

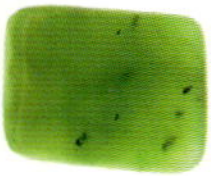

Jadeit *Dichte* 3,30–3,36; *Härte* 6½–7
Durchscheinend bis undurchsichtig; hellgrün, grasgrün bis dunkelgrün; Farbverteilung oft uneinheitlich, häufig mit dunklen Einschlüssen; höhere Dichte als Nephrit. S. 125

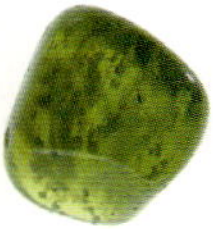

Vesuvian *Dichte 3,32–3,42; Härte 5½–6½*
Durchsichtig bis durchscheinend, gelbgrün, pistaziengrün, grasgrün bis flaschengrün; Farbverteilung oft uneinheitlich fleckig. S. 209

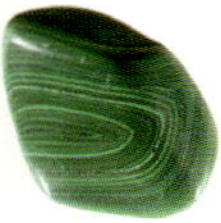

Malachit *Dichte* 3,50–4,05; *Härte* 3½–4
Undurchsichtig, blassgrün bis kräftig dunkelgrün; meist mit charakteristischer geschwungener Bänderung; reagiert mit Säuren unter Gasentwicklung. S. 139

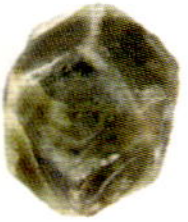

Grossular (Granat) *Dichte* 3,64; *Härte* 7½
Durchsichtig bis durchscheinend; blassgrün, gelbgrün, flaschengrün bis olivgrün; die meist durchscheinenden Trommelsteine wirken körnig. S. 117

Alexandrit (Chrysoberyll) *Dichte* 3,70–3,72; *Härte* 8½
Meist undurchsichtig bis durchscheinend, selten durchsichtig; nur im Tageslicht grün bis grünschwarz, im Kunstlicht Farbwechsel von Grün nach Rot bis Rotviolett. S. 91

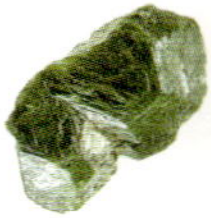

Mehrfarbige Heilsteine

Bitte beachten Sie auch die Rubriken zu den Einzelfarben der betreffenden „mehrfarbigen Heilsteine"!

Obsidian, „Mahagony-Obsidian" *Dichte* 2,30–2,60; *Härte* 5–5½
Durchscheinend bis undurchsichtig, schwarz-rotbraun marmoriert oder fleckig, mitunter fast ganz braun; muscheliger, scharfkantiger Bruch. S. 150

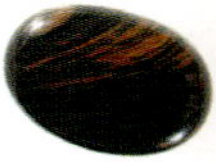

Obsidian, „Regenbogenobsidian" *Dichte* 2,30–2,60; *Härte* 5–5½
Undurchsichtig bis kantendurchscheinend schwarz mit buntem Regenbogen-Schimmer durch fein verteilte Wasserbläschen; muscheliger, scharfkantiger Bruch. S. 150

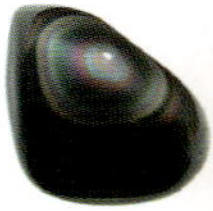

Obsidian, „Schneeflocken-Obsidian" *Dichte* 2,30–2,60; *Härte* 5–5½
Undurchsichtig bis kantendurchscheinend schwarz mit schneeflockenähnlichen grauen Einschlüssen aus Feldspat; muscheliger, scharfkantiger Bruch. S. 150

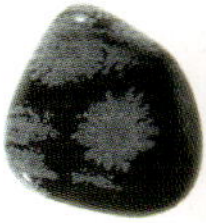

Matrixopal (Edelopal) *Dichte* 2,32–2,50; *Härte* 5½–6½
Durchscheinend bis undurchsichtig mit opalisierenden Lichtreflexen als kleine Pünktchen in weißem, beigem und/oder braunem Muttergestein; als Rohstein matt. S. 154

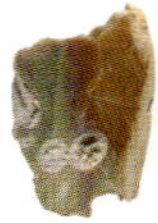

Lapislazuli mit Calcit *Dichte* 2,40–3,00; *Härte* 5–6
Undurchsichtig, selten kantendurchscheinend; azurblau bis ultramarinblau mit weißen Calcit-Einschlüssen; als Rohstein matt. S. 134

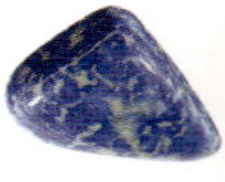

Lapislazuli mit Pyrit *Dichte* 2,40–3,00; *Härte* 5–6
Undurchsichtig, selten kantendurchscheinend; azurblau bis ultramarinblau mit goldenen Pyrit-Einschlüssen; als Rohstein matt. S. 134

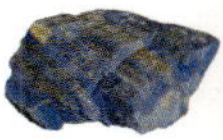

Hornstein *Dichte* 2,50–2,70; *Härte* 2,50–2,70
Durchscheinend bis undurchsichtig, orangebraun, rotbraun bis dunkelbraun; gebändert oder verschiedene Farben mit fließenden Übergängen in einem Stein. S. 111

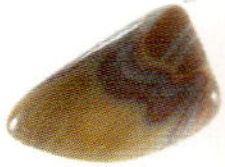

Boulderopal (Edelopal oder Gewöhnlicher Opal) *Dichte* 2,50–3,80; *Härte* 5–7
Durchscheinend bis undurchsichtig; Edelopal oder farbiger Gewöhnlicher Opal (meist blau) in braunem oder sandfarbenem Muttergestein. S. 154, 156

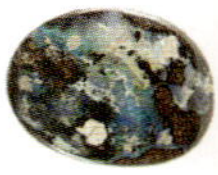

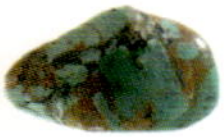

Feldspat, „Buntfeldspat“ *Dichte* 2,55–2,62; *Härte* 6–6½
Durchsichtig bis durchscheinend, rotbraun-türkises Gemenge verschiedener Feldspäte. S. 109

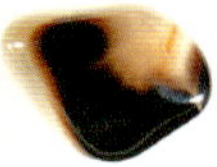

Sardonyx (Chalcedon) *Dichte* 2,58–2,64; *Härte* 6½–7
Durchscheinend mit rötlich braunen (Sarder), schwarzen (Onyx) und hellen Bereichen (Chalcedon); manchmal wird auch nur schwarz-weißer Chalcedon so benannt. S. 178

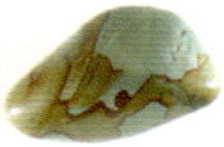

Jaspis, „Bilder-Jaspis“ *Dichte* 2,58–2,91; *Härte* 6½–7
Undurchsichtig mit verschiedensten Zeichnungen in gelb- bis rotbraunen sowie blaugrauen Farben. S. 126

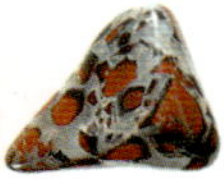

Jaspis, „Brekzienjaspis“ *Dichte* 2,58–2,91; *Härte* 6½–7
Undurchsichtig, teils durchscheinend; kantige Trümmerstücke von meist rotem Jaspis verkittet mit farblosem Chalcedon. S. 126

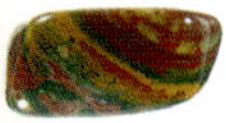

Jaspis, „Buntjaspis“ *Dichte* 2,58–2,91; *Härte* 6½–7
Undurchsichtig, buntes Gemenge aus gelbem, grünem und rotem Jaspis. S. 126

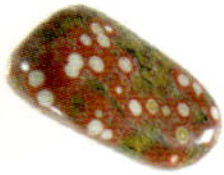

Jaspis, „Poppy-Jaspis“ *Dichte* 2,58–2,91; *Härte* 6½–7
Undurchsichtig, bunter Jaspis in weißen, roten, gelben und grünen Farben mit typisch kreisrunden Flecken. S. 126

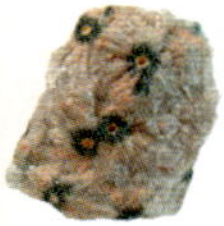

Ozeanchalcedon (Ozeanachat, Ozeanjaspis) *Dichte* 2,58–2,64; *Härte* 6½–7
Durchscheinend bis undurchsichtig mit weißen, grünen, braunen, gelben, rötlichen und/oder bläulichen Farben; immer mit eingelagerten Sphärolithen (kugelförmigen Bildungen). S. 160

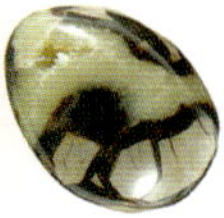

Septarie *Dichte* 2,60–2,70; *Härte* 3–4
Durchscheinend und undurchsichtig; Hohlraumfüllungen aus gelbem Calcit mit dunkelbraunem Rand in hellbraungrauen Tonknollen. S. 183

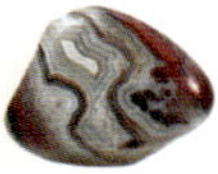

Achat *Dichte* 2,60–2,70; *Härte* 6–7
Teils durchscheinend, teils undurchsichtig; immer gebändert in unterschiedlichen Farbkombinationen (grau, braun, gelb, rot, hellblau, schwarz). S. 54

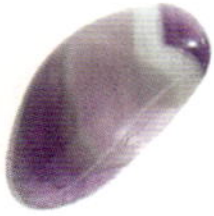

Amethystquarz *Dichte* 2,63–2,65; *Härte* 7
Durchscheinend, von Hellviolett über Dunkelviolett bis Schwarzviolett; typisch sind weiße, oft abgewinkelte Quarzbänder (Handelsname „Chevron-Amethyst“). S. 63

Ametrin (Quarz) *Dichte* 2,63–2,65; *Härte* 7
Durchsichtig mit gelben und violetten Farbzonen (Kombination von Amethyst und Citrin). S. 64

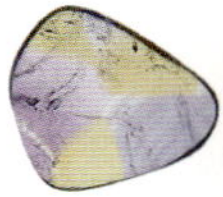

Pietersit (Quarz) *Dichte* 2,64–2,71; *Härte* 7
Undurchsichtig bis partiell durchscheinend; faserige Trümmerstücke von blauschwarzem Falkenauge und/oder gelbbraunem Tigerauge, eingebettet in farblosen Quarz. S. 162

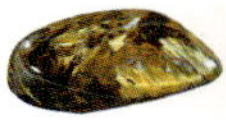

Tigerauge mit Falkenauge (Quarz) *Dichte* 2,64–2,71; *Härte* 6½–7
Undurchsichtig, goldgelbe bis braune Fasern (Tigerauge) vermengt mit schwarzblauen (Falkenauge); deutliche parallelfaserige Textur mit unverwechselbarem Katzenaugen-Effekt. S. 108, 196

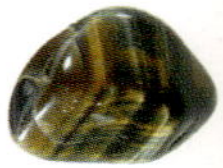

Turmalinquarz (Quarz) *Dichte* 2,65–2,70; *Härte* 7
Durchsichtig bis durchscheinend; stängelige schwarze Turmalinkristalle mit dreieckigem Querschnitt und gewölbten Seiten in klarem, farblosem oder milchigweißem Quarz. S. 205

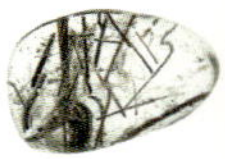

Mookait *Dichte* 2,65–2,91; *Härte* 6½–7
Undurchsichtig, z.T. kantendurchscheinend; bunte Zeichnungen aus weißem, gelbem, rotem und/oder rotviolettem Hornstein (Opal-Jaspis-Gemenge). S. 143

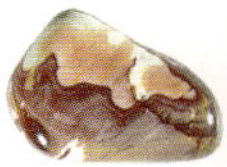

Pyritachat *Dichte* 2,65–2,78; *Härte* 6½–7
Durchscheinend, goldgelbe bis metallgraue Pyrit-Einschlüsse in dunkelgrauem bis braunschwarzem Chalcedon. S. 167

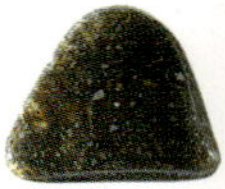

Dalmatinerstein (Aplit) *Dichte* 2,66–2,76; *Härte* 6–7
Undurchsichtig, schwarz-weiß gesprenkeltes, granitähnliches Ganggestein. S. 98

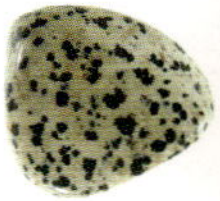

Labradorit (Feldspat) *Dichte* 2,69–2,72; *Härte* 6
Durchscheinend bis undurchsichtig, meist mit typischem farbigem Flächenschiller in der graugrünen Grundfarbe; oft parallele Lamellenstruktur erkennbar. S. 133

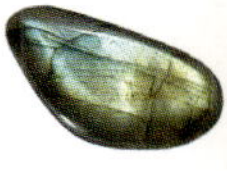

Labradorit (Feldspat), „Spektrolith“ *Dichte* 2,69–2,72; *Härte* 6
Durchscheinend bis undurchsichtig mit typischem, sehr buntem Flächenschiller auf schwarzem Grund; oft parallele Lamellenstruktur erkennbar. S. 133

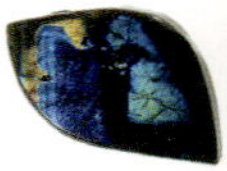

Aragonit-Calcit *Dichte* 2,70–2,85; *Härte* 3½–4
Durchsichtig bis durchscheinend, Bänderungen aus hellen bis braunen, zerfasert erscheinenden Lagen; reagiert mit Säuren unter Aufbrausen; höhere Dichte als Calcit. S. 70

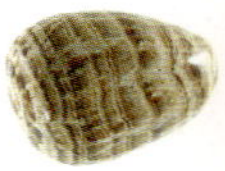

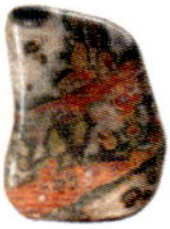

Rhyolith, „Leopardenstein" *Dichte* 2,70–2,90; ***Härte*** 5½–7
Undurchsichtig, an Leopardenfell erinnernde Zeichnung in verschiedenen Grau-, Braun- und Rottönen; als Rohstein matt, auch poliert eher stumpf. S. 172

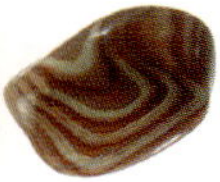

Rhyolith, „Dr. Liesegang-Stein" *Dichte* 2,71–2,92; ***Härte*** 5½–7
Undurchsichtig bis kantendurchscheinend, geschwungene, unscharf begrenzte Bänderungen in beigen, gelblichen, braunen und rötlichen Tönen. S. 172

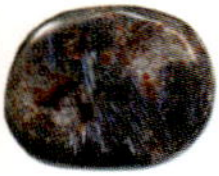

Anthophyllit Dichte 2,80–3,50; ***Härte*** 5½ –6
Undurchsichtig schwarz, deutliche (mitunter wirre) Fasertextur, manchmal mit irisierendem bläulichen oder gelblichen Farbenspiel; immer gesteinsbildend mit anderen Materialien. S. 65

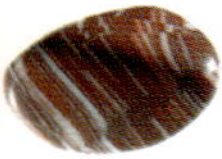

Dolomit *Dichte* 2,85–2,95; ***Härte*** 3½–4
Undurchsichtig bis kantendurchscheinend, geradlinige parallele, mitunter versetzte Bänderungen in weißen, braunen und rötlichen Tönen. S. 104

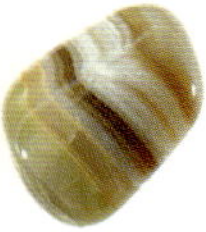

Aragonit-Calcit, „Onyx-Marmor" *Dichte* 2,93–2,95; ***Härte*** 3½–4
Durchscheinend, weiß, gelb, braun und grünlich, immer gebändert; relativ weich (mit einem Messer ritzbar); reagiert mit Säuren unter Aufbrausen; höhere Dichte als Calcit. S. 70

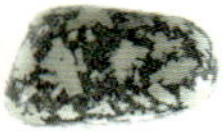

Porphyrit, „Blütenporphyr" *Dichte* 3,0–3,3; ***Härte*** 5–6
Undurchsichtig, helle, an Blüten oder runenähnliche Schriftzeichen erinnernde Feldspatkristalle in feinkörnigem, grauem Gestein. S. 164

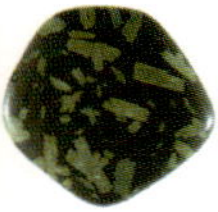

Porphyrit, „Blütenporphyr" *Dichte* 3,0–3,3; ***Härte*** 5–6
Undurchsichtig, grünliche, an Blüten oder runenähnliche Schriftzeichen erinnernde Kristalle in feinkörnigem, grauem bis graugrünem Gestein. S. 164

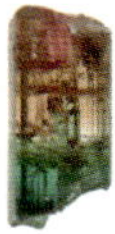

Turmalin polychrom *Dichte* 3,02–3,26; ***Härte*** 7–7½
Durchsichtig bis durchscheinend in allen erdenklichen Farbkombinationen, häufig zonar abgegrenzte Farben; dreieckige Kristalle mit nach außen gewölbten, oft längs gerieften Seiten. S. 202

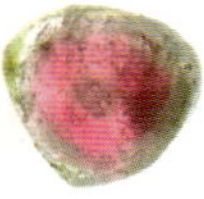

Turmalin, „Wassermelonen-Turmalin" *Dichte* 3,02–3,26; ***Härte*** 7–7½
Durchsichtig bis durchscheinend mit rotem oder rosafarbenem Kern und grüner Umhüllung; dreieckige Kristalle mit nach außen gewölbten, oft längs gerieften Seiten. S. 202

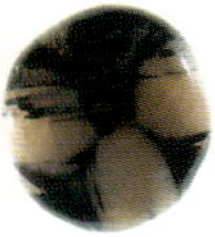

Chiastolith *Dichte* 3,05–3,20; ***Härte*** 5–7½
Durchscheinend bis undurchsichtig; weiße, gelbliche, hellgraue, graubraune bis rötlich braune, viereckige Kristalle mit schwarzem Kreuz im Kristallquerschnitt. S. 90

Fluorit, „Regenbogenfluorit“ *Dichte* 3,05–3,25; *Härte* 4
Durchsichtig mit blassen bis leuchtenden Farben; meist gebändert, seltener fließender Farbverlauf; oft gut erkennbare Spaltebenen im Stein; mit dem Messer leicht ritzbar. S. 112

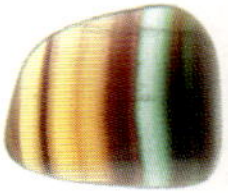

Unakit (Epidot-Feldspat) *Dichte* 3,35–3,50; *Härte* 6–7
Undurchsichtig, evtl. kantendurchscheinend; hellgrün-rosa geflecktes Gestein aus Epidot und Feldspat, daher inhomogene Werte bei Dichte und Härte. S. 206

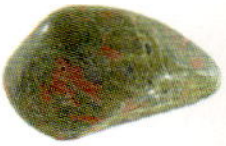

Tigereisen *Dichte* 3,40–4,60; *Härte* 6½–7
Undurchsichtiges Gestein mit meist gefaltet-geschwungenen Bänderungen aus metallischgrauem Hämatit, gelbbraunem Tigerauge und rotem oder gelbem Jaspis. S. 197

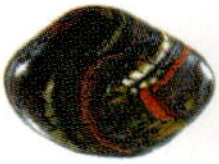

Zoisit mit Rubin (Anyolith) *Dichte* 3,50–3,90; *Härte* 6–9
Durchscheinend bis undurchsichtig; körnig grünes Gestein mit schwarzen Chromit-Einschlüssen und undurchsichtigen roten Rubinkristallen. S. 174, 213

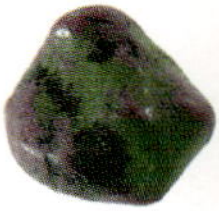

Rubin mit Disthen *Dichte* 3,60–4,00; *Härte* 4–9
Undurchsichtig bis durchscheinend; rote Rubinkristalle mit hellblauem bis blaugrauem Mantel aus Disthen. S. 103, 174

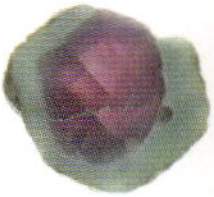

Azurit-Malachit *Dichte* 3,75–3,95; *Härte* 3½–4
Undurchsichtiges Gemenge aus blauem Azurit und grünem Malachit; oft mit filigranen, feinfaserigen Texturen sowie manchmal braunen Cuprit-Einschlüssen. S. 74

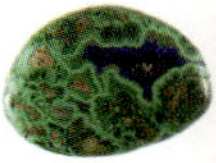

Schalenblende (Sphalerit-Wurtzit) *Dichte* 4,08–4,10; *Härte* 3½–4
Undurchsichtiges Erz mit metallischem Glanz und meist geschwungenen, hellgelben und metallischeisengrauen Bänderungen aus Sphalerit und Wurtzit. S. 179

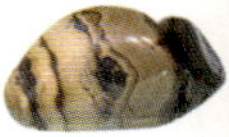

Chalkopyrit (mit Anlauffarben) *Dichte* 4,10–4,30; *Härte* 3½–4
Undurchsichtig, metallischer Glanz; in der Grundfarbe goldgelb bis grünlich gelb oder grau mit bunten Anlauffarben. S. 88

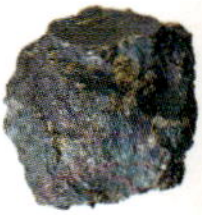

Meteorit (Pallasit) *Dichte* 7,3–7,6; *Härte* 4–5
Undurchsichtig und durchscheinend; gelbbrauner bis grünlich gelber transparenter Olivin in metallischgrauem Eisenmeteorit. S. 140

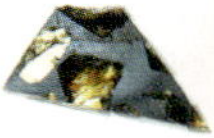

Heilsteine von A bis Z

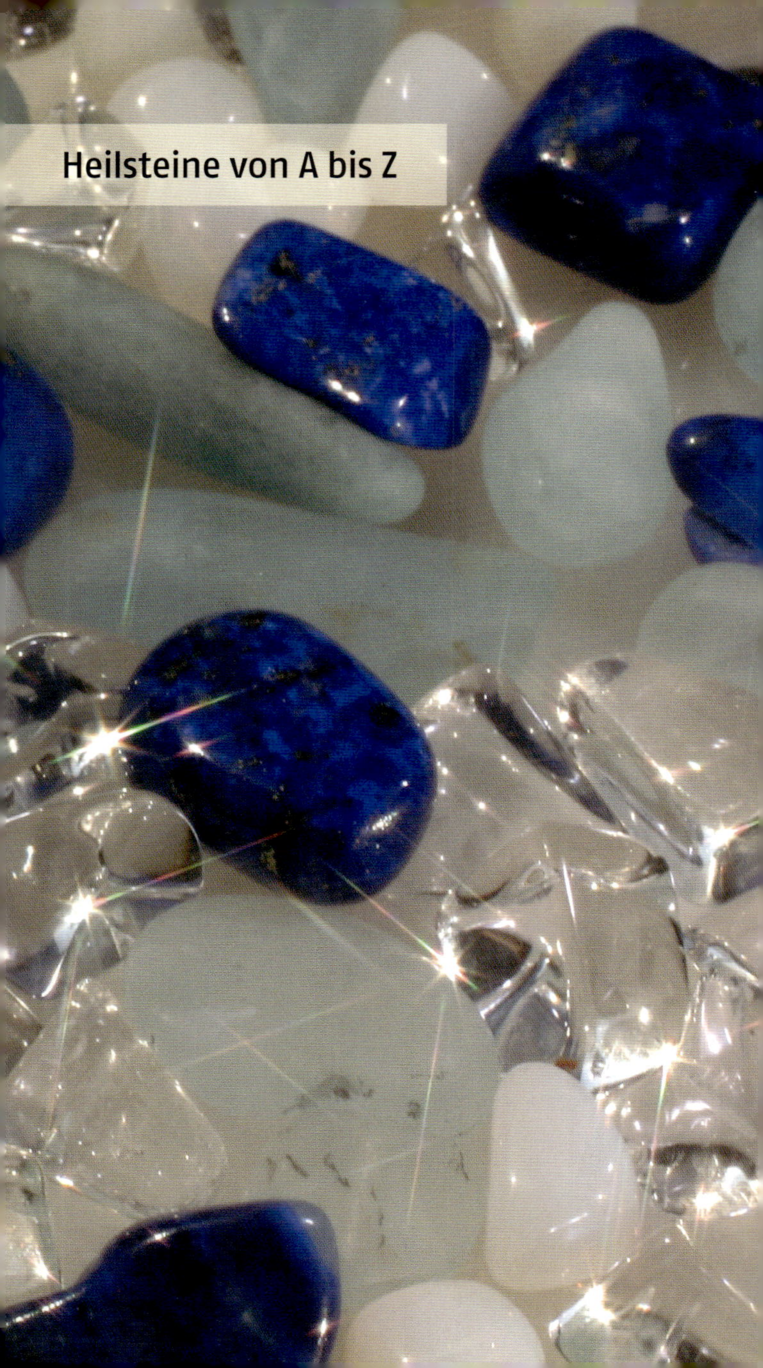

Beschreibungen der Heilsteine

Die folgenden alphabetisch geordneten Beschreibungen geben eine Übersicht über die mineralogischen und heilkundlichen Eigenschaften von 140 Heilsteinen mit insgesamt 353 Farbvarietäten sowie weiteren Formvarietäten und Erscheinungsformen. Insgesamt werden über 400 Steine in Wort und Bild beschrieben. Diese Auswahl umfasst die in der Steinheilkunde wichtigsten Heilsteine.

Wie in der Heilsteine-Übersicht (S. 15–51) werden auch in diesem Kapitel die mineralogischen Bezeichnungen in der Überschrift und den Bildunterschriften in schwarzer und die Handelsnamen in blauer Schrift gedruckt. In den weiteren Beschreibungen kann auf mineralogische Fachbegriffe nicht verzichtet werden. So weit es möglich war, finden sich Erläuterungen zu diesen Begriffen in der „Einführung in die Steinheilkunde" (S. 4–9), insbesondere hinsichtlich der Kristallstrukturen und Entstehungsweise, welche steinheilkundlich von großer Bedeutung sind. Doch nicht alles kann in einem Buch dieses Formats erläutert werden, deshalb sei auf umfangreichere Fachliteratur verwiesen.*

Um die Beziehung der Entstehung eines Steins mit dessen Heilwirkung zu verdeutlichen, werden in die mitunter komplexen Beschreibungen die Begriffe „primär, sekundär oder tertiär" eingefügt. Diese entsprechen grundsätzlich einer magmatischen (primär), einer durch Verwitterung und Sedimentation erfolgten (sekundär) oder einer metamorphen Entstehungsweise (tertiär). Diese drei Begriffe entstammen allerdings der Steinheilkunde und nicht der Mineralogie, daher werden sie in Klammern gesetzt. Sie erleichtern es jedoch, den jeweiligen Stein mit dem betreffenden Wirkungsprinzip (vgl. S. 6) in Verbindung zu bringen.

Die mineralogischen Daten wie Farbe, Transparenz, Glanz, Kristallform und Erscheinungsbild beziehen sich in diesem Kapitel auf die natürliche Erscheinung des beschriebenen Minerals oder Gesteins – im Gegensatz zur vorangegangenen Übersicht (S. 15–51), welche die verarbeitete Form in den Vordergrund rückt. Doch gerade die natürliche Erscheinungsweise charakterisiert einen Heilstein! Sein gesamtes „Auftreten" ist gewissermaßen eine „Signatur" (lat. „signum" = „Zeichen") seiner Eigenschaften und spiegelt sich oft in den Heilwirkungen wider. Daher wurde der mineralogischen Darstellung viel Raum gegeben, sie hilft, einen Heilstein wirklich zu erfassen und zu verstehen.

Die abschließenden steinheilkundlichen Angaben fassen die in der Praxis ermittelten Heilwirkungen des jeweiligen Steins zusammen. Sie sollen eine schnelle Übersicht über mögliche Indikationen und Einsatzbereiche geben. Die aufgelisteten Anwendungen sind im Kapitel „Einführung in die Steinheilkunde" (S. 4–9) erläutert. Diese Einführung möchten wir Ihnen ans Herz legen, bevor Sie sich in die folgenden Ausführungen vertiefen.

* Michael Gienger, Lexikon der Heilsteine, Neue Erde, Saarbrücken 2000

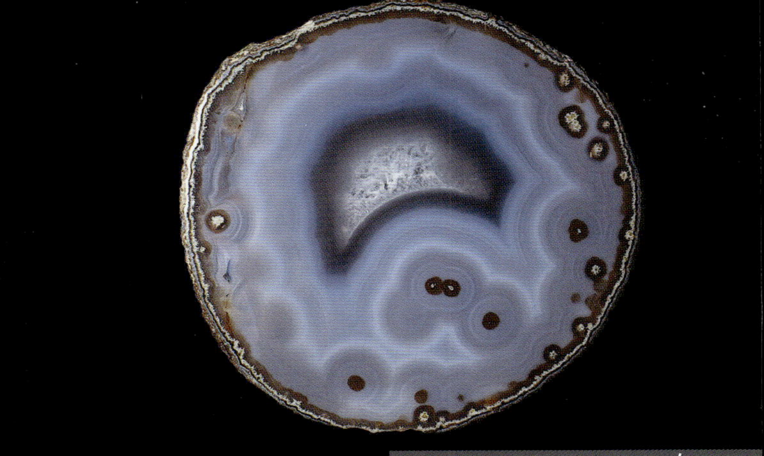

ACHAT, RIO GRANDE DO SUL/BRASILI

A

△

Achat

SiO_2

Quarz, Oxid/Gerüstsilikat

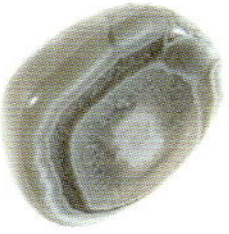

Achat grau

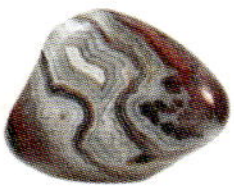

Achat bunt

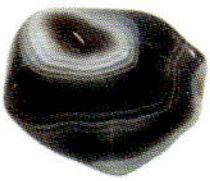

Achat schwarz

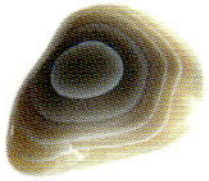

Augenachat

* Mehr zur Vielfalt der Achate finden Sie in Johann Zenz, „Achate", Bode Verlag, Haltern 2005

Farbe farblos, weiß, grau, hellblau, gelb, orange, rot, braun bis schwarz, oft mehrfarbig gebändert · **Transparenz** durchscheinend, selten undurchsichtig · **Glanz** Glasglanz, Wachsglanz, manchmal matt · **Dichte** 2,60–2,70 · **Kristallform** trigonal, mikrokristallin – Kristalle daher nicht mit bloßem Auge erkennbar · **Mohs-Härte** 6–7 · **Spaltbarkeit** keine, unebener, muscheliger Bruch

Erscheinungsbild Achat bildet Hohlraumfüllungen und Knollen mit deutlicher Lagenstruktur. Die Bänder aus Chalcedon und Kristallquarz, die auch Anteile von Opal sowie selten Jaspis (Lace-Achat) enthalten können, treten oft in wechselnden Farben auf. Farbgebend sind fein verteilte Fremdstoffe, hauptsächlich Eisen (gelb, orange, rot, braun) und Mangan (grau, schwarz). Manganoxide treten auch als schwarze Dendriten (moosähnliche Einschlüsse) auf. Auf diese Weise entsteht eine Vielfalt an Farben und Zeichnungen. Besondere Erscheinungsformen tragen im Handel daher spezielle Namen (Auswahl*):
Augenachat: Achat mit konzentrischen kreisrunden Zeichnungen oder augenähnlichen Zeichnungen.
Achat mit Blasensignatur: Achat mit der Zeichnung eines zackigen, an Bändern aufgehängten Hohlorgans.
Dendritenachat: Achat mit schwarzen Mangan-Dendriten.
Achat mit Entzündungssignatur: Achat mit natürlicher

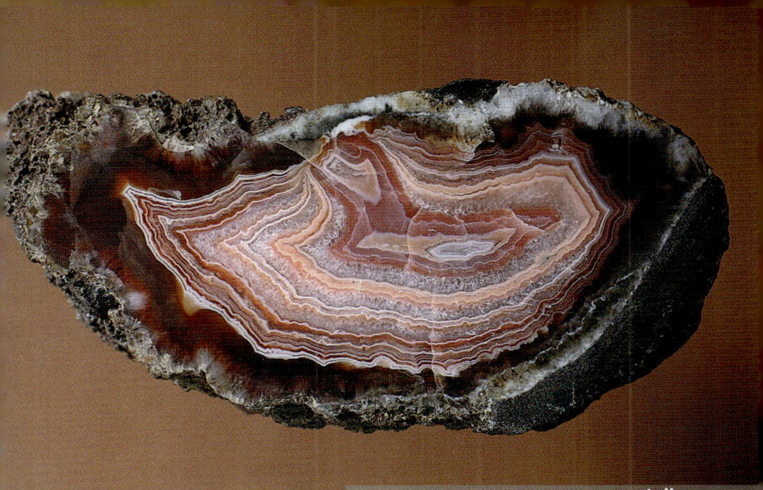

FESTUNGSACHAT, SEISER ALM/SÜDTIROL

Achat

A

Rosafärbung im Zentrum der meist grauen Achatmandel.
Feuerachat: Achat mit eingelagerten irisierenden Hämatit-Häutchen.
Achat mit Gebärmuttersignatur: Achat mit der Zeichnung eines gebärmutterähnlichen Hohlorgans.
Achat mit Hautsignatur: Achat mit gleichmäßigen Bänderungen, ähnlich dem Aufbau der Hautschichten.
Lace-Achat (Crazy Lace): Achatjaspis mit bizarrer Zeichnung aus Mexiko.
Achat mit Magensignatur: Achat mit meist gelb-brauner Zeichnung eines magenähnlichen Hohlorgans.
Achat mit Narbensignatur: Achat mit narbenähnlicher Zeichnung.
Rosa Achat (Apricot Achat): Achat mit überwiegend rosa Farbe, oft mit ausgeprägten rosa und weißen Lagen.
Roter Achat (Fleischachat): Achat mit natürlicher roter Farbe.
Sternachat (Donnerei): Achat- oder Chalcedonfüllung im sternförmigen Hohlraum einer Rhyolith-Knolle.
Wasserachat (Enhydro): Achatgeode mit wassergefülltem Hohlraum.
Weißer Achat (Friedensachat): Farbloser, weißer Achat.
Achat mit Zellensignatur: Achat, dessen Zeichnung an Zellen und Gewebe erinnert.
Entstehung, Vorkommen Magmatisch (primär) als Knollen, Hohlraum- und Gangfüllungen, meist in Vulkange-

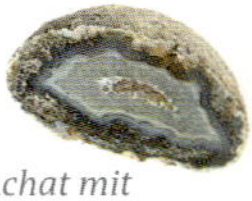

Achat mit Blasensignatur

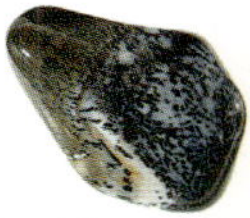

Dendritenachat

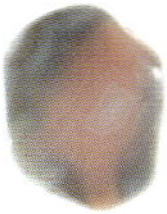

Achat mit Entzündungssignatur

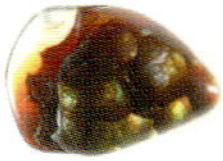

Feuerachat

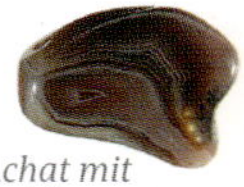

Achat mit Gebärmuttersignatur

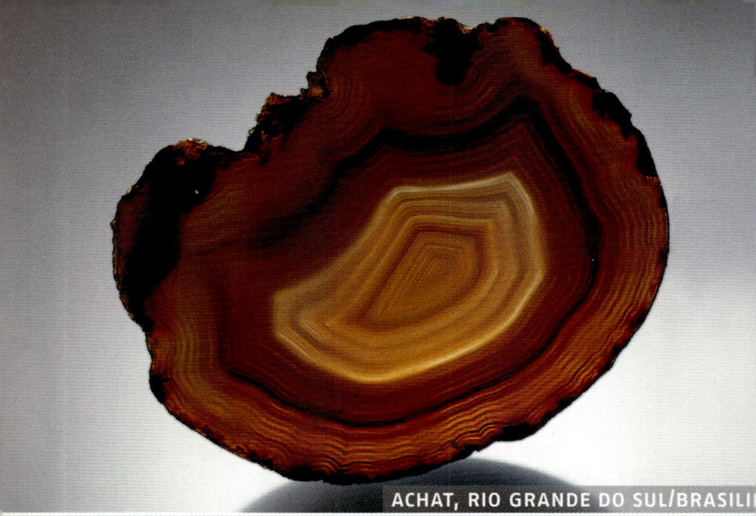

ACHAT, RIO GRANDE DO SUL/BRASILI

A

Achat

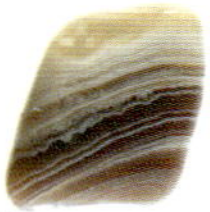

Achat mit ***Hautsignatur***

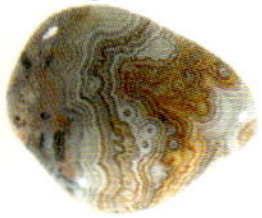

Lace-Achat

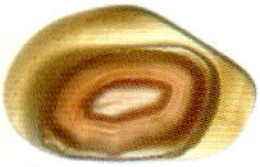

Achat mit ***Magen-signatur***

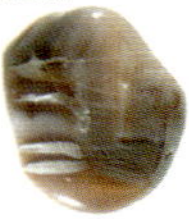

Achat mit ***Narben-signatur***

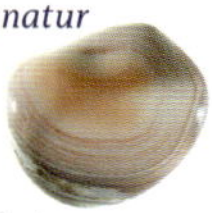

Achat rosa

steinen. Bei der Abkühlung von Kieselsäurelösungen in Gesteinshohlräumen bildet die Kieselsäure feine Schichten, die sich zu Lagen sammeln, mitunter aber auch falten, verdrehen, aufrollen und zu vielerlei Gestalt formen. Vorkommen gibt es weltweit, wichtige Fundstellen sind

Steinheilkunde Achat fördert innere Sammlung, das Verarbeiten von Lebenserfahrungen und die daraus entstehende geistige Reife. Er schützt gegen unerwünschte Einflüsse, vermittelt Geborgenheit und seelische Stabilität. Achat fördert Wachstum und Regeneration und gilt als Schwangerschafts-Schutzstein für Mutter und Kind. Seinem Aufbau entsprechend hilft er bei Beschwerden der Augen, Haut und Hohlorgane (Magen, Darm, Blase, Gebärmutter, Blutgefäße u. a.), idealerweise, wenn seine Signatur (Erscheinung) dem jeweiligen Organ entspricht:
Augenachat hilft bei Augenleiden,
Achat mit Blasensignatur bei Blasenbeschwerden.
Dendritenachat wirkt entschlackend und entgiftend.
Achat mit Entzündungssignatur hemmt Entzündungen.
Feuerachat hilft bei Darmbeschwerden, Blähungen, Durchfall und Verstopfung.
Achat mit Gebärmuttersignatur unterstützt in der Schwangerschaft und zur Rückbildung nach der Geburt.
Achat mit Hautsignatur lindert Juckreiz und hilft bei

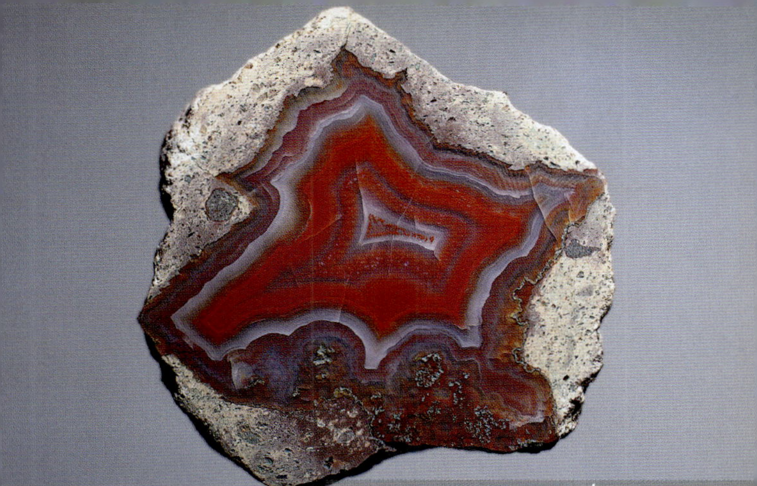

STERNACHAT, ST. EGIDIEN/DEUTSCHLAND

Achat

in Deutschland, Südbrasilien, Uruguay, USA, Mexiko, Indien, Botswana, Australien u. a.
Anwendungen Tragen/Auflegen, Edelsteinwasser/-elixier, Meditation, Steinkreis, Aufstellen in der Umgebung, Edelsteinmassage.

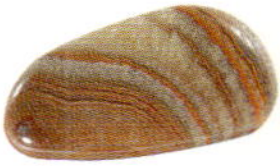

Achat rot

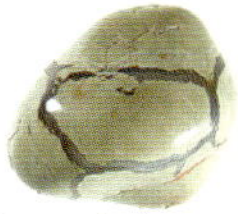

Sternachat (Donnerei)

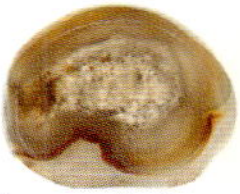

Wasserachat

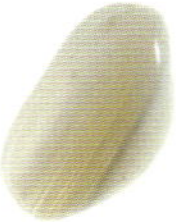

Achat weiß

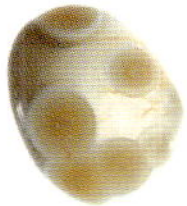

Achat mit Zellensignatur

Hautunreinheiten, -ausschlägen und -erkrankungen.
Lace-Achat fördert den Gewebestoffwechsel und hilft bei Infektionen, Krampfadern und Hämorrhoiden.
Achat mit Magensignatur hilft bei Magenbeschwerden.
Achat mit Narbensignatur fördert die Wundheilung und verringert Narbenbildungen.
Rosa Achat lindert Entzündungen und fördert Nährstoffaufnahme, Stoffwechsel und Kreislauf.
Roter Achat stärkt Magen, Darm und Blutgefäße sowie ebenfalls Stoffwechsel und Kreislauf.
Sternachat reguliert Gehirn, Rückenmark, Nerven, Leber, Immunsystem und Hormonhaushalt.
Wasserachat ist der ideale Schwangerschafts-Schutzstein und reguliert Wasser- und Hormonhaushalt.
Weißer Achat ist gut für Augen, Gehirn, Haut, Lymphe und Gewebe.
Achat mit Zellensignatur fördert Gewebe, Stoffwechsel, Immunsystem, hilft bei Infektionen und Hauterkrankungen.

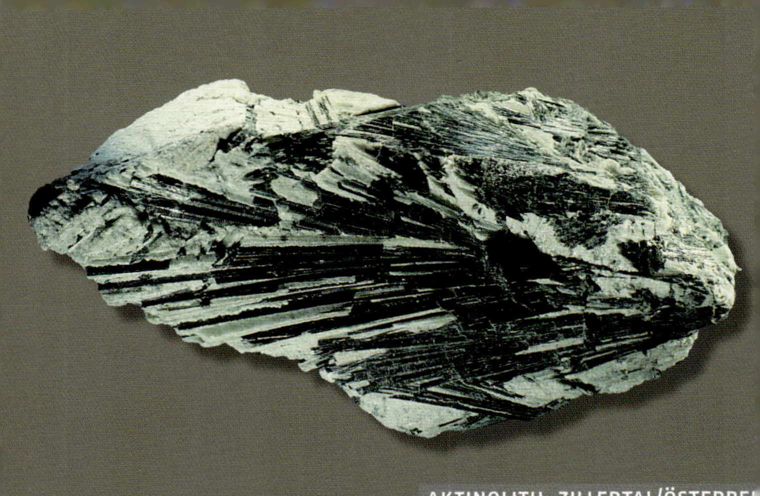

AKTINOLITH, ZILLERTAL/ÖSTERREI

A

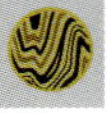

Aktinolith

$Ca_2(Mg,Fe)_5[(OH,F)_2(Si_4O_{11})]_2$
Amphibol, Kettensilikat

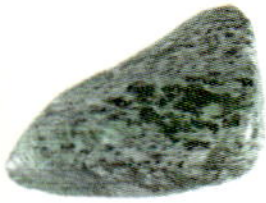

Aktinolith (grün) in Muttergestein

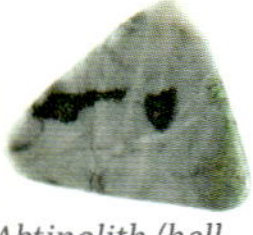

Aktinolith (hellgrün) mit Chlorit (dunkelgrün) in Muttergestein

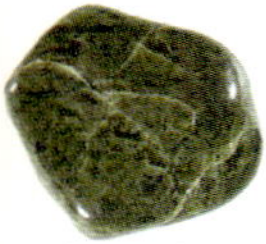

Nephrit ist feinfaserig-verfilzter Aktinolith (s. S. 149)

Farbe dunkelgrün, grasgrün bis graugrün · **Transparenz** durchsichtig bis undurchsichtig · **Glanz** Glasglanz · **Dichte** 2,99–3,44 · **Kristallform** monoklin, langprismatisch-faserige Kristalle · **Mohs-Härte** 5½–6 · **Spaltbarkeit** gut (unvollkommen) bis sehr gut (vollkommen)

Erscheinungsbild Faserige, strahlige bis breitstängelige Kristall-Aggregate, meist im Muttergestein eingebettet. **Entstehung, Vorkommen** Entsteht bei der Metamorphose (tertiär) von Basalten und Mergeln oder in der Kontaktzone zwischen granitischen, basischen und ultrabasischen Gesteinen. Vorkommen in Grün-, Talk- und Serpentinschiefern, auch gesteinsbildend als Aktinolithschiefer. Wichtige Fundstellen sind in den Alpen, Bulgarien, im Westen der USA u. a. **Anwendungen** Tragen/Auflegen, Edelsteinwasser/-elixier, Meditation, Steinkreis, Aufstellen in der Umgebung.

Steinheilkunde Aktinolith hilft, sich geistig (neu) zu orientieren sowie Konzequenz und Geradlinigkeit zu entwickeln. Er bringt Ausgeglichenheit, hilft bei Entscheidungen und unterstützt darin, die eigenen Ziele zu verfolgen. Körperlich stärkt Aktinolith Leber und Nieren. Er wirkt anregend auf Stoffwechsel, Entgiftung und Ausscheidung und fördert alle Regenerations-, Wachstums- und Aufbauprozesse.

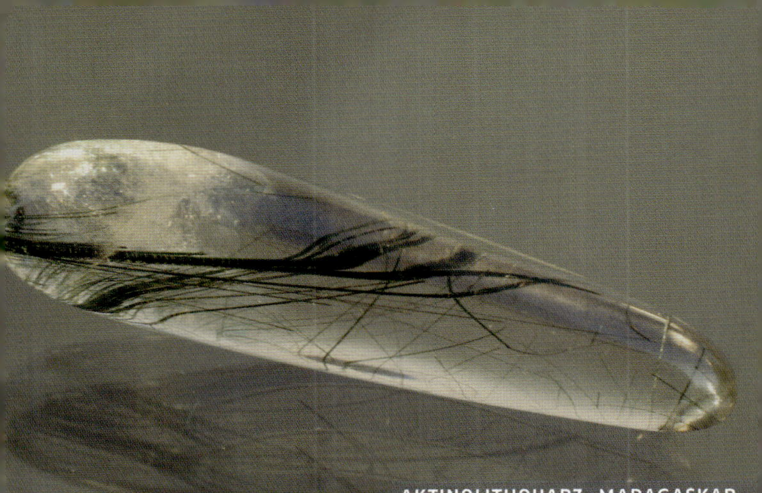

AKTINOLITHQUARZ, MADAGASKAR

Aktinolithquarz

SiO_2 (Quarz) + $Ca_2(Mg,Fe)_5[(OH,F)_2(Si_4O_{11})]_2$ (Aktinolith)
Quarz (Oxid/Gerüstsilikat) mit Kettensilikat-Einschlüssen

A

Farbe grasgrün bis dunkelgrün und schwarz · **Transparenz** durchsichtig bis durchscheinend · **Glanz** Glasglanz · **Dichte** 2,63–2,65 · **Kristallform** trigonal (Quarz), monoklin (Aktinolith) · **Mohs-Härte** 7 · **Spaltbarkeit** keine, muscheliger Bruch

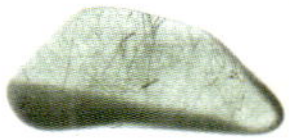

Aktinolithquarz: feine Aktinolithnadeln in klarem Quarz (Bergkristall)

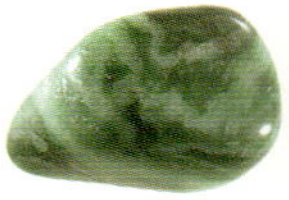

Prasem

Erscheinungsbild Klare bis milchig-trübe Quarzkristalle mit Einschlüssen von Aktinolithnadeln oder -fasern. Aktinolithquarz mit dichten, den gesamten Kristall erfüllenden Einschlüssen wird Prasem genannt (s. S. 165).
Entstehung, Vorkommen Magmatisch-hydrothermal (primär) auf pegmatitischen Gängen oder metamorph-hydrothermal (tertiär) in alpinen Klüften. Wichtige Vorkommen sind in Indien, Brasilien und Madagaskar.
Anwendungen Tragen/Auflegen, Edelsteinwasser/-elixier, Meditation, Aufstellen in der Umgebung, energetische Behandlungen.

Steinheilkunde Aktinolithquarz fördert die Bewusstheit, die Selbstreflektion und regt an, den eigenen Lebenskurs – wo nötig – zu korrigieren. Er unterstützt das Überwinden von Fehlern und Irrtümern und fördert das Gespür für den richtigen Zeitpunkt. Aktinolithquarz fördert alle Reinigungsprozesse im Organismus. Er stärkt Nieren und Blase, fördert die Leberfunktionen und den Stoffwechsel und unterstützt vor allem die Entgiftung und Ausscheidung.

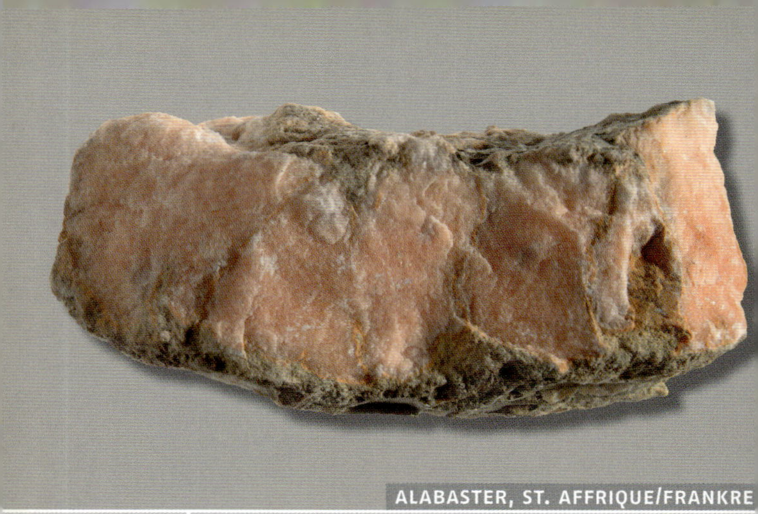

ALABASTER, ST. AFFRIQUE/FRANKRE

A Alabaster

$CaSO_4 \cdot 2H_2O$
Feinkörniger Gips, Sulfat

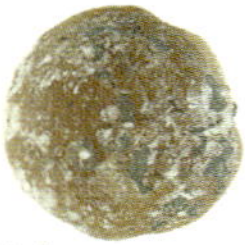

Alabaster-Konkretion aus Sedimentgestein

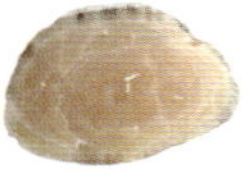

Alabaster rosa

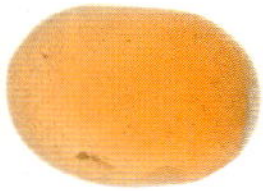

Alabaster orange

Farbe grau, weiß, orange, rötlich, bräunlich · **Transparenz** durchscheinend bis undurchsichtig · **Glanz** matt · **Dichte** 2,30–2,33 · **Kristallform** monoklin, mikrokristallin – Kristalle daher nicht mit bloßem Auge erkennbar · **Mohs-Härte** 1½–2 · **Spaltbarkeit** keine, unebener, körniger Bruch

Erscheinungsbild Feinkörniges Gestein in dichten Massen oder knolligen Konkretionen. Oft mit Adern aus erdigen (eisenhaltigen), tonigen (aluminiumhaltigen) oder organischen (kohlenstoffhaltigen) Verunreinigungen.
Entstehung, Vorkommen Als Sediment (sekundär) bei der Bildung von Salzgesteinen; durch Wasseraufnahme aus Anhydrit; als Konkretionen in kalkigen Sedimenten. Vorkommen weltweit, wichtige Lagerstätten sind in Deutschland, Italien, Spanien, Indien u. a.
Anwendungen Tragen/Auflegen, Meditation, Steinkreis, Aufstellen in der Umgebung, Edelsteinmassage.

Steinheilkunde Alabaster fördert Selbstkontrolle und Abgrenzung, stabilisiert labile psychische Zustände, schützt bei Übersensibilität und macht ruhig und gelassen. Er ermöglicht, Erlebnisse und Sinneseindrücke gut zu verarbeiten. Alabaster hilft bei Verdauungsbeschwerden, festigt das Gewebe und löst Muskelverhärtungen. Orangefarbener Alabaster lindert Entzündungen.

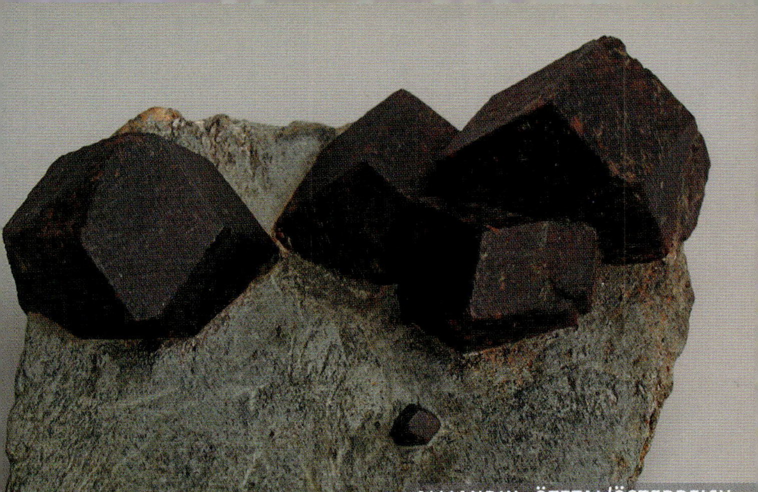

ALMANDIN, ÖTZTAL/ÖSTERREICH

Almandin

$Fe_3Al_2[SiO_4]_3$
Granat, Inselsilikat

A

Farbe braunrot, dunkelrot bis fast schwarz · **Transparenz** durchsichtig bis undurchsichtig · **Glanz** Glas- bis Fettglanz · **Dichte** 3,95–4,30 · **Kristallform** kubisch, meist als Rhombendodekaeder (Kristall mit zwölf Rautenflächen) · **Mohs-Härte** 7–7½ · **Spaltbarkeit** gut (unvollkommen), muscheliger Bruch

Erscheinungsbild Oft gut ausgebildete rundliche, selten würfelige Kristalle, eingewachsen im Muttergestein.
Entstehung, Vorkommen Bei der Bildung metamorpher Gesteine (tertiär) wie Glimmerschiefer, Amphibolit, Granulit und Gneis. Vorkommen weltweit, wichtige Lagerstätten sind in Österreich, Skandinavien, Nepal, Indien, Sri Lanka, Thailand, Australien, Brasilien, Alaska u. a.
Anwendungen Tragen/Auflegen, Edelsteinwasser/-elixier, Meditation, Steinkreis, Aufstellen in der Umgebung, energetische Behandlungen.

Steinheilkunde Almandin stärkt die eigene Widerstandskraft in schwierigen Zeiten, sowohl auf seelischer als auch auf körperlicher Ebene. Er hilft, eigene Ideen gegen große Widerstände durchzusetzen, und unterstützt darin, die eigene Sexualität zu leben. Almandin regt den Kreislauf an, verbessert den Stoffwechsel, fördert die Eisenaufnahme im Darm sowie die Blutbildung.

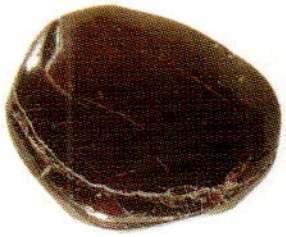

Almandin (Granat)

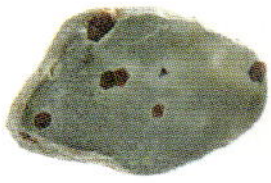

Almandin in Glimmerschiefer

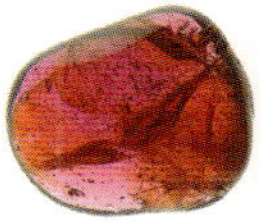

Rhodolith: Almandin-Pyrop-Mischkristall *(Pyrop s. S. 168)*

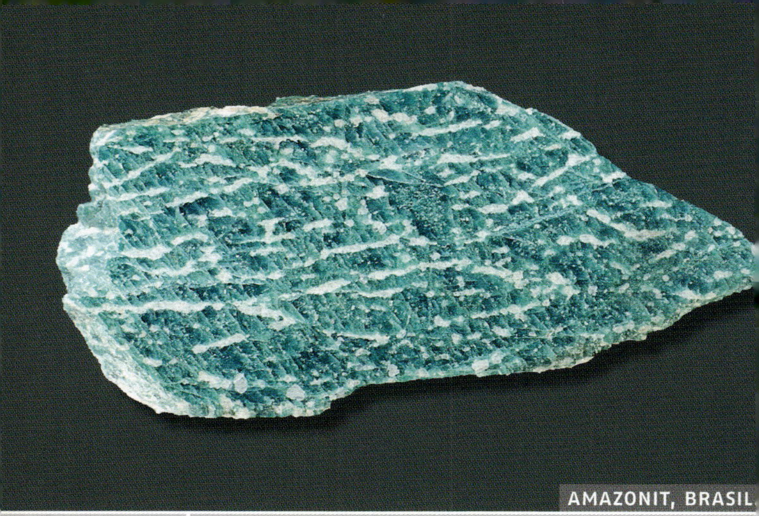

A

Amazonit

$K[AlSi_3O_8]$

Feldspat, Gerüstsilikat

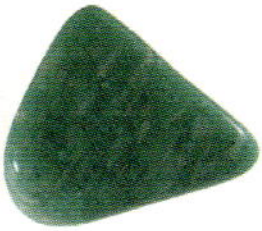

Amazonit mit helleren Entmischungsstreifen

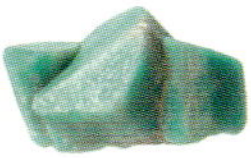

Amazonitkristalle

Farbe grün bis türkis · **Transparenz** durchscheinend bis undurchsichtig · **Glanz** Glasglanz bis Perlmuttglanz · **Dichte** 2,54–2,63 · **Kristallform** triklin, säulige bis dicktafelige Kristalle · **Mohs-Härte** 6–6½ · **Spaltbarkeit** sehr gut (vollkommen), unebener Bruch

Erscheinungsbild Meist derb oder als Spaltstücke mit unebenen Flächen, selten als Kristalle. Oft mit hellen Streifen durch Entmischung von Albit-Feldspat im Entstehungsprozess (perthitische Entmischung).
Entstehung, Vorkommen Magmatisch (primär) in Pegmatiten. Durch die Metamorphose solcher Pegmatite findet er sich auch in kristallinen Schiefern. Vorkommen sind in Russland, Schweden, Norwegen, USA (Colorado), Brasilien, Äthiopien, Namibia, Madagaskar und Indien.
Anwendungen Tragen/Auflegen, Edelsteinwasser/-elixier, Meditation, Steinkreis, Aufstellen in der Umgebung, Edelsteinmassage.

Steinheilkunde Amazonit stärkt Vertrauen und Selbstbestimmung, wirkt seelisch ausgleichend und harmonisiert Verstand und Intuition. Körperlich gut für Stoffwechsel, Leber, Sehnen, Gelenke, Gehirn, vegetatives Nervensystem, Hypophyse und Thymusdrüse. Entspannend und krampflösend, auch bei Geburten.

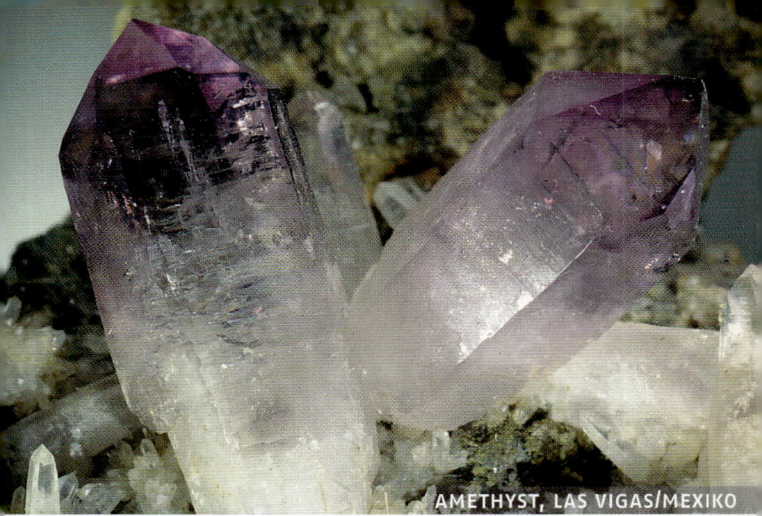

AMETHYST, LAS VIGAS/MEXIKO

Amethyst

SiO_2

Quarz, Oxid/Gerüstsilikat

△ **A**

Farbe hellviolett, violett bis schwarzviolett · **Transparenz** durchsichtig bis durchscheinend · **Glanz** Glasglanz · **Dichte** 2,63–2,65 · **Kristallform** trigonal, meist spitz zulaufende sechsseitige Kristalle · **Mohs-Härte** 7 · **Spaltbarkeit** keine, muscheliger Bruch, spröde

Erscheinungsbild Einzelkristalle sind eher selten, meist kleiden zahlreiche Kristallspitzen ganze Gesteinshohlräume (Drusen) aus. Treten weiße Bänder im violetten Amethyst auf, spricht man vom „Amethystquarz" oder „Chevron-Amethyst".

Entstehung, Vorkommen Magmatisch (primär), meist in Hohlräumen basischer Vulkanite (Drusen). Wichtige Vorkommen in Südbrasilien (Rio Grande do Sul), Uruguay, Mexiko (Kristalle, Vera Cruz), Namibia, Sambia, Australien.

Anwendungen Tragen/Auflegen, Edelsteinwasser/-elixier, Meditation, Steinkreis, Aufstellen in der Umgebung, Edelsteinmassage, energetische Behandlungen.

Steinheilkunde Amethyst fördert Nüchternheit, Wachheit und Konzentration. Er hilft, Erfahrungen zu verarbeiten und bringt inneren Frieden. Gut bei Verspannungskopfschmerzen, Nervenleiden und Erkrankungen von Lunge, Haut und Dickdarm. Helle, klare Varietäten helfen, Träume zu klären, und verbessern den Schlaf.

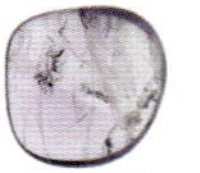

Amethyst hell

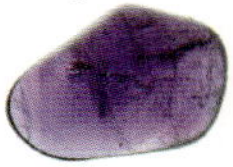

Amethyst dunkel

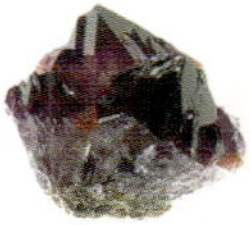

Amethyst tintig

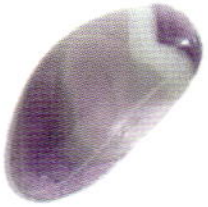

Amethystquarz

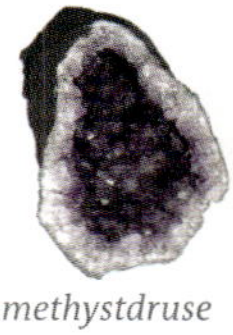

Amethystdruse

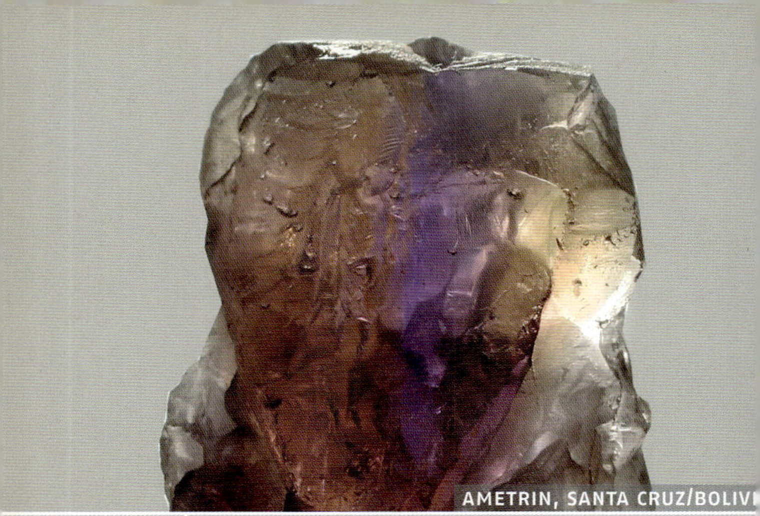

A

Ametrin

SiO_2

Quarz, Oxid/Gerüstsilikat

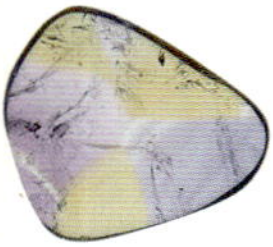

Ametrin mit deutlich erkennbarer Farbzonierung

Farbe violett und gelb zonar abgegrenzt · **Transparenz** durchsichtig · **Glanz** Glasglanz · **Dichte** 2,63–2,65 · **Kristallform** trigonal, bis zu 20 cm große Kristalle · **Mohs-Härte** 7 · **Spaltbarkeit** keine, muscheliger Bruch, spröde

Erscheinungsbild Quarzkristalle mit gelben (Citrin) und violetten Farbzonen (Amethyst), die fast immer von weiteren kleinen Quarzkristallen überwachsen sind, wodurch ein zerfurchtes, sprossenartiges Aussehen entsteht.
Entstehung, Vorkommen Magmatisch (primär) aus hydrothermalen, schwach eisenhaltigen Kieselsäurelösungen in Vulkangesteinen. Wichtige Vorkommen sind in Bolivien (Santa Cruz), Südbrasilien (Rio Grande do Sul), Madagaskar, Sambia (Mumbwa).
Anwendungen Tragen/Auflegen, Edelsteinwasser/-elixier, Meditation, Steinkreis, Aufstellen in der Umgebung, Edelsteinmassage, energetische Behandlungen.

Steinheilkunde Ametrin verbindet den inneren Frieden des Amethysts mit der Dynamik des Citrins. Dadurch bringt er Gelassenheit, Lebensfreude und Kreativität und hilft bei Depressionen sowie stress- und konfliktbedingten Beschwerden. Ametrin harmonisiert die Gehirnhälften, das vegetative Nervensystem, das Zusammenspiel der inneren Organe, den Stoffwechsel und die Körperspannung.

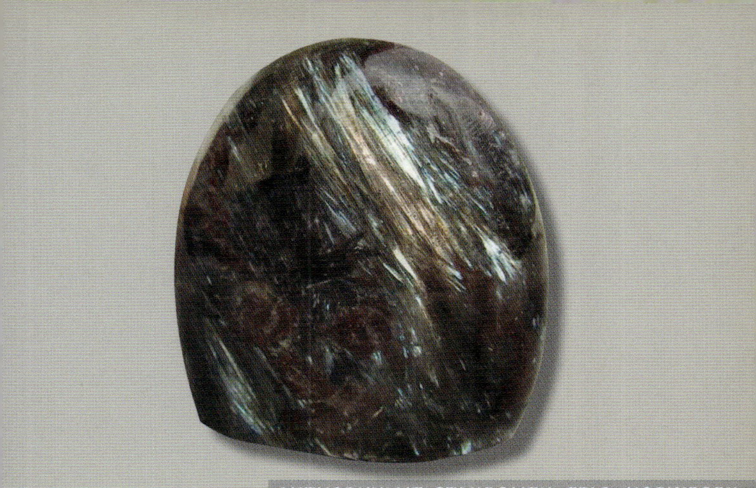

ANTHOPHYLLIT-STAUROLITH-FELS, NORWEGEN

Anthophyllit

$(Mg,Fe)_7[OH/Si_4O_{11}]_2$
Amphibol, Kettensilikat

A

Farbe schwarz, manchmal mit irisierendem bläulichem oder gelblichem Farbenspiel · **Transparenz** undurchsichtig · **Glanz** perlmuttartiger, seidiger Glasglanz · **Dichte** 2,80–3,50 · **Kristallform** rhombisch, deutlich ausgebildete Kristalle sind selten · **Mohs-Härte** 5½ · **Spaltbarkeit** sehr gut (vollkommen)

Erscheinungsbild Dunkle, breitstängelige, nadelige oder faserige Aggregate, oft in Gesellschaft von braunem Staurolith. Gesteinsbildend mit anderen Materialien als Anthophyllitschiefer (z. B. „Nuummit" aus Grönland), ebenso Bestandteil (Hülle) der „Hermanover Kugeln".
Entstehung, Vorkommen Metamorph (tertiär) in magnesiumreichen sowie aluminium- und calciumarmen Gesteinen. Wichtige Vorkommen sind in der Schweiz, Italien, Tschechien, Russland, Grönland, USA, Südafrika u. a.
Anwendungen Tragen/Auflegen, Edelsteinwasser/-elixier, Meditation, Steinkreis, Aufstellen in der Umgebung, Edelsteinmassage.

Steinheilkunde Anthophyllit stärkt den Selbstwert und hilft so, auch Anerkennung von außen zu bekommen. Er baut Stress und (übermäßigen) Leistungsdruck ab und hilft zugleich, die eigenen Interessen zu vertreten. Sehr gut bei Nervenleiden, Schmerzen und Krämpfen sowie Beschwerden der Nieren und Ohren.

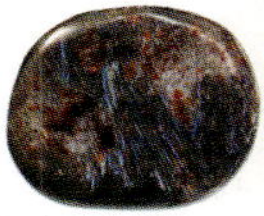

Anthophyllit-Staurolith-Fels mit irisierendem Farbenspiel

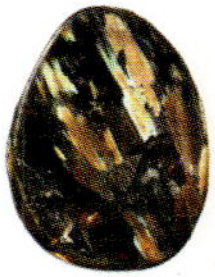

Nuummit: *Anthophyllitgestein aus Grönland*

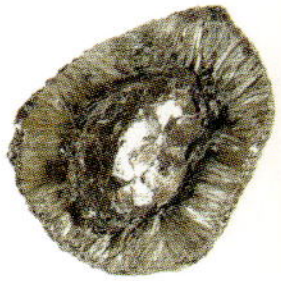

Hermanover Kugel: *Phlogopitkern im Anthophyllitmantel (Tschechien)*

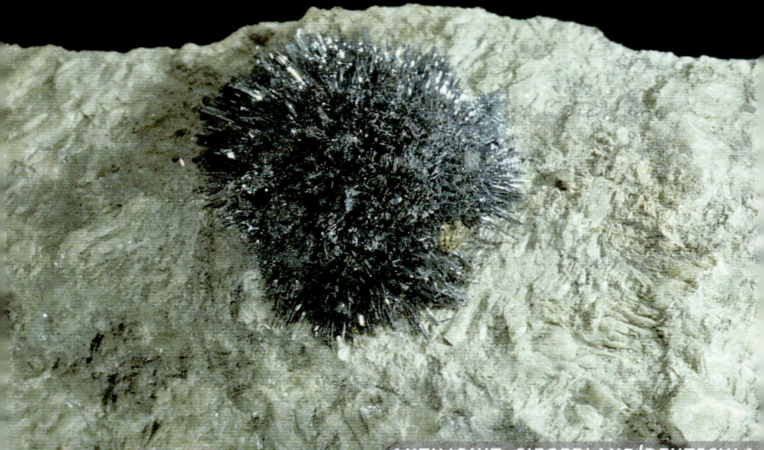
ANTIMONIT, SIEGERLAND/DEUTSCHLA

A

Antimonit

Sb_2S_3

Sulfid

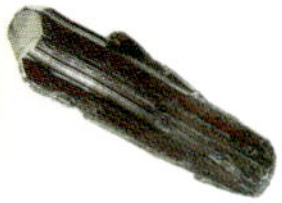
Antimonitkristall

Farbe grau, manchmal bunte Anlauffarben durch Oxidation · **Transparenz** undurchsichtig · **Glanz** frisch gefördert Metallglanz, im Laufe der Zeit matt · **Dichte** 4,63–4,66 · **Kristallform** rhombisch, prismatische Kristalle mit längsgestreiften Seitenflächen · **Mohs-Härte** 2 · **Spaltbarkeit** in einer Richtung ausgezeichnet, sonst gut (unvollkommen)

Erscheinungsbild Meist derbe, Dichte oder verfilzte Massen, seltener prismatische Kristalle oder radialstrahlige Aggregate. Kleinere Kristalle sind biegsam, größere Kristalle häufig mechanisch verknickt.
Entstehung, Vorkommen Magmatisch (primär) aus niedrig temperierten hydrothermalen Lösungen in Quarz- oder Erzgängen. Wichtige Vorkommen in China, Südafrika, Bolivien, Mexiko, Borneo, Algerien, Jugoslawien, Rumänien.
Anwendungen Tragen/Auflegen, Meditation, Aufstellen in der Umgebung.

Steinheilkunde Antimonit hilft, persönliche Interessen und höhere Ideale in Einklang zu bringen, die eigenen Gefühle zu kontrollieren und so schlechte Gewohnheiten, Frusthandlungen und Ersatzbefriedigungen loszulassen. Er fördert die Wundheilung, lindert Juckreiz, Ausschläge und Hautkrankheiten und hilft bei Übelkeit und Magenbeschwerden.

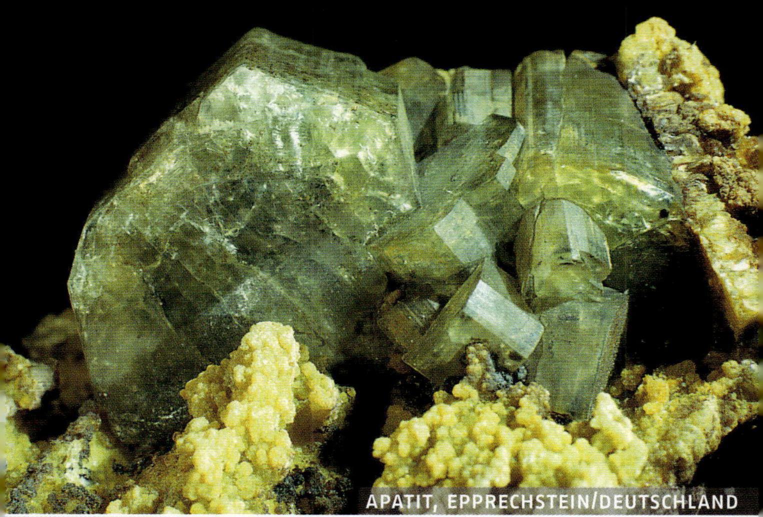
APATIT, EPPRECHSTEIN/DEUTSCHLAND

Apatit

$Ca_5(F,Cl,OH)[PO_4]_3$
Phosphat

A

Farbe schwarz, blau, grün, gelb, seltener rosa und rot · **Transparenz** durchsichtig bis undurchsichtig · **Glanz** Fett- oder Glasglanz · **Dichte** 3,11–3,35 · **Kristallform** hexagonal, meist kurz- oder langsäulige, sechs- bis zwölfseitige Kristalle mit stumpfer Spitze · **Mohs-Härte** 5 · **Spaltbarkeit** je nach Orientierung gut (unvollkommen) bis sehr gut (vollkommen)

Erscheinungsbild Kristalle sind eher selten, häufiger finden sich derbe, körnige Massen oder mikroskopisch kleine Einsprengsel in Gesteinen.
Entstehung, Vorkommen Gut ausgebildete, klare Kristalle entstehen meist magmatisch (primär) in hydrothermalen Gängen. Undurchsichtige Kristalle und derbe Massen bilden sich entweder magmatisch in Magnetit-Lagerstätten oder metamorph (tertiär) in Marmor. Wichtige Vorkommen gibt es in Kanada, Brasilien und Russland.
Anwendungen Tragen/Auflegen, Edelsteinwasser/-elixier, Meditation, Steinkreis, Aufstellen in der Umgebung, Edelsteinmassage.

Steinheilkunde Apatit macht offen und kontaktfreudig, mobilisiert die Energie, motiviert und hilft gegen Apathie. Er fördert die Neubildung von Knochen und Knorpeln und hilft daher bei Rachitis, Osteoporose, Arthrose, Gelenkbeschwerden, Knochenbrüchen und „schlechten" Zähnen.

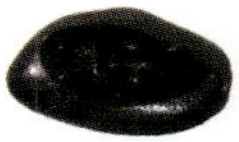
Apatit schwarz

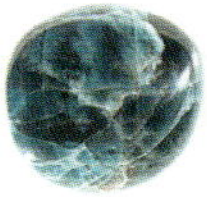
Apatit blau

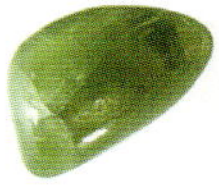
Apatit grün

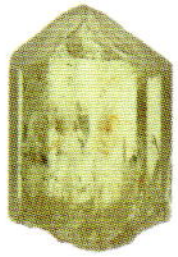
Apatit gelb

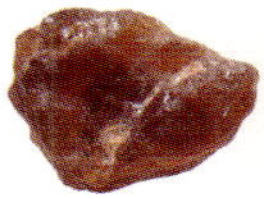
Apatit rot

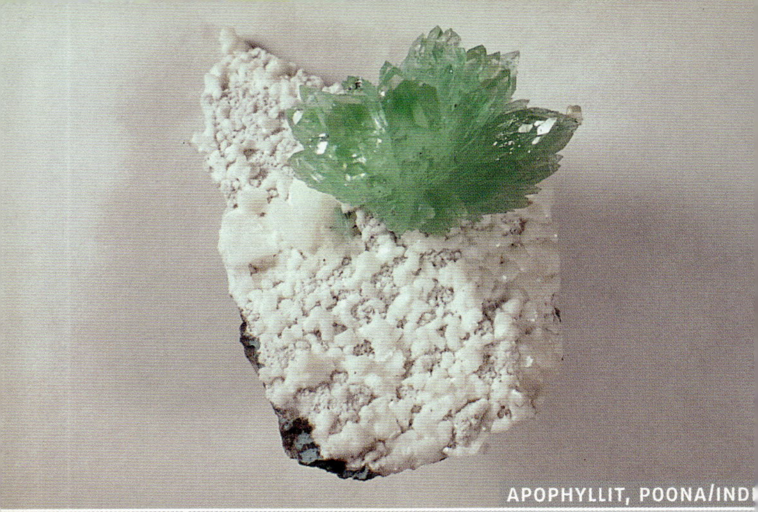

A

Apophyllit

$KCa_4[(OH,F)(Si_4O_{10})_2] \cdot 8H_2O$

Schichtsilikat

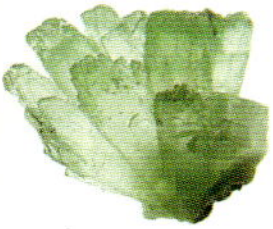

Apophyllit grün

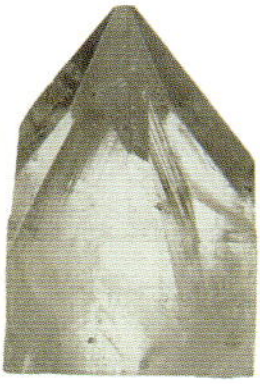

Apophyllit farblos

Farbe farblos, hellgrün bis blaugrün · **Transparenz** durchsichtig bis durchscheinend · **Glanz** Perlmuttglanz · **Dichte** 2,30–2,50 · **Kristallform** tetragonal, rechteckige Kristalle mit vierflächigen Spitzen oder viereckigen Endflächen · **Mohs-Härte** 4½–5 · **Spaltbarkeit** ausgezeichnet, unebener, spröder Bruch

Erscheinungsbild Viereckige Kristalle mit vertikaler Streifung sowie häufig rauen und unebenen Flächen. Oft als Kristallgruppen sowie blättrige oder körnige Aggregate.
Entstehung, Vorkommen Magmatisch-hydrothermal (primär) auf Blasenhohlräumen basaltischer Gesteine, seltener auf Erzgängen und Klüften. Wichtige Vorkommen sind in Indien (sehr schöne Stufen und Kristalle aus Poona in Ostindien), Brasilien, Mexiko und Australien.
Anwendungen Tragen/Auflegen, Edelsteinwasser/-elixier, Meditation, Steinkreis, Aufstellen in der Umgebung.

Steinheilkunde Apophyllit bringt Offenheit, Aufrichtigkeit und hilft, sich so zu zeigen, wie man ist. Er unterstützt darin, Unsicherheit und Ängste zu überwinden, Beklemmungen, Druck und Belastungen loszulassen und befreit zurückgehaltene Gefühle. Apophyllit hilft bei Beschwerden der Nerven, Haut, Schleimhäute und Atemwege, insbesondere bei Allergien und Asthma.

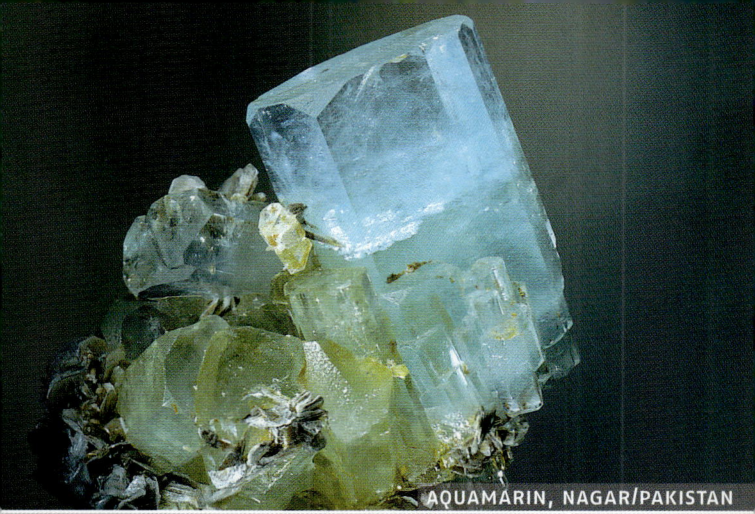

Aquamarin

$Al_2Be_3[Si_6O_{18}]$
Beryll, Ringsilikat

A

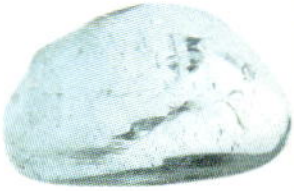

Aquamarin

Farbe meergrün bis himmelblau · **Transparenz** durchsichtig bis undurchsichtig · **Glanz** Glasglanz · **Dichte** 2,65–2,75 · **Kristallform** hexagonal, sechsseitige Kristalle meist mit Endfläche, seltener mit stumpfer Spitze · **Mohs-Härte** 7½–8 · **Spaltbarkeit** gut (unvollkommen), muschelig-unebener, spröder Bruch

Erscheinungsbild Meist langsäulige, seltener tafelige Kristalle mit Endfläche oder vielfältiger Spitze, frei aufgewachsen oder im Muttergestein eingebettet.
Entstehung, Vorkommen Magmatisch (primär) auf Drusen und Klüften in Granitpegmatiten. Wichtige Vorkommen in Brasilien (Minas Gerais), Pakistan (Himalaja), Afghanistan, Sri Lanka, Indien, Mozambique u. a. m.
Anwendungen Tragen/Auflegen, Edelsteinwasser/-elixier, Meditation, Steinkreis, Aufstellen in der Umgebung, Edelsteinmassage, energetische Behandlungen.

Steinheilkunde Aquamarin fördert geistige Offenheit, Weitblick und Voraussicht. Er bringt Leichtigkeit und Gelassenheit sowie Disziplin und Ausdauer. Körperlich hilft Aquamarin bei Kurz- und Weitsichtigkeit. Er reguliert die Schilddrüsenfunktion, harmonisiert das Körperwachstum, stärkt das Immunsystem und hilft bei Autoimmunerkrankungen und Allergien, insbesondere bei Heuschnupfen.

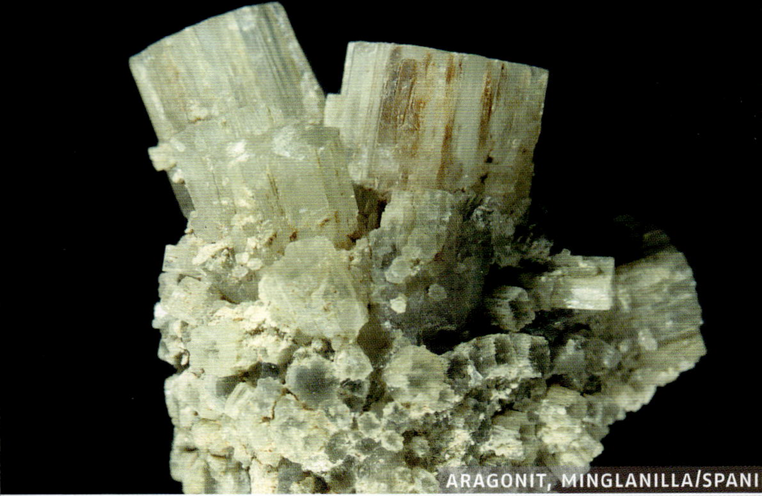

A

Aragonit

$CaCO_3$
Carbonat

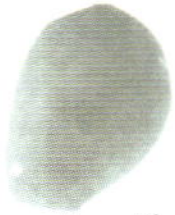
Aragonit weiß

Aragonit blau

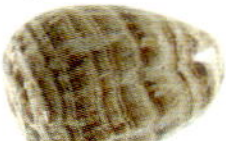
Aragonit-Calcit gebändert

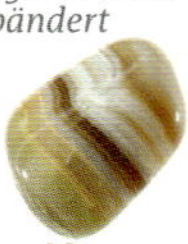
Onyx-Marmor gelb-braun

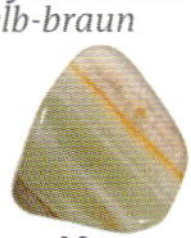
Onyx-Marmor grünlich

Farbe weiß, gelb, braun, grünlich, blau · **Transparenz** durchsichtig bis undurchsichtig · **Glanz** Seidenglanz · **Dichte** 2,93–2,95 · **Kristallform** rhombisch, vielfältige Kristalle von spitznadeligem bis säuligem Habitus · **Mohs-Härte** 3½–4 · **Spaltbarkeit** gut (unvollkommen), muscheliger, spröder Bruch

Erscheinungsbild Meist wolkige, nierig-traubige oder dendritisch-verästelte Aggregate sowie gebänderte Gesteine. Auch radialstrahlige Kristallgrüppchen mit sechseckigen (pseudohexagonalen) Kristallen.

Entstehung, Vorkommen Meist sekundär durch Ausfällung aus tropischen Meeren, als Absatz warmer Quellen oder Sinterbildungen („Sprudelstein", „Onyx-Marmor"). Wichtige Vorkommen sind in Spanien, Österreich, Tschechien, Mexiko, Peru, Pakistan u. a.

Anwendungen Tragen/Auflegen, Edelsteinwasser/-elixier, Meditation, Steinkreis, Aufstellen in der Umgebung, Edelsteinmassage.

Steinheilkunde Aragonit stabilisiert zu schnelle Entwicklungen. Er wirkt beruhigend, stärkend und aufbauend und lindert nervöses Zittern. Aragonit stärkt die Muskulatur und das Immunsystem und hilft bei Beschwerden von Magen, Darm, Knochen, Gelenken, Bandscheiben und Meniskus.

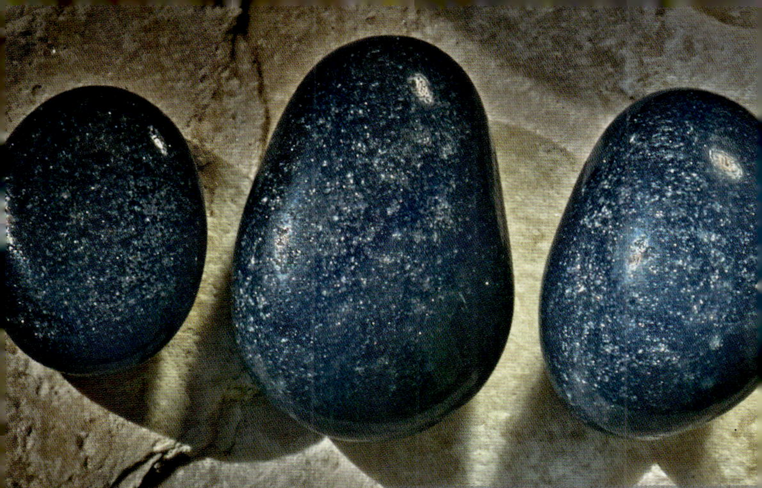

AVENTURINQUARZ BLAU, BRASILIEN

Aventurinquarz blau

SiO_2 (Quarz)+ $(Al,Fe)_7[O_3/BO_3/(SiO_4)_3]$ (Dumortierit)
Dumortierit-Quarz, Oxid/Gerüstsilikat mit Inselsilikat

A

Farbe hellblau, dunkelblau, violettblau bis blauschwarz · **Transparenz** undurchsichtig bis durchscheinend · **Glanz** Glasglanz · **Dichte** 2,64–2,69 · **Kristallform** trigonal (Quarz), rhombisch (Dumortierit), bildet jedoch keine erkennbaren Kristalle aus · **Mohs-Härte** 7 · **Spaltbarkeit** keine, muscheliger Bruch

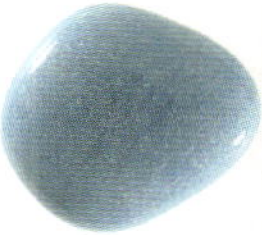

Aventurinquarz hellblau

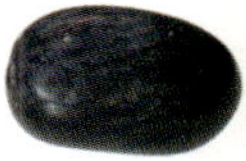

Aventurinquarz dunkelblau

Erscheinungsbild Feine stängelige Dumortieritkristalle, umschlossen von farblosem Quarz ergeben das Erscheinungsbild derber blauer Brocken mit typischem Glitzern („Aventurisieren").
Entstehung, Vorkommen Bei der metamorphen Umwandlung (tertiär) von Quarzsandsteinen oder Pegmatiten unter hohem Druck. Wichtige Vorkommen sind in Brasilien und Indien.
Anwendungen Tragen/Auflegen, Edelsteinwasser/-elixier, Meditation, Steinkreis, Aufstellen in der Umgebung, Edelsteinmassage.

Steinheilkunde Blauer Aventurinquarz bringt Gelassenheit. Er beruhigt, entspannt, lindert Nervosität und Stress und hilft, wichtige Vorhaben in Ruhe, jedoch konsequent anzugehen. Blauer Aventurinquarz lindert Schmerzen, Kopfweh und chronische Verspannungen. Er wirkt kühlend und fiebersenkend und hilft bei Übelkeit und Erbrechen.

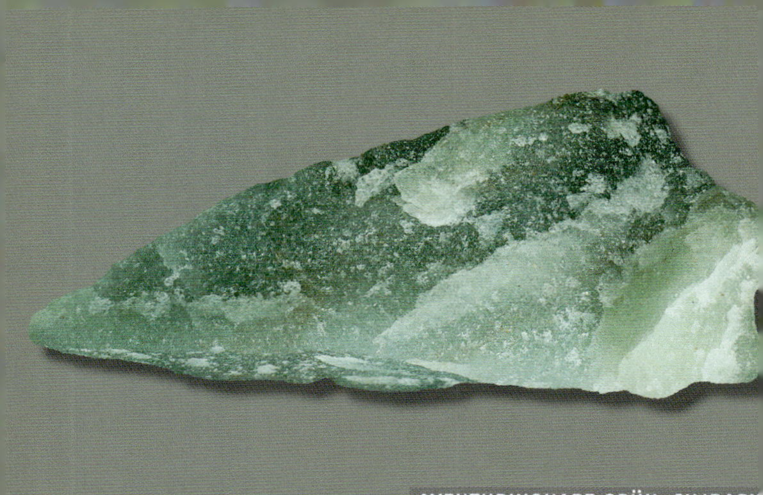

AVENTURINQUARZ GRÜN, SIMBABW

A

Aventurinquarz grün

SiO_2 (Quarz) + $K(Al,Cr)_2[(OH,F)_2/AlSi_3O_{10}]$ (Fuchsit)
Fuchsit-Quarz, Oxid/Gerüstsilikat mit Schichtsilikat

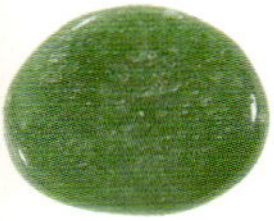

Aventurinquarz grün

Farbe hellgrün bis dunkelgrün · **Transparenz** durchscheinend bis undurchsichtig · **Glanz** fettiger Glasglanz · **Dichte** 2,64–2,69 · **Kristallform** trigonal (Quarz), monoklin (Fuchsit), bildet jedoch keine Kristalle aus · **Mohs-Härte** 7 · **Spaltbarkeit** keine, muscheliger, splittriger Bruch

Erscheinungsbild Blättrige Fuchsitkristalle, umschlossen von farblosem Quarz geben den derben Quarzbrocken ein gesprenkeltes, grünes Erscheinungsbild mit dem typischen Glitzern („Aventurisieren").
Entstehung, Vorkommen Gesteinsbildend bei der Metamorphose (tertiär) quarzreicher Sandsteine, die mit Chrom angereichert wurden. Wichtige Vorkommen sind in Brasilien (Minas Gerais), Indien, Russland und Zimbabwe.
Anwendungen Tragen/Auflegen, Edelsteinwasser/-elixier, Meditation, Steinkreis, Aufstellen in der Umgebung, Edelsteinmassage, energetische Behandlungen.

Steinheilkunde Grüner Aventurinquarz bringt Entspannung und Unbeschwertheit. Er lindert Nervosität und Stress, befreit von Sorgen und kreisenden Gedanken und hilft bei Einschlafstörungen. Grüner Aventurinquarz hilft, Arteriosklerose und Herzinfarkt vorzubeugen, und wirkt sehr gut bei Ausschlägen, Entzündungen, Sonnenbrand und Sonnenstich (hier sowohl vorbeugend als auch heilend).

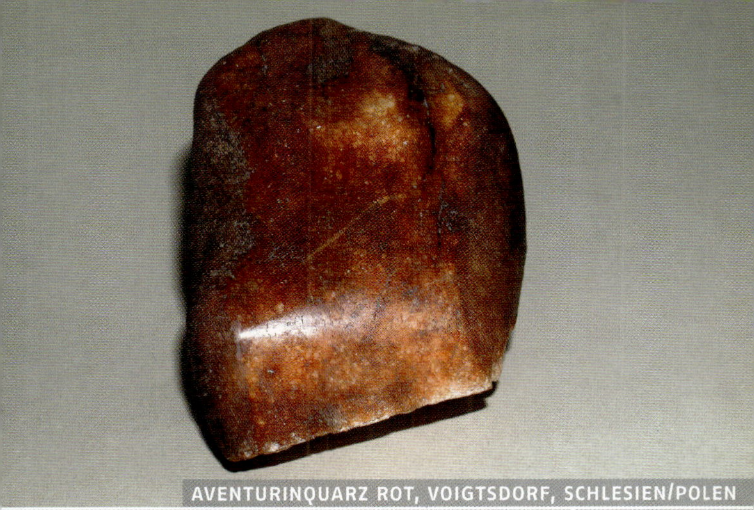

AVENTURINQUARZ ROT, VOIGTSDORF, SCHLESIEN/POLEN

Aventurinquarz rot

SiO_2 (Quarz)+ Fe_2O_3 (Hämatit)
Hämatitquarz, Oxid/Gerüstsilikat mit Eisenoxid

A

Farbe rot, orangebraun, rotbraun bis violettbraun · **Transparenz** durchscheinend bis undurchsichtig; **Glanz** Glasglanz · **Dichte** 2,64–2,69 · **Kristallform** trigonal, Kristallbildungen sind jedoch sehr selten · **Mohs-Härte** 7 · **Spaltbarkeit** keine, muscheliger Bruch

Erscheinungsbild Blättrige Hämatitkristalle, umschlossen von farblosem Quarz, geben den zumeist derben Quarzbrocken ein manchmal flockiges, manchmal dichtes rotes Erscheinungsbild mit dem typischem Glitzern („Aventurisieren").
Entstehung, Vorkommen Magmatische Bildung (primär) auf pegmatitischen Gängen. Die wichtigsten Vorkommen sind in Brasilien.
Anwendungen Tragen/Auflegen, Edelsteinwasser/-elixier, Meditation, Steinkreis, Aufstellen in der Umgebung, Edelsteinmassage.

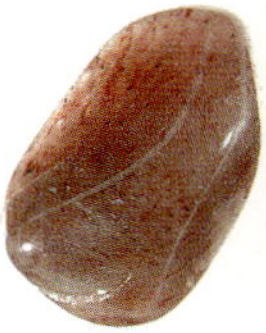

Aventurinquarz rot

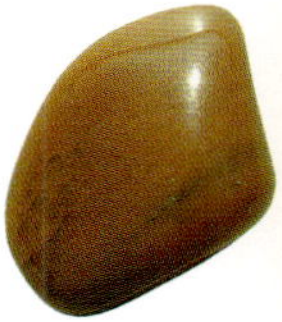

Aventurinquarz orange

Steinheilkunde Roter Aventurinquarz bringt Besonnenheit (oranger auch Heiterkeit) und vermittelt Stärke und innere Sicherheit. Er regt an, die eigenen Träume zu leben und unterstützt das pragmatische Verfolgen eigener Ziele bis zum Erfolg. Roter Aventurinquarz fördert die Sinneswahrnehmung, regt Nerven und Kreislauf an, stärkt die Blutbildung und Durchblutung und steigert die Potenz.

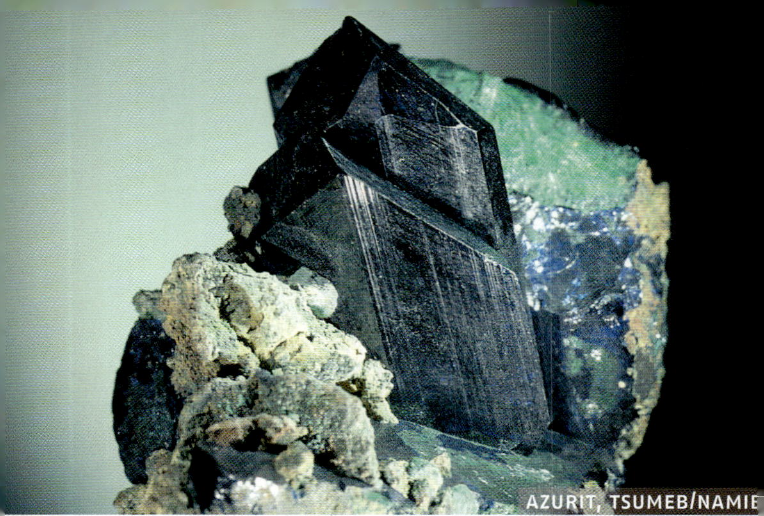

A

Azurit

$Cu_3[(OH)_2/(CO_3)_2]$
Carbonat

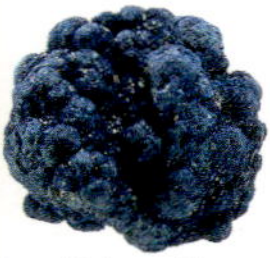

Azurit, kugeliges Aggregat

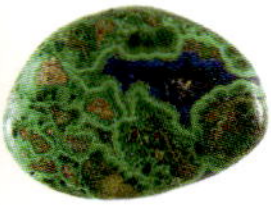

Azurit-Malachit

Farbe hellblau, azurblau bis schwarzblau · **Transparenz** durchscheinend bis undurchsichtig · **Glanz** Glasglanz · **Dichte** 3,77–3,80 · **Kristallform** monoklin, selten dicktafelige bis rhomboedrische Kristalle · **Mohs-Härte** 3½–4 · **Spaltbarkeit** sehr gut (vollkommen), muscheliger Bruch, spröde

Erscheinungsbild Meist dichte oder erdige Massen sowie krustige Überzüge, oft zusammen mit grünem Malachit. Auch Kristallrasen aus kleinen Kristallen sowie rosettenartige oder kugelige Aggregate. Selten gut ausgebildete, tiefblaue Kristalle mit hohem Glasglanz.
Entstehung, Vorkommen Entsteht in Oxidationszonen von Kupferlagerstätten (sekundär) oder durch das Eindringen spätmagmatischer, kupferreicher Lösungen in carbonatreiche Gesteine (primär). Kann sich durch Wasseraufnahme in Malachit umwandeln, im Übergang tritt Azurit-Malachit auf. Wichtige Vorkommen sind in den USA (Arizona, Utah), Mexiko, Chile, Argentinien, Australien, Namibia und Marokko.
Anwendungen Tragen/Auflegen, Meditation, Steinkreis, Aufstellen in der Umgebung.

Steinheilkunde Azurit fördert Selbsterkenntnis und Bewusstheit. Azurit-Malachit bringt Verstand und Gefühl in Einklang. Beide regen Leber, Gehirn, Nerven und Schilddrüse an, wirken schmerzlindernd und krampflösend.

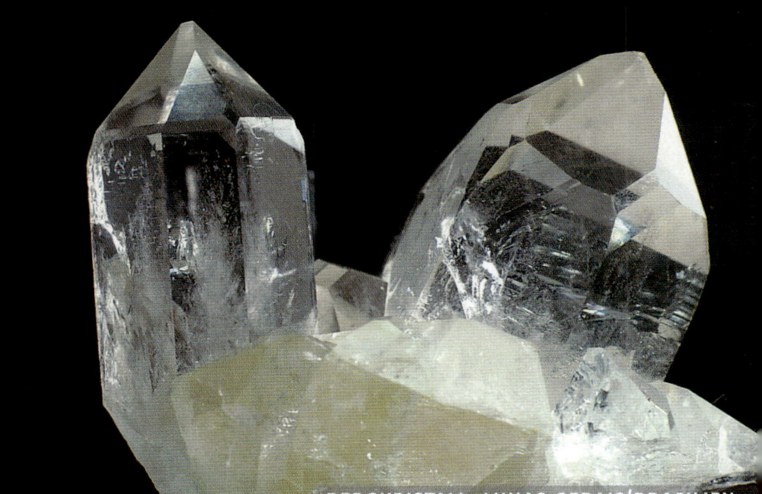
BERGKRISTALL, MINAS GERAIS/BRASILIEN

Bergkristall

SiO_2
Quarz, Oxid/Gerüstsilikat

B

Farbe farblos (glasklar) · **Transparenz** durchsichtig bis leicht trüb · **Glanz** Glasglanz · **Dichte** 2,63–2,65 · **Kristallform** trigonal, meist gut ausgebildete, sechsseitige Kristalle · **Mohs-Härte** 7 · **Spaltbarkeit** keine, muscheliger Bruch

Erscheinungsbild Klar durchsichtige, sechsseitige Kristalle mit verschiedensten Formen. Diese speziellen Formen spielen in der Steinheilkunde eine wichtige Rolle. Zu ihrer Differenzierung wird z. T. auf mineralogische Bezeichnungen und z. T. auf Handelsnamen zurückgegriffen:
Abzieherkristalle weisen an der Spitze eine besonders große Fläche auf.
Doppelender besitzen Spitzen an beiden Kristallenden.
Dow-Kristalle zeigen an der Spitze abwechselnd drei- und siebenseitige Flächen.
Fadenquarze sind parallel verwachsene Kristalle mit einem milchigen „Wachstumsfaden“ im Inneren.
Fensterkristalle zeigen eine rautenförmige Fläche zwischen Prisma (Seitenflächen) und Spitze.
Generatorkristalle besitzen sechs (annähernd) gleich große Spitzenflächen, die genau in einem Punkt enden.
Gwindelquarze sind mit leichter Drehung (»Gewinde«) zueinander verwachsene Kristalle.
Harmoniequarze oder Selbstheiler sind Kristalle mit verheilter Bruchfläche am Ende oder quer durch den Kristall.

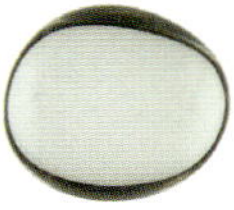
Bergkristall

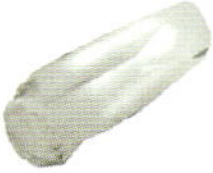
Abzieherkristall

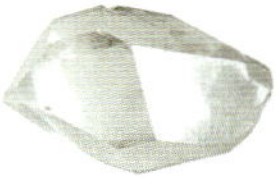
Doppelender

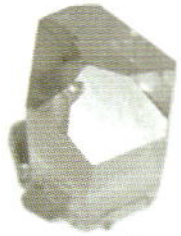
Dow-Kristall

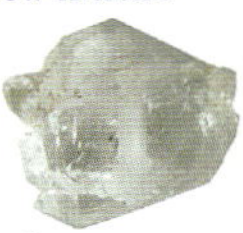
Fadenquarz

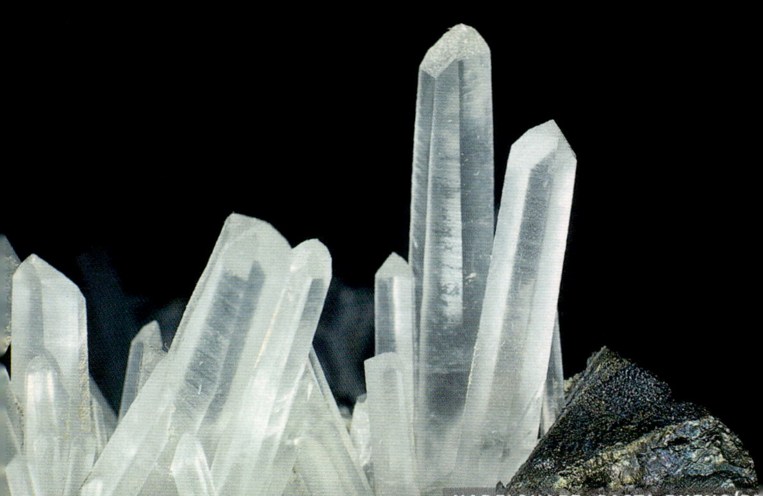

NADELQUARZ, PASTA BUENO/PE

B

Bergkristall

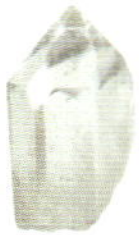

Fensterkristall

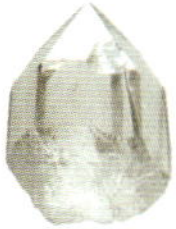

Generatorkristall

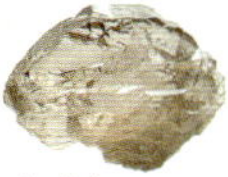

Gwindelquarz

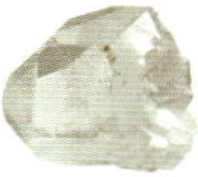

Harmoniequarz, Selbstheiler

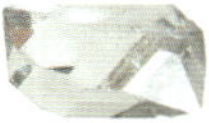

Herkimer Kristall

Herkimer Kristalle sind sehr klare, doppelendige Kristalle aus Herkimer, USA.
Laserkristalle laufen zur Spitze hin konisch zu.
Mediale Kristalle besitzen eine große siebenseitige Spitzenfläche mit einer Dreiecksfläche genau gegenüber.
Nadelquarze zeigen eine langprismatisch-nadelige Form.
Phantomquarze zeigen im Inneren frühere Wachstumsabschnitte, die durch Ablagerungen in Wachstumspausen des Kristalls wie ein „Phantom" erkennbar blieben.
Sammelkristalle weisen am Ende eine Kante statt einer punktförmigen Spitze auf.
Skelettquarze (Elestiale) haben durch schnelles Kantenwachstum hervorstehende Kanten und vertiefte Flächen.
Tabularkristalle sind sehr breite, flache Kristalle.
Transmitterkristalle weisen eine dreiseitige Spitzenfläche auf, die von zwei siebenseitigen Flächen eingerahmt ist.

Entstehung, Vorkommen Bergkristall entsteht durch hydrothermale Bildung aus kieselsäurehaltiger Lösung, die aus dem Magma stammen (primär), in Sedimenten auftreten (sekundär) oder in der Metamorphose entstehen kann (tertiär). Bergkristall kommt daher in allen drei Bildungsbereichen vor. Die größten Kristalle, so z. B. Bergkristalle aus Brasilien, Madagaskar und mancherorts in Afrika, bilden sich primär aus quarzreichen, magmatischen Restlösungen in Pegmatitdrusen. Im sekundären Bildungsbereich kann Berg-

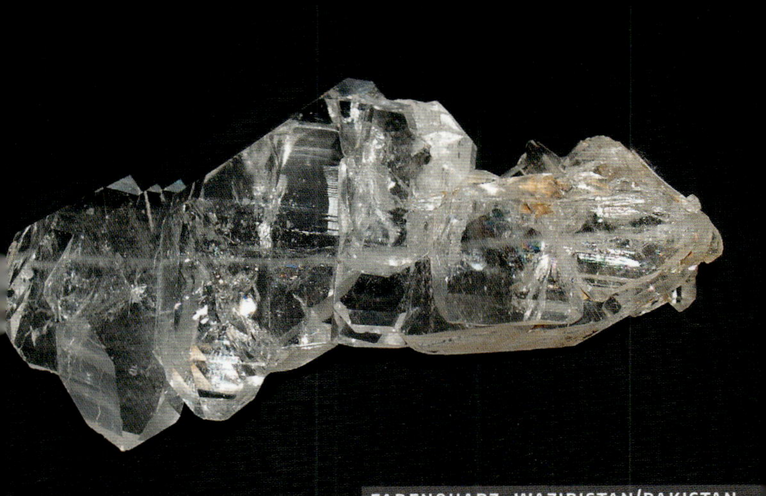

FADENQUARZ, WAZIRISTAN/PAKISTAN

Bergkristall

B

kristall in Drusen und Gängen im Sedimentgestein entstehen. Hier bilden sich manche Sonderformen wie Skelettquarze (Marokko, Mexiko) oder Doppelender, so z. B. die „Herkimer Kristalle" aus den USA. Metamorph gebildet sind Bergkristalle aus Arkansas, USA, den Alpen und dem Himalaya, die in der Steinheilkunde aufgrund ihrer oft besonderen Klarheit hoch geschätzt werden.

Anwendungen Tragen/Auflegen, Edelsteinwasser/-elixier, Meditation, Steinkreis, Aufstellen in der Umgebung, Edelsteinmassage, energetische Behandlungen.

Steinheilkunde Bergkristall verbessert die Wahrnehmung, macht bewusst und bringt Klarheit im Denken. Er fördert die Erinnerung und hilft, den eigenen Standpunkt zu vertreten. Bergkristall ist neutral und stärkt daher den bestehenden Zustand, so dass dieser auf einer stabilen Basis beständig verbessert werden kann. Körperlich fördert Bergkristall den Energiefluss und hilft daher bei Energiemangel, wie z. B. Gefühllosigkeit, Kälte, tauben Stellen und Lähmungen. Er lindert Schmerzen und Schwellungen und stärkt Nerven, Gehirn und Hormondrüsen. Besondere Kristallformen zeigen darüber hinaus weitere Wirkungen:
Abzieherkristalle wirken fiebersenkend, wenn die Hitze mit der großen Spitzenfläche ausgestrichen wird.
Doppelender lösen Blockaden und lassen Energie fließen.

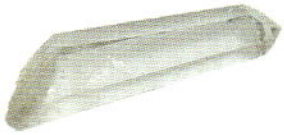

Laserkristall

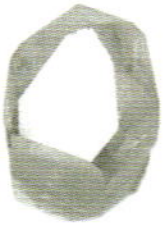

Medialer Kristall

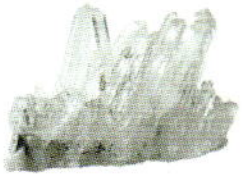

Nadelquarz

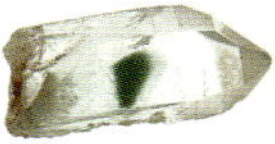

Phantomquarz mit Chlorit

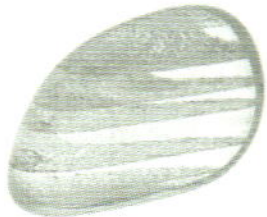

Phantomquarz getrommelt

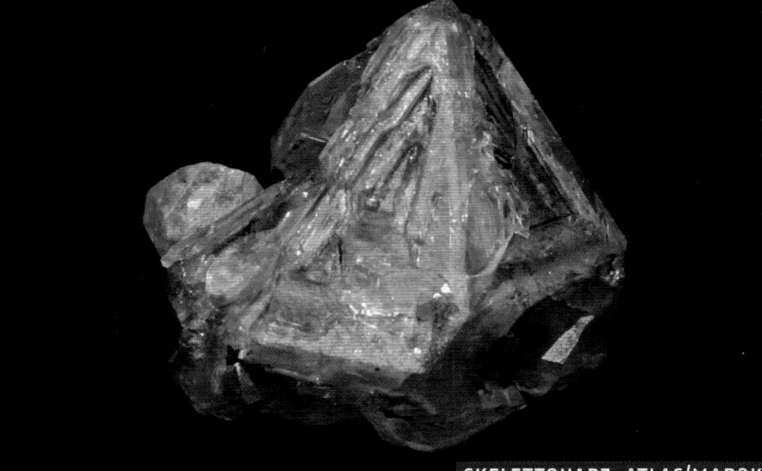

SKELETTQUARZ, ATLAS/MAROK

B

Bergkristall

Sammelkristall

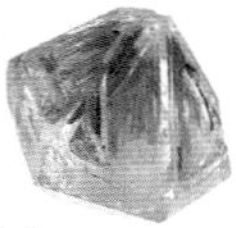

Skelettquarz, Elestial

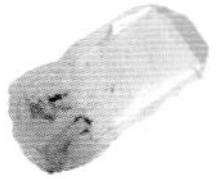

Tabularkristall

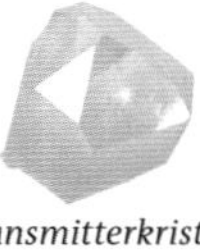

Transmitterkristall

Dow-Kristalle helfen, im Einklang mit sich selbst zu sein, und verbessern die geistigen Fähigkeiten.
Fadenquarze erleichtern die Verarbeitung schmerzvoller Erfahrungen. Sehr hilfreich auch bei Rückenbeschwerden.
Fensterkristalle fördern Reflektion und Selbsterkenntnis.
Generatorkristalle fördern eine aufrechte innere Haltung und verstärken Gedanken sowie Energieflüsse im Körper.
Gwindelquarze fördern Orientierung und Wandlung im Leben, helfen bei Schmerzen, Krämpfen, Verspannungen.
Harmoniequarze oder Selbstheiler regen die Selbstheilkräfte an und helfen, aus negativen Erfahrungen zu lernen.
Herkimer Kristalle fördern Bewusstseinserweiterung, Traumerinnerung und seelische Orientierung.
Laserkristalle wirken anregend auf Meridiane und Nerven.
Mediale Kristalle fördern Intuition und mentale Fähigkeiten.
Nadelquarze stärken und helfen, Narben zu entstören.
Phantomquarze helfen, Ängste zu überwinden, gedankliche Grenzen zu erweitern, und fördern die Entwicklung.
Sammelkristalle helfen, Energieüberschüsse abzuleiten.
Skelettquarze (Elestiale) helfen, das eigene Urwissen zu entdecken und Fähigkeiten rasch zu entwickeln.
Tabularkristalle fördern den Gemeinschaftssinn, verbessern die Achtsamkeit und steigern die körperliche Kraft.
Transmitterkristalle verbessern die Wahrnehmung der inneren Stimme und die Kommunikation mit dem Körper.

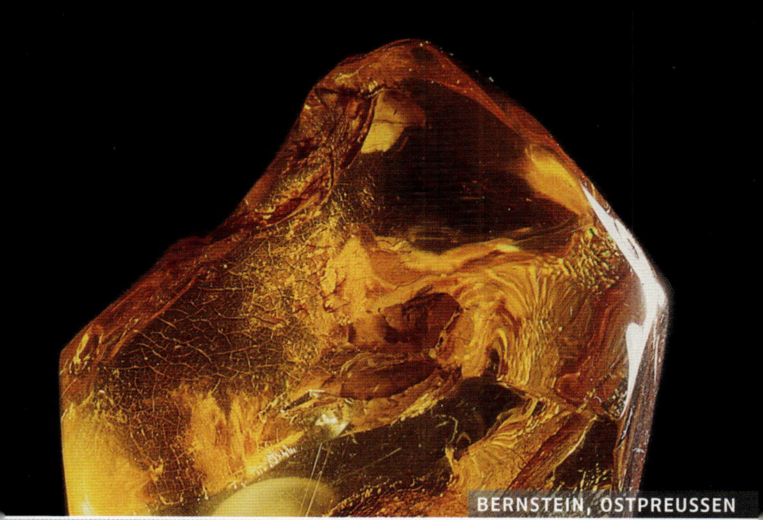

BERNSTEIN, OSTPREUSSEN

Bernstein

Organische Verbindung, ca. 78 % C, 10 % H, 11 % O, etwas S
Gemenge verschiedener Harze und anderer Stoffe

B

Farbe weiß, gelb, braun bis dunkelbraun, selten bläulich oder grünlich · **Transparenz** durchsichtig bis undurchsichtig · **Glanz** Wachsglanz · **Dichte** 1,05–1,09 · **Kristallform** amorph, daher keine Kristalle · **Mohs-Härte** 2–3 · **Spaltbarkeit** keine, muscheliger Bruch, spröde

Erscheinungsbild Meist Knollen, Körner und Gerölle, oft durch Beimengungen trübe. Teilweise mit tierischen oder pflanzlichen Einschlüssen.

Entstehung, Vorkommen Fossiles Harz (sekundär), in Jahrmillionen bei der Sedimentation entwässert, gealtert und gehärtet. Wichtige Vorkommen sind im Baltikum, in der Karibik (Dominikanische Republik) sowie im Libanon, in Jordanien, in Spanien u. a.

Anwendungen Tragen/Auflegen, Edelsteinwasser/-elixier, Meditation, Steinkreis, Aufstellen in der Umgebung, Edelsteinmassage, energetische Behandlungen.

Steinheilkunde Bernstein fördert ein sonniges Gemüt und bringt Sorglosigkeit, Fröhlichkeit und Vertrauen. Er hilft, die Natürlichkeit des Lebens wiederzuerlangen. Bernstein ist gut für Magen, Milz, Galle, Leber, Gelenke, Haut, Schleimhäute, Drüsen und Darm. Er verbessert die Wundheilung, erleichtert Kindern das Zahnen und hilft bei Allergien, Rheuma, Schilddrüsenbeschwerden und Diabetes.

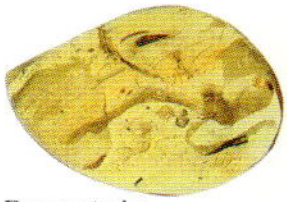

Bernstein transparent

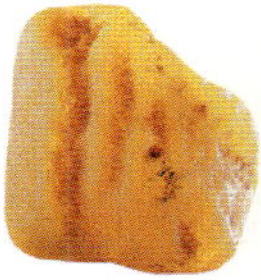

Bernstein opak

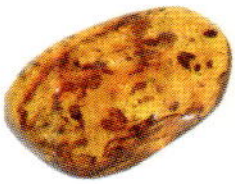

Bernstein braun

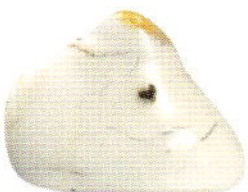

Bernstein weiß

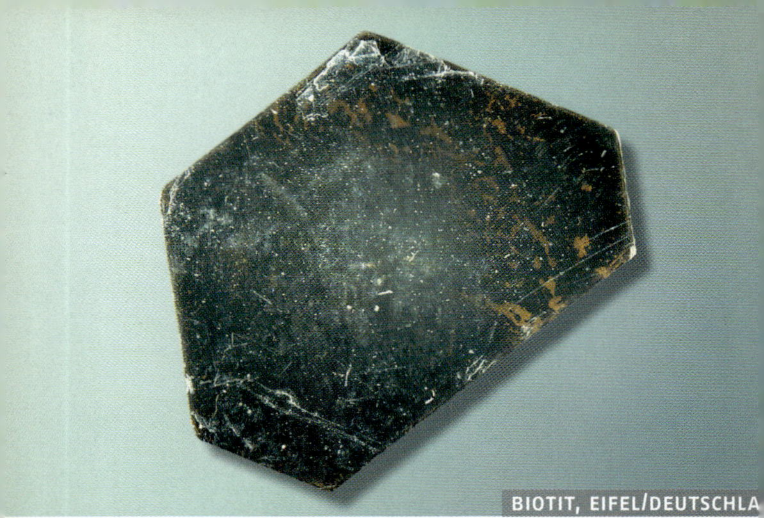

Biotit

$K(Mg,Fe)_3[(OH,F)_2/AlSi_3O_{10}]$
Glimmer, Schichtsilikat

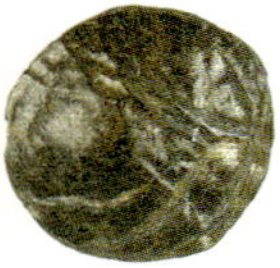

Biotit-Linse

Farbe dunkelgrau, bräunlich, schwarz · **Transparenz** undurchsichtig · **Glanz** hoher Glasglanz bis leicht metallischer Perlmuttglanz · **Dichte** 3,02–3,12 · **Kristallform** monoklin, tafelige, säulige oder sechseckige (pseudohexagonale) Kristalle · **Mohs-Härte** 2–2½ · **Spaltbarkeit** sehr gut (vollkommen)

Erscheinungsbild Selten rundum ausgebildete Kristalle, häufiger schuppig-blättrige Aggregate. In der Steinheilkunde werden vor allem linsenförmige Aggregate (Biotit-Linsen) verwendet.
Entstehung, Vorkommen Biotit tritt weltweit gesteinsbildend in Magmatiten (primär) und Metamorphiten (tertiär) auf. Große Kristalle entstehen meist magmatisch in Pegmatiten (primär). Die Biotit-Linsen entstanden metamorph (tertiär) bei der Gebirgsbildung Nordportugals.
Anwendungen Tragen/Auflegen, Meditation, Steinkreis, Aufstellen in der Umgebung.

Steinheilkunde Biotit-Linsen fördern die Selbstverwirklichung und schützen vor Fremdbeeinflussung. Sie regen die Kreativität an und erleichtern es, Entscheidungen zu treffen. Biotit-Linsen helfen bei Übersäuerung, Rheuma, Gicht, Verstopfung, Ischialgie und Nierenleiden. Sie erleichtern Geburten, indem sie die Wehen aktivieren und zugleich Beckenboden und Muttermund entspannen.

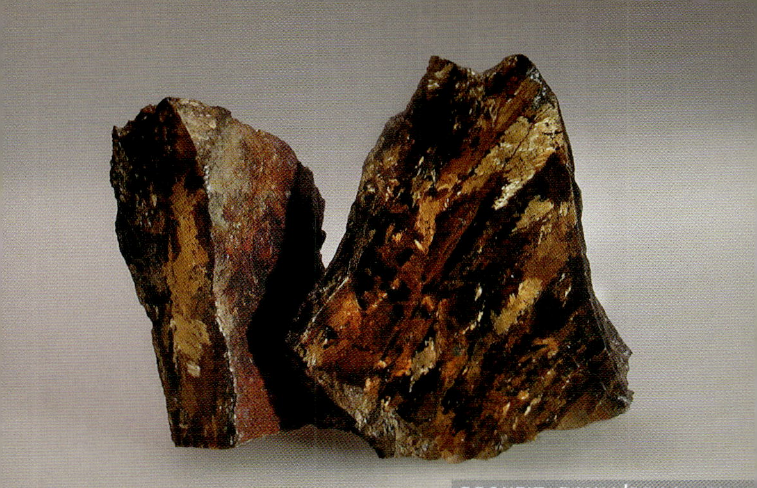

BRONZIT, BAHIA/BRASILIEN

Bronzit

$(Mg,Fe)_2(Si_2O_6)$
Pyroxen, Kettensilikat

B

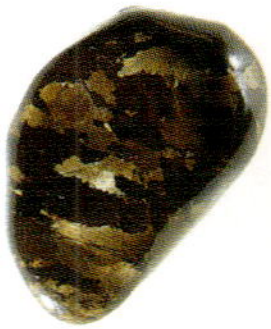

Bronzit

Farbe bronzefarben, braun bis schwarzbraun mit goldgelb glitzernden Flecken · **Transparenz** durchscheinend bis undurchsichtig · **Glanz** metallischer Glasglanz · **Dichte** 3,20–3,43 · **Kristallform** rhombisch, selten kleine prismatische Kristalle · **Mohs-Härte** 5 · **Spaltbarkeit** schlecht

Erscheinungsbild Typisch sind gesprenkelte, faserige und „zerknittert" erscheinende Aggregate mit goldgelben Lichtreflexen sowie große, körnige Massen.
Entstehung, Vorkommen Meist magmatische Bildung (primär) in Vulkaniten (Basalt, Andesit) und Tiefengesteinen (Peridotit, Gabbro), hier mitunter in meterdicken Lagen. Ein wichtiges Vorkommen dieser Art ist in Südafrika. Metamorph (tertiär) kann Bronzit in Granuliten entstehen. Metamorph überprägter, ehemals magmatischer Bronzit ist aus Brasilien im Handel.
Anwendungen Tragen/Auflegen, Edelsteinwasser/-elixier, Meditation, Steinkreis, Aufstellen in der Umgebung, Edelsteinmassage.

Steinheilkunde Bronzit bringt Gelassenheit, da er Tatkraft und innere Ruhe gleichermaßen stärkt. Er hilft, im Dauerstress einen kühlen Kopf zu bewahren, und bringt Erholung bei großer Erschöpfung. Bronzit stärkt die Nerven und wirkt krampflösend und schmerzlindernd.

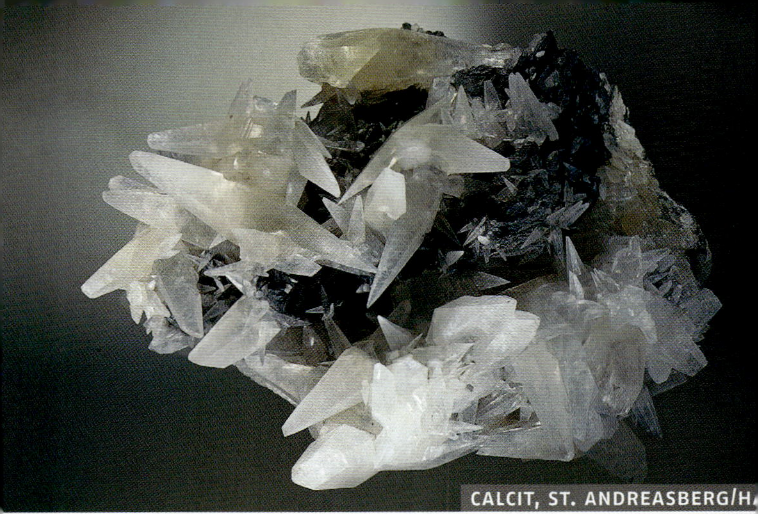

C

Calcit

$CaCO_3$

Carbonat

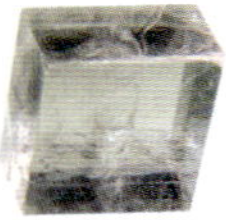

Calcit farblos (Rhomboeder)

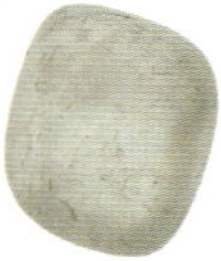

Calcit weiß

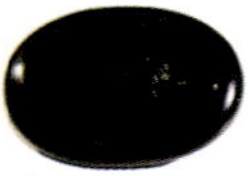

Calcit schwarz

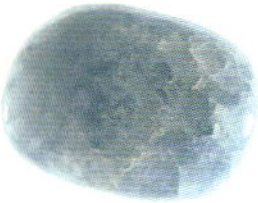

Calcit hellblau

Farbe farblos, weiß, grau, schwarz sowie in allen Farben · **Transparenz** durchsichtig bis undurchsichtig · **Glanz** Glasglanz, seltener Fettglanz, mitunter auch matt · **Dichte** 2,70–2,72 · **Kristallform** trigonal, vielfältigste Kristallformen · **Mohs-Härte** 3 · **Spaltbarkeit** sehr gut (vollkommen)

Erscheinungsbild Calcit ist das formenreichste Mineral, allein 3000 spezifische Kristallformen sind bekannt. Darunter finden sich faserige, nadelige, spitzpyramidale, säulenförmige, stängelige, spindelförmige, rhomboedrische, tafelige, blättrige und viele weitere Kristallbildungen. Darüber hinaus existieren pulverige, dichte, körnige, derbe, schalige, dünnblättrige, rosettenartige, gebänderte, stalaktitische und etliche andere Aggregatformen sowie massige Gesteine feinkörniger (Kalkstein) und grobkörniger Art (Marmor).
In der Steinheilkunde sind Calcitkristalle interessanterweise kaum in Gebrauch. Weit verbreiteter sind dagegen die vielfältigen Farbvarietäten derber Calcite, die vor allem aus Mexiko stammen. Manche davon tragen eigene Handelsnamen wie Honigcalcit (gelb), Manganocalcit (rosa durch Mangan), Orangencalcit (orange), Zitronencalcit (hellgelb) u. a. Ebenfalls gebräuchlich sind gebänderte Steine mit wechselnden Lagen aus Calcit und Aragonit (s. S. 70).
Entstehung, Vorkommen Calcit entsteht hauptsächlich bei der Sedimentation von Kalkgesteinen (sekundär). Hier tritt er

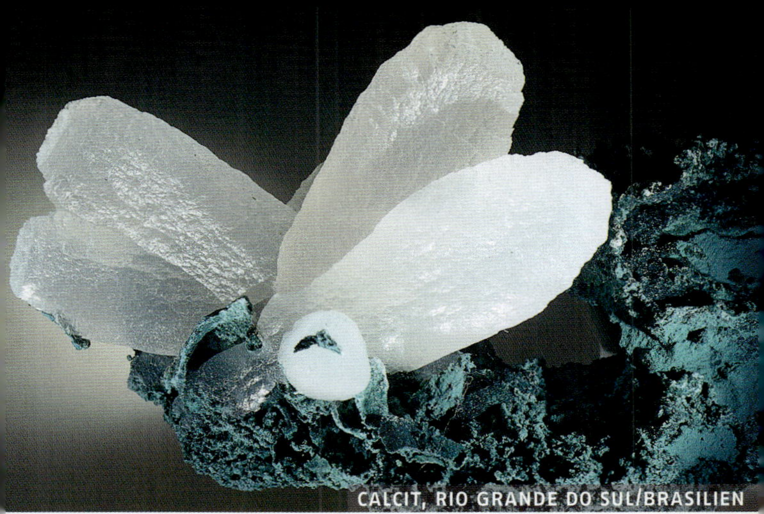
CALCIT, RIO GRANDE DO SUL/BRASILIEN

Calcit

C

gesteinsbildend auf. Bei der chemischen Sedimentation fällt Calcit aus kalkhaltigem Wasser aus, wenn sich dessen Kalkkonzentration und pH-Wert durch Verdunstung oder Entweichen von Kohlendioxid erhöht. So bilden sich z. B. Quellen-, Fluss- und Seekalke sowie Tropfsteine und Sinterbildungen. Im Meer sind es vor allem Lebewesen wie Algen, Bakterien, Schwämme, Weichtiere, Korallen u. a., die dem Wasser Kalk für ihre Schalen und Skelette entziehen. Diese bestehen aus rhombischem Aragonit, wandeln sich jedoch bei der späteren Ablagerung und Verdichtung zum Riffkalk in trigonalen Calcit um. Weniger bedeutend ist die Entstehung von Calcit in vulkanischen Karbonatiten (primär), wichtiger dagegen die metamorphe Umwandlung (tertiär) von Kalkstein zu Marmor.

Mit ausgeprägten Kristallformen findet sich Calcit ebenfalls in allen Bildungsbereichen. Er entsteht z B. an heißen Quellen aus hydrothermalen Lösungen vulkanischen Ursprungs (primär) sowie aus hydrothermalen Lösungen in Klüften von Kalkgesteinen (sekundär) bzw. Marmor (tertiär). Calcit ist daher ein „Überall-Mineral“, das weltweit zu finden ist. Lieferländer für besonders schöne Kristalle und Rohsteine sind Brasilien, Mexiko, die USA und China.

Anwendungen Tragen/Auflegen, Edelsteinwasser/-elixier, Meditation, Steinkreis, Aufstellen in der Umgebung, Edelsteinmassage.

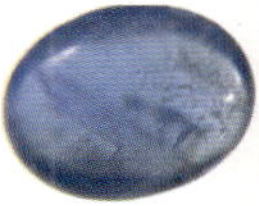
Calcit dunkelblau

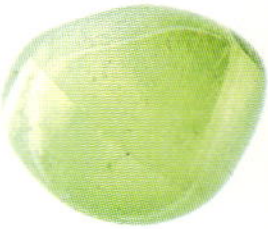
Calcit grün

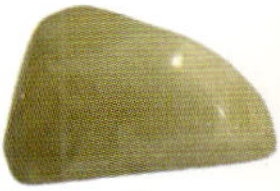
Calcit gelb (Honigcalcit)

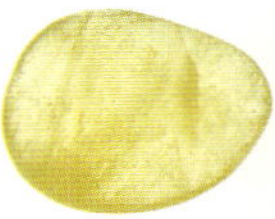
Calcit hellgelb (Zitronencalcit)

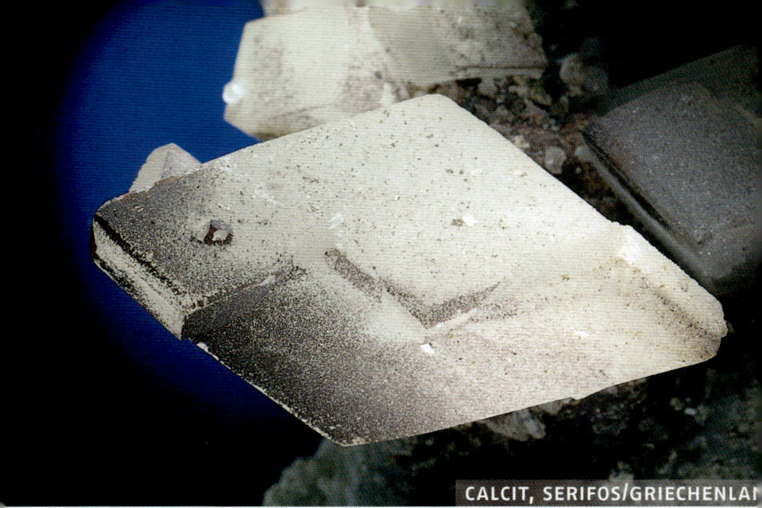

CALCIT, SERIFOS/GRIECHENLAN

C

Calcit

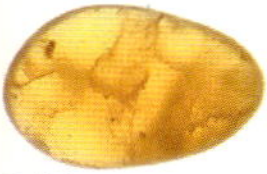

Calcit orange (Orangencalcit)

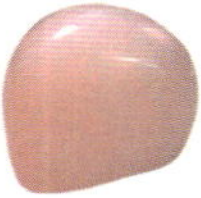

Calcit rosa (Manganocalcit)

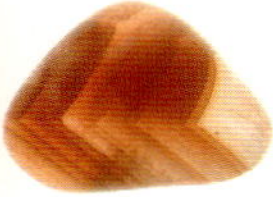

Calcit rot

Steinheilkunde Calcit fördert die geistige und körperliche Entwicklung. Er stärkt Tatkraft und Gedächtnis und bringt Selbstvertrauen und Standhaftigkeit. Calcit verbessert den Calcium-Stoffwechsel und damit Wachstum, Immunsystem und Blutgerinnung. Er hilft bei Darm- und Verdauungsbeschwerden sowie zur Heilung von Geweben und Knochen. Spezielle Farbvarietäten haben zudem weitere Wirkungen:
Blauer Calcit verbessert das Urteilsvermögen, wirkt beruhigend, macht stabil und ist gut für Lymphe, Schleimhäute, Haut, Dickdarm, Bindegewebe, Knochen und Zähne.
Grüner Calcit bringt Einfallsreichtum und hilft, blockierende Gefühle loszulassen. Er lindert Entzündungen, fördert die Entgiftung und hilft bei Leber- und Gallenbeschwerden.
Gelber Calcit (Honigcalcit, Zitronencalcit) stärkt das Selbstwertgefühl, bringt Zuversicht und regt Verdauung, Darm, Stoffwechsel und Ausscheidung an.
Oranger Calcit (Orangencalcit) fördert Selbstvertrauen und Selbstachtung, Verdauung und Stoffwechsel sowie insbesondere die Ver- und Entsorgung des Bindegewebes.
Rosa Calcit (Manganocalcit) fördert Wärme, Akzeptanz, Hilfsbereitschaft und freundliche Zuwendung. Er stärkt das Herz, das Bindegewebe und die Blutgefäße.
Roter Calcit fördert die Selbstüberwindung und Tüchtigkeit. Er wirkt wachstumsfördernd, immunstärkend und verbessert die Blutqualität, Blutgerinnung und Wundheilung.

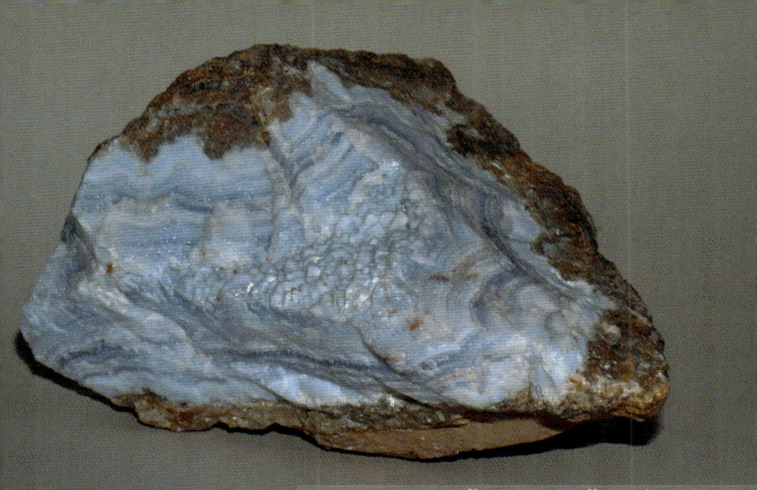

CHALCEDON GEBÄNDERT, GRÜNAU/NAMIBIA

Chalcedon

SiO_2

Quarz, Oxide/Gerüstsilikate

C

Farbe weiß, grau, schwarz und alle Farben – auch mehrfarbig · **Transparenz** durchscheinend bis undurchsichtig · **Glanz** Seidenglanz oder matt · **Dichte** 2,58–2,64 · **Kristallform** trigonal, mikrokristallin · **Mohs-Härte** 6½–7 · **Spaltbarkeit** keine, muscheliger, unebener Bruch

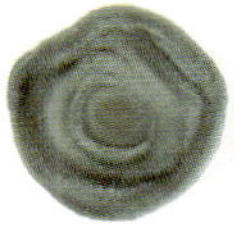

Chalcedon-Rosette

Erscheinungsbild Chalcedon ist faseriger Quarz, dessen winzige Kristalle mit bloßem Auge nicht erkennbar sind. Er findet sich als Gang-, Spalten- und Hohlraumfüllung sowie als nierig-traubige, glaskopfige, stalaktitische oder rosettenförmige Aggregate. Durch Fremdstoffe kann Chalcedon verschiedene Färbungen annehmen. Manche dieser Farbvarietäten werden in eigenen Kapiteln besprochen: Chrysopras, Karneol, Moosachat, Moosachat rosa, Onyx, Ozeanchalcedon, Sarder und Sardonyx. In diesem Abschnitt werden folgende Varietäten vorgestellt:

Blauer Chalcedon enthält keine Fremdstoffe. Seine Farbe entsteht durch Lichtbrechung an den mikroskopisch feinen Fasern (sog. „Tyndall-Effekt“).

Dendritenchalcedon enthält schwarze Dendriten, moosähnliche Einschlüsse aus Manganoxiden.

Grüner Chalcedon wird durch Eisensilikate hell- bis dunkelgrün gefärbt, oft mit uneinheitlicher Farbverteilung.

Plasma wird durch Eisensilikate einheitlich dunkelgrün.

Chromchalcedon wird durch Chromverbindungen grün.

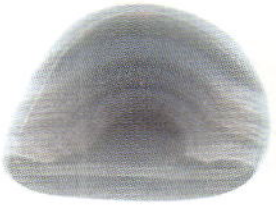

Chalcedon gebändert (Chalcedon-Achat)

Chalcedon blau

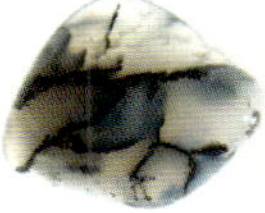

Dendritenchalcedon

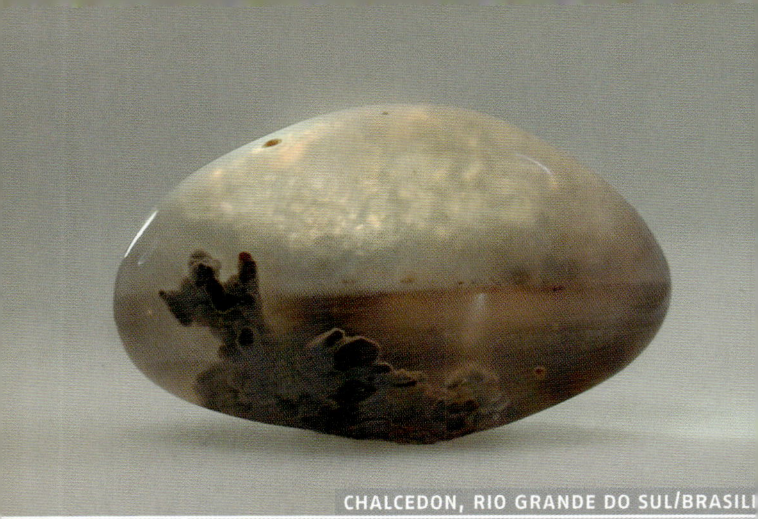

CHALCEDON, RIO GRANDE DO SUL/BRASILI

Chalcedon

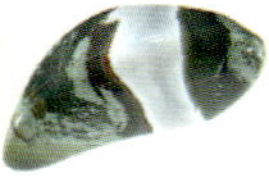

Chalcedon grün

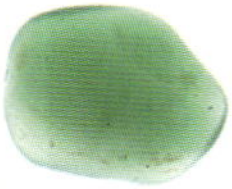

Plasma

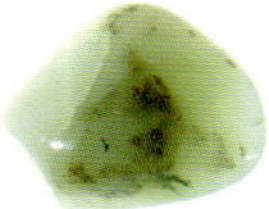

Chromchalcedon

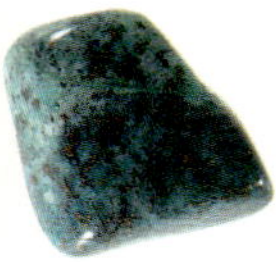

Kupferchalcedon

Kupferchalcedon wird durch Kupferverbindungen blaugrün gefärbt und zeigt manchmal braune Kupferpunkte.
Gelber Chalcedon wird durch Eisenoxide gefärbt.
Rosa Chalcedon (Rosenchalcedon) wird durch Spuren von fein verteiltem Mangan rosa.
Roter Chalcedon (Blutchalcedon) wird durch ungleich verteilte, „flockige" Eisenoxid-Einschlüsse rot gefärbt.
Fliederfarbener Chalcedon (Lavendelquarz) erhält seine Farbe durch Spuren von Mangan und Eisen.
Entstehung, Vorkommen Chalcedon entsteht bei relativ niedrigen Temperaturen aus hydrothermalen kieselsäurehaltigen Lösungen. Diese können magmatischen (primären), sedimentären (sekundären) oder metamorphen (tertiären) Ursprungs sein. Durch Austrocknen oder chemische Veränderungen der Lösung entsteht zunächst ein Gel, anschließend Opal und schließlich der mikrokristalline, faserige Quarz. Wichtige Chalcedon-Vorkommen sind in Namibia (blauer, rosa, Chromch.), Südafrika (rosa, Chromch.), der Türkei (blauer, rosa, Chrom-, Kupfer-, Dendritench.), den USA (blauer, roter, Dendritench.), Brasilien (Plasma, Dendritench.), Indien (gelber, grüner, roter), Russland (roter), China (gelber) und Indonesien (blauer Chalcedon).
Anwendungen Tragen/Auflegen, Edelsteinwasser/-elixier, Meditation, Steinkreis, Aufstellen in der Umgebung, Edelsteinmassage.

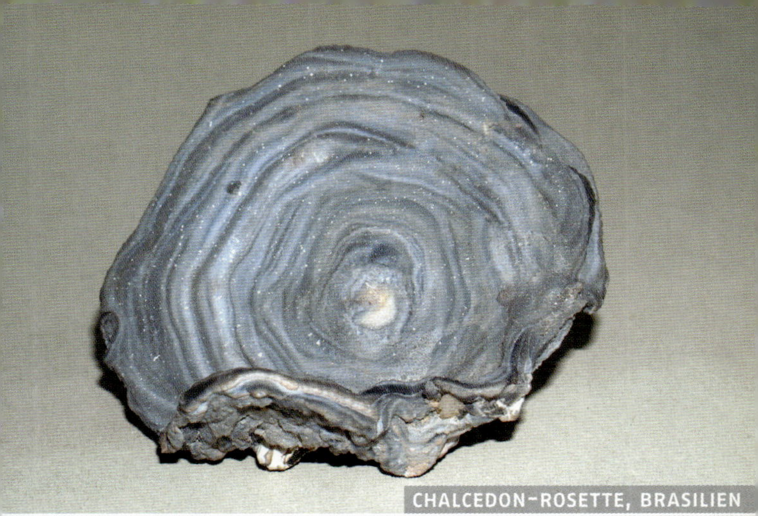

CHALCEDON-ROSETTE, BRASILIEN

Chalcedon

C

Steinheilkunde Chalcedon bringt Leichtigkeit, Offenheit, Kontaktfreudigkeit und Verständnis. Er regt den Fluss der Körperflüssigkeiten an und stärkt das Immunsystem.
Blauer Chalcedon verbessert die Kommunikation, fördert den Lymphfluss, die Milchbildung bei stillenden Müttern und hilft bei Erkältungen und Atemwegserkrankungen. Er lindert Allergien und stärkt Schilddrüse, Nieren und Blase.
Dendritenchalcedon hilft, Gewohnheiten zu ändern, und heilt Lungenerkrankungen, auch Folgen des Rauchens.
Grüner Chalcedon und Plasma beruhigen bei Gereiztheit und Aggressivität. Sie fördern die Immunabwehr und Regenerationsfähigkeit und lindern Entzündungen.
Chromchalcedon bringt ein unbeschwertes Lebensgefühl, lindert Kummer und hilft bei Rheuma und Entzündungen.
Kupferchalcedon fördert den Sinn für Ästhetik und hilft bei Erkrankungen der weiblichen Geschlechtsorgane.
Gelber Chalcedon bringt Zufriedenheit und Beständigkeit und stärkt Kreislauf, Verdauung und Ausscheidung.
Rosa Chalcedon (Rosenchalcedon) fördert Herzlichkeit und Hilfsbereitschaft, verbessert die Milchbildung bei stillenden Müttern und hilft bei Herzbeschwerden.
Roter Chalcedon (Blutchalcedon) bringt Kraft, verbessert die Blutgerinnung und vermindert Hungergefühle.
Fliederfarbener Chalcedon (Lavendelquarz) bringt Feingefühl, stärkt die Nieren und senkt den Blutdruck.

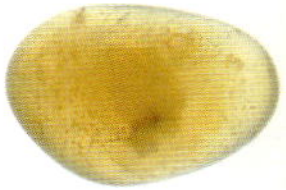

Chalcedon gelb

Chalcedon rosa (Rosenchalcedon)

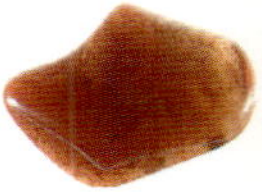

Chalcedon rot (Blutchalcedon)

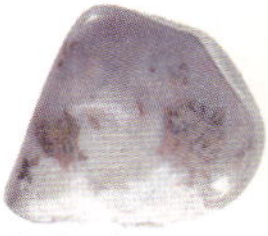

Chalcedon fliederfarben (Lavendelquarz)

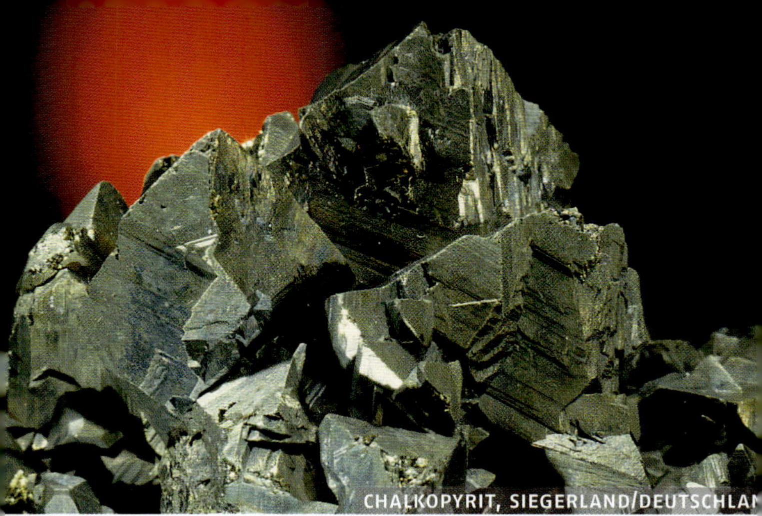

C

Chalkopyrit

$CuFeS_2$
Sulfid

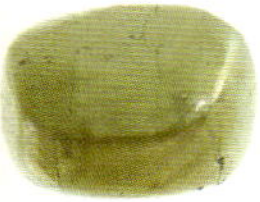

Chalkopyrit

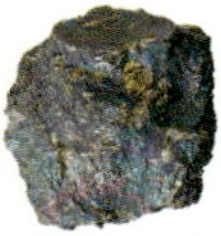

Chalkopyrit mit bunten Anlauffarben durch Oxidation (auch »Buntkupferkies« genannt)

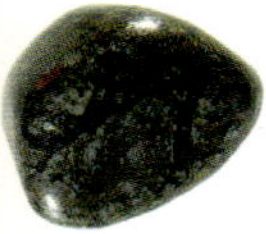

Chalkopyrit in Muttergestein

Farbe messinggelb bis goldgelb, bei oxidierter Oberfläche mit bunten Anlauffarben · **Transparenz** undurchsichtig · **Glanz** Metallglanz · **Dichte** 4,10–4,30 · **Kristallform** tetragonal, kleine, pyramidenähnliche Kristalle · **Mohs-Härte** 3½–4 · **Spaltbarkeit** gut (unvollkommen); unebener, muscheliger Bruch

Erscheinungsbild Kleine, in Drusen aufgewachsene Kristalle, Zwillinge und Vielinge, auch Skelettkristalle; häufiger derbe, körnige und krustige Aggregate sowie Gemenge mit anderen Mineralien (Sphalerit, Pyrit, Bleiglanz u. a.).
Entstehung, Vorkommen Entsteht in allen magmatischen Bildungsbereichen (primär), in tonigen und kohligen Sedimenten (sekundär) sowie kontaktmetasomatisch im Umfeld von Vulkanen (tertiär). Schöne Kristalle vor allem durch magmatisch oder sedimentär hydrothermale Bildung. Weltweite Vorkommen, u. a. in Deutschland, Rumänien, Russland, China, Japan, USA, Mexiko, Peru, Simbabwe.
Anwendungen Tragen/Auflegen, Meditation, Aufstellen in der Umgebung.

Steinheilkunde Chalkopyrit weckt Neugier, Interesse und den Wunsch nach Verbesserung im Leben. Er stärkt die Beobachtungsgabe und hilft, aus Fehlern zu lernen. Fördert auch körperliche Reinigung und Ausscheidung.

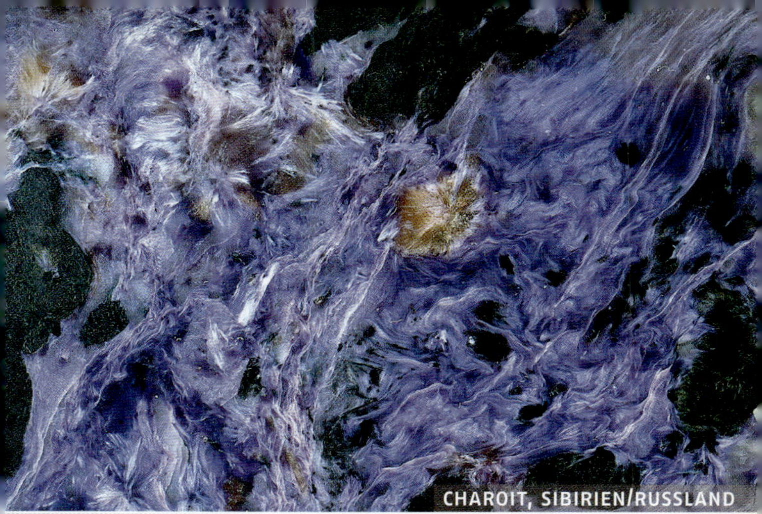

CHAROIT, SIBIRIEN/RUSSLAND

Charoit

$(Ca,Na)_4(K,Sr,Ba)_2[(OH,F)_2Si_9O_{22}] \cdot H_2O$

Schichtsilikat

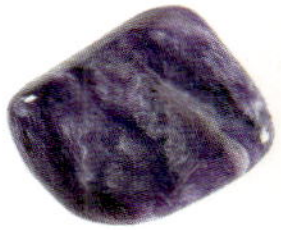

Charoit

Farbe intensiv violett bis grauviolett · **Transparenz** undurchsichtig bis partiell durchscheinend · **Glanz** Glas- bis Seidenglanz · **Dichte** 2,54–2,78 · **Kristallform** monoklin, faserige Kristalle in dichten Aggregaten · **Mohs-Härte** 5–6 · **Spaltbarkeit** gut (unvollkommen), unebener Bruch

Erscheinungsbild Faserige bis dichte Massen mit radialstrahlig bis wellig gebogenen, seidenglänzenden Fasern im Muttergestein mit schwarzen, weißen, orangefarbenen und grünen Einschlüssen.

Entstehung, Vorkommen Charoit wurde metasomatisch (tertiär) durch Stoffaustausch in der Kontaktzone zwischen einem Nephelinsyenit und Kalkgestein gebildet. Das weltweit einzige Vorkommen liegt im Murunsker Massiv in Russland (Sibirien).

Anwendungen Tragen/Auflegen, Edelsteinwasser/-elixier, Meditation, Steinkreis, Aufstellen in der Umgebung, Edelsteinmassage.

Steinheilkunde Charoit bringt Tatkraft und Entschlossenheit. Er hilft, chaotische Zeiten zu meistern und Berge unerledigter Dinge abzuarbeiten. Charoit macht gelassen und hilft, Ängste, Zwänge und Widerstände zu überwinden. Er fördert einen basischen Stoffwechsel, beruhigt die Nerven und löst Krämpfe und Schmerzen auf.

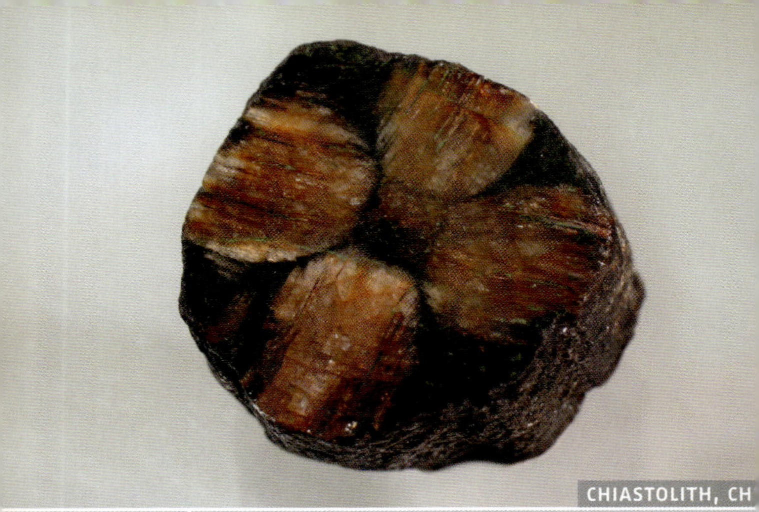

C

Chiastolith

Al_2SiO_5
Andalusit, Inselsilikat

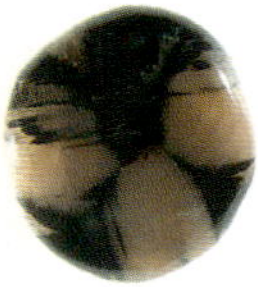
Chiastolith

Farbe weiß, gelblich, hellgrau, graubraun bis rötlich braun mit schwarzem Kreuz · **Transparenz** durchscheinend bis undurchsichtig · **Glanz** oft matt, auch Glasglanz bis Pechglanz · **Dichte** 3,05–3,20 · **Kristallform** rhombisch, dick-säulige Kristalle mit fast rechteckigem Querschnitt und Endfläche · **Mohs-Härte** 5–7½ · **Spaltbarkeit** gut (unvollkommen)

Erscheinungsbild Im Muttergestein eingewachsene Kristalle oder derbe Aggregate. Die Kristalle zeigen an der Endfläche oder im Querschnitt ein schwarzes Kreuz auf hellem Grund oder umgekehrt.
Entstehung, Vorkommen Wird bei der kontaktmetamorphen Umwandlung (tertiär) kohliger Tonschiefer zu Glimmerschiefer gebildet. Das dunkle Kreuz entsteht durch Anlagerung von Kohlenstoff an den Kanten des wachsenden Kristalls. Wichtige Vorkommen sind in China, Chile, Australien, Algerien, Spanien, den französischen Pyrenäen und Sibirien/Russland.
Anwendungen Tragen/Auflegen, Edelsteinwasser/-elixier, Meditation, Steinkreis, Aufstellen in der Umgebung.

Steinheilkunde Chiastolith stärkt die eigene Identität, bringt Nüchternheit und Realitätssinn und hilft, Ängste und Schuldgefühle aufzulösen. Er wirkt entsäuernd, ist gut bei Rheuma und Gicht sowie bei Schwäche und Erschöpfung.

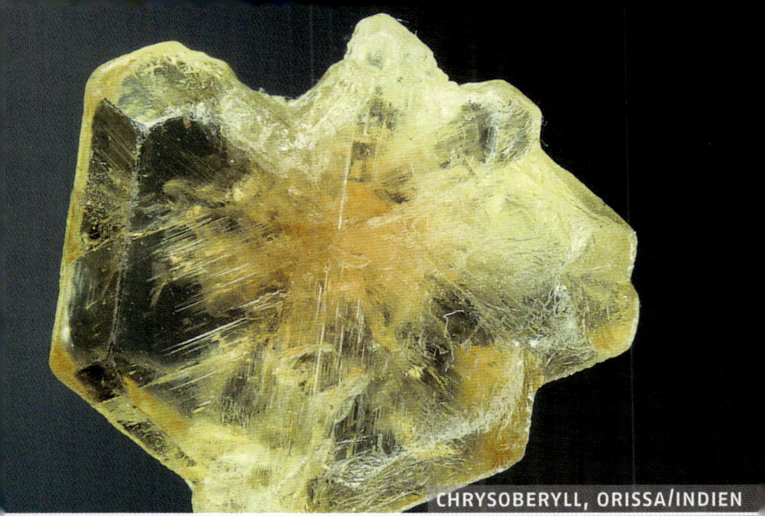

CHRYSOBERYLL, ORISSA/INDIEN

Chrysoberyll

Al_2BeO_4
Oxid

C

Farbe gelb, bräunlich bis grünlich, Alexandrit grün bis blaugrün (Tageslicht) bzw. rot bis rotviolett (Kunstlicht) · **Transparenz** durchsichtig bis undurchsichtig · **Glanz** Glasglanz · **Dichte** 3,70–3,72 · **Kristallform** rhombisch, flache, dicktafelige Kristalle · **Mohs-Härte** 8½ · **Spaltbarkeit** gut (unvollkommen), muscheliger Bruch

Erscheinungsbild Rhombische Einzelkristalle und Drillinge mit sechsseitiger (pseudohexagonaler) Form. Alexandrit ist chromhaltiger Chrysoberyll mit dem o.g. Farbwechsel.
Entstehung, Vorkommen Entsteht magmatisch (primär) in Granit-Pegmatiten oder in der Metamorphose (tertiär) von Pegmatiten bei hoher Temperatur. Alexandrit entsteht metamorph im Kontaktbereich von Pegmatiten und chromhaltigen Basalten oder Peridotiten. Vorkommen von Chrysoberyll sind in Brasilien und Madagaskar (primär), Russland und Tansania (tertiär). Alexandrit findet sich in Russland, Brasilien, Zimbabwe, Tansania, Indien, Sri Lanka.
Anwendungen Tragen/Auflegen, Edelsteinwasser/-elixier, Meditation.

Steinheilkunde Chrysoberyll und Alexandrit bringen Willensstärke. Sie helfen bei Ängsten und Stress, fördern Lernen und Konzentration und stärken Leber, Gehirn, Nerven, Sinne und Immunsystem. Alexandrit lindert Entzündungen.

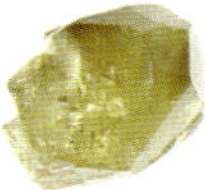

Chrysoberyll-kristall

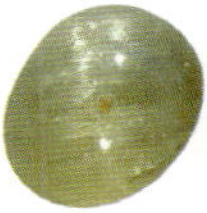

Chrysoberyll-katzenauge

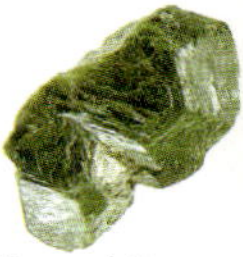

Alexandrit im Tageslicht

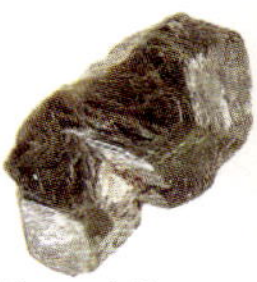

Alexandrit im Kunstlicht

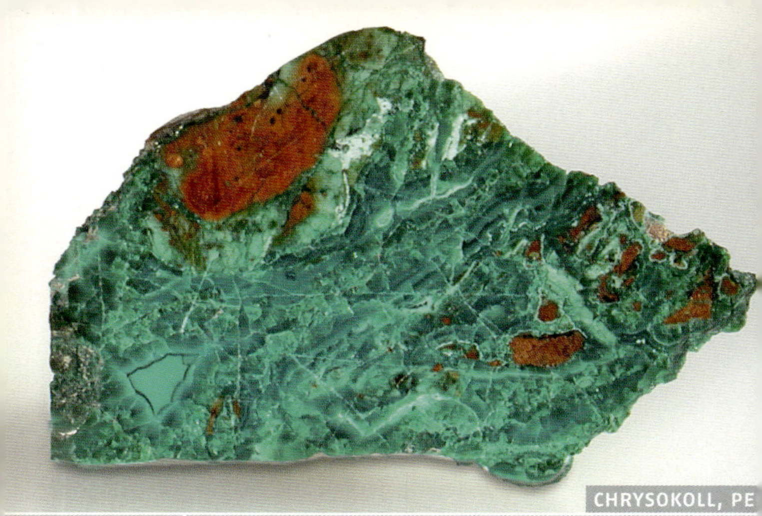

CHRYSOKOLL, PE

C

Chrysokoll

$CuSiO_3 \cdot 2H_2O$

Ringsilikat

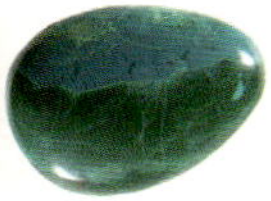

Chrysokoll mit Malachitanteilen

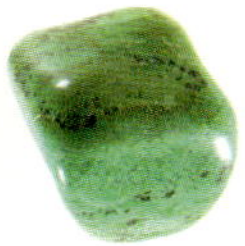

Eilatstein (Chrysokoll-Malachit-Azurit)

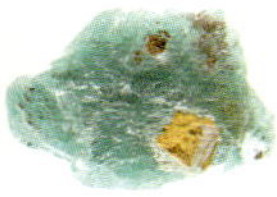

Gem Silica (Chrysokoll-Chalcedon)

Farbe blaugrün, türkis · **Transparenz** undurchsichtig, selten durchscheinend · **Glanz** Glas- bis Wachsglanz · **Dichte** 2,00–2,30 · **Kristallform** monoklin, mikrokristallin – keine erkennbaren Kristalle · **Mohs-Härte** 2–4 · **Spaltbarkeit** keine, unebener Bruch

Erscheinungsbild Meist derbe, dichte und knollige Aggregate, häufig als Spaltenfüllung von Brekzien. Oft mit Anteilen von grünem Malachit und rotbraunem Cuprit. „Eilatstein" ist ein Gemenge von Chrysokoll, Malachit und Azurit; „Gem Silica" ist fein verteilter Chrysokoll in Chalcedon.
Entstehung, Vorkommen Entsteht in Oxidationszonen kupferführender Lagerstätten (sekundär) oder aus spätmagmatischen kupferreichen Lösungen (primär). Wichtige Vorkommen sind in den USA (Arizona), Mexiko, Peru, Chile und im Kongo.
Anwendungen Tragen/Auflegen, Meditation, Steinkreis, Aufstellen in der Umgebung, Edelsteinmassage.

Steinheilkunde Chrysokoll bringt Ausgeglichenheit und hilft, allzeit einen klaren Kopf zu wahren, auch bei Stress und Stimmungsschwankungen. Er ist gut bei Halsbeschwerden, Infektionen, Erkältungen, Entzündungen, Krämpfen, Menstruationsbeschwerden, Leberleiden sowie zur Fiebersenkung und Narbenheilung.

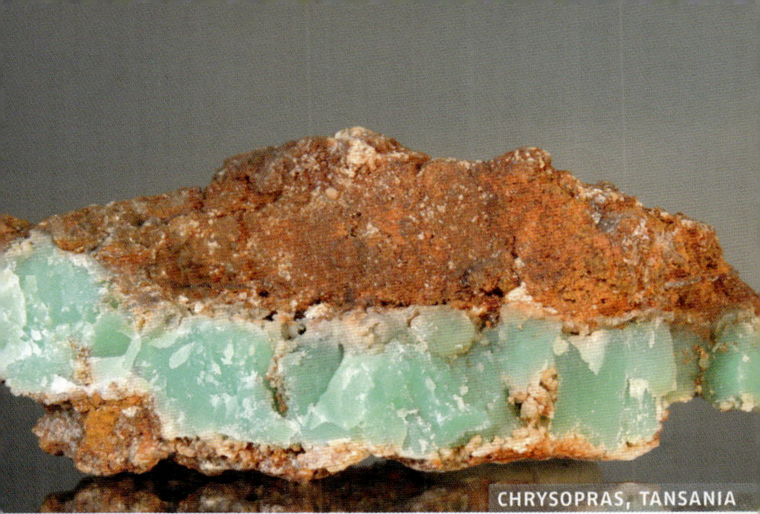

CHRYSOPRAS, TANSANIA

Chrysopras

SiO_2
Chalcedon, Quarz, Oxid/Gerüstsilikat

C

Farbe apfelgrün · **Transparenz** durchscheinend · **Glanz** Wachsglanz · **Dichte** 2,58–2,64 · **Kristallform** trigonal, mikrokristallin – keine erkennbaren Kristalle · **Mohs-Härte** 6½–7 · **Spaltbarkeit** keine, muscheliger, rauer Bruch

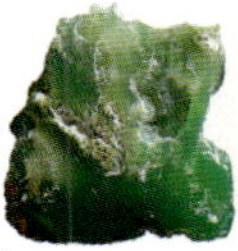

Chrysopras

Erscheinungsbild Meist dichte, teils mit Hohlräumen durchsetzte Aggregate als Knollen und Spaltenfüllungen im Gestein. Oft uneinheitliche Farbverteilung von Blassgrün bis zu intensiven Grüntönen.
Entstehung, Vorkommen Entsteht in der Oxidationszone nickelführender Gesteine (sekundär) aus Kieselsäurelösungen. Die Einlagerung von Nickel in den entstehenden Chalcedon führt zur grünen Farbe. Wichtige Vorkommen sind in Australien, Brasilien, Peru, Russland und Tansania.
Anwendungen Tragen/Auflegen, Edelsteinwasser/-elixier, Meditation, Steinkreis, Aufstellen in der Umgebung, Edelsteinmassage.

Steinheilkunde Chrysopras schenkt Vertrauen und Geborgenheit. Er hilft, belastende Erinnerungen zu verarbeiten, wiederkehrende Alpträume zu beenden und negative Geisteshaltungen aufzulösen. Chrysopras hilft bei Epilepsie und Unfruchtbarkeit, fördert die Entgiftung und Entschlackung und lindert dadurch Allergien, Pilzinfektionen, Rheuma, Neurodermitis und andere Hauterkrankungen.

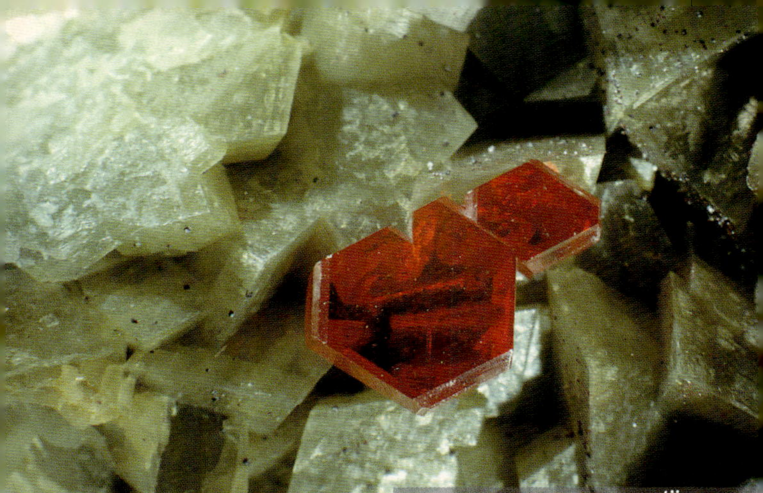

CINNABARIT, STEIERMARK/ÖSTERRE

C

Cinnabarit

HgS
Sulfid

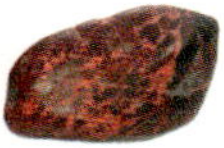

Cinnabarit (Zinnober)

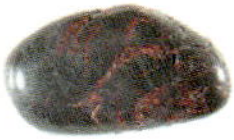

Cinnabaritadern in Matrix

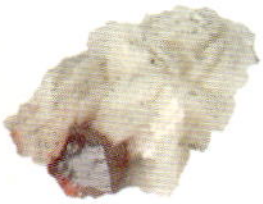

Cinnabaritkristall auf Dolomit

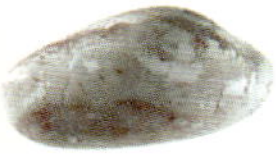

Cinnabarit in Opal („Zinnoberopal“)

Farbe zinnoberrot · **Transparenz** durchscheinend (Kristalle) bis undurchsichtig (Aggregate) · **Glanz** Diamantglanz (Kristalle), matt (Aggregate) · **Dichte** 8,00–8,20 · **Kristallform** trigonal, selten nur kleine, kurzsäulige, pyramidale oder dicktafelige Kristalle · **Mohs-Härte** 2–2½ · **Spaltbarkeit** sehr gut (vollkommen), milder, splittriger Bruch

Erscheinungsbild Selten aufgewachsene Kristalle, häufiger derbe, körnige, pulverige oder krustige Aggregate.
Entstehung, Vorkommen Entsteht bei Temperaturen unter 100 °C aus quecksilberhaltigen Lösungen vulkanischen (primären) oder sedimentären (sekundären) Ursprungs. Tritt als Abscheidung warmer Quellen, als Einlagerung in Brekzien oder in porösen Tuff- und Sedimentgesteinen auf. Vorkommen sind in Spanien, Italien, Slowenien, Russland, USA, Mexiko, Peru und China.
Anwendungen Tragen/Auflegen, Meditation, Steinkreis.
Achtung: Cinnabarit ist giftig! Stäube können über Hautkontakt, Verschlucken und Einatmen giftig wirken, Aggregate können Quecksilbertröpfchen enthalten, deren Dämpfe hochgiftig sind. Nur kompakte Kristalle sind unbedenklich.

Steinheilkunde Cinnabarit (Zinnober) hilft bei Nervosität, Unruhe und Konzentrationsstörungen sowie bei verhärteten Drüsen, Darm-, Haut- und Schleimhauterkrankungen.

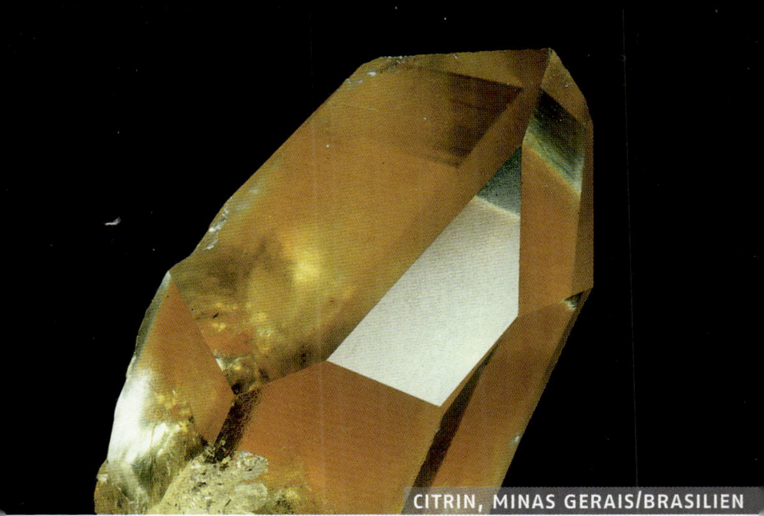

Citrin

SiO_2
Quarz, Oxide/Gerüstsilikate

C

Farbe hellgelb, goldgelb bis bräunlich gelb (cognac), seltener grünlich gelb · **Transparenz** durchsichtig bis durchscheinend · **Glanz** Glasglanz · **Dichte** 2,63–2,65 · **Kristallform** trigonal, meist gut ausgebildete, sechsseitige Kristalle · **Mohs-Härte** 7 · **Spaltbarkeit** keine, muscheliger Bruch

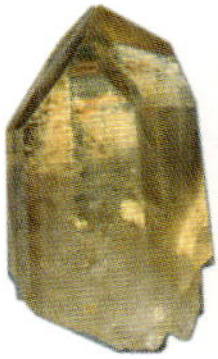
Citrinkristall

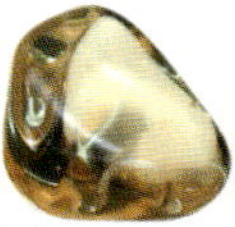
Citrin

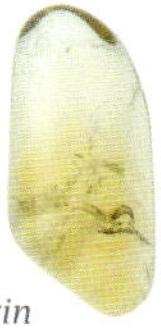
Citrin

Erscheinungsbild Sechsseitige, prismatische Kristalle mit Spitze, gelb bis braungelb (fließender Übergang zum Rauchquarz). Amethystähnliche Kristallrasen mit gelben bis orangebraunen Kristallen sind kein Naturcitrin, sondern erhitzter Amethyst.
Entstehung, Vorkommen Magmatische Bildung (primär) aus hydrothermalen Lösungen in Pegmatiten. Die Gelbfärbung stammt von eingelagertem Eisen oder von durch natürliche Strahlung ionisiertem Aluminium. Wichtige Vorkommen in Brasilien, Madagaskar, Russland und Kongo.
Anwendungen Tragen/Auflegen, Edelsteinwasser/-elixier, Meditation, Steinkreis, Aufstellen in der Umgebung, Edelsteinmassage, energetische Behandlungen.

Steinheilkunde Citrin stärkt den Lebensmut, bringt Zuversicht und Lebensfreude und hilft bei Depressionen. Er macht aktiv und ermöglicht, aufgenommene Eindrücke gut zu verarbeiten. Körperlich regt er die Verdauung an und stärkt Magen, Milz, Bauchspeicheldrüse und Nerven.

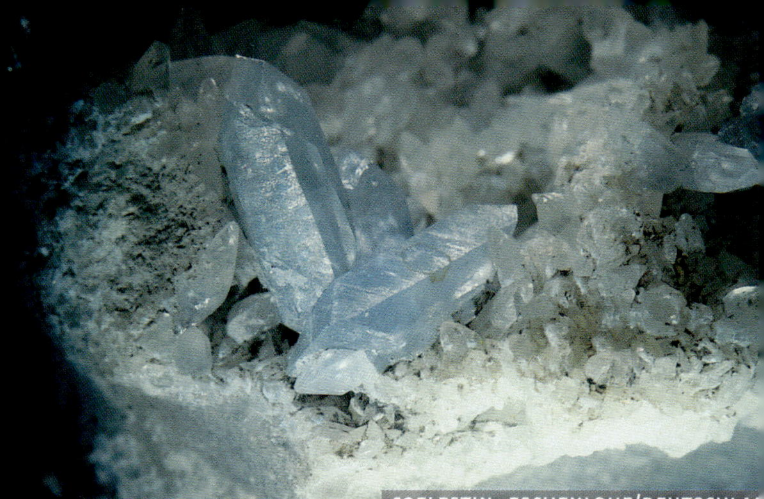

COELESTIN, ESCHENLOHE/DEUTSCHLA

C

Coelestin

$SrSO_4$

Sulfat

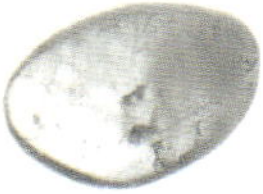

Coelestin farblos

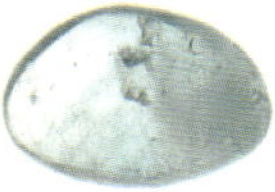

Coelestin blau

Farbe farblos, gelblich bis hellblau, selten rötlich oder grün · **Transparenz** durchsichtig bis durchscheinend · **Glanz** fettiger Glasglanz, auf Spaltflächen auch Perlmuttglanz · **Dichte** 3,90–4, 00 · **Kristallform** rhombisch, dicktafelige bis prismatische Kristalle · **Mohs-Härte** 3–3½ · **Spaltbarkeit** sehr gut (vollkommen), spröde

Erscheinungsbild Gut ausgebildete Kristalle in Gruppen oder Drusen, außerdem körnige, dichte, faserige und stängelige Aggregate als Knollen, Kluft- und Gangfüllungen.
Entstehung, Vorkommen Entsteht aus sulfathaltigen Lösungen als Hohlraumfüllung oder Konkretion in Ton-, Kalk- und Gipssedimenten (sekundär). Sehr selten nur aus hydrothermalen Lösungen magmatischen Ursprungs (primär). Wichtige Vorkommen sind in Madagaskar, den USA und Tunesien.
Anwendungen Tragen/Auflegen, Edelsteinwasser/-elixier, Meditation, Steinkreis, Aufstellen in der Umgebung.

Steinheilkunde Coelestin hilft, Struktur im Leben zu schaffen, Stabilität zu gewinnen und Gefühle von Einengung, Ohnmacht und Beklemmung zu lindern. Er löst chronische Muskelverspannungen sowie Verhärtungen in Knochen, Geweben und Organen auf und verbessert die Beständigkeit und Elastizität von Blutgefäßen.

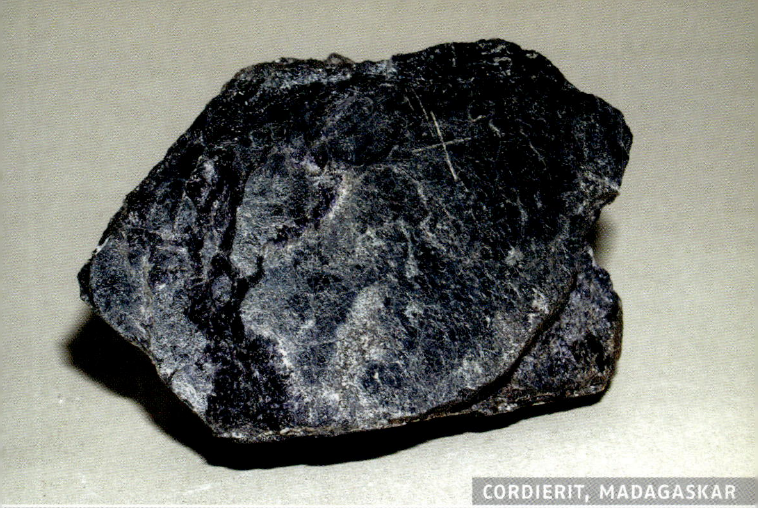

CORDIERIT, MADAGASKAR

Cordierit (Iolith)

$(Mg,Fe)_2Al_3[AlSi_5O_{18}]$
Ringsilikat

C

Farbe blau, blaugrau, gelb · **Transparenz** durchsichtig bis durchscheinend · **Glanz** Glas- bis Fettglanz · **Dichte** 2,58–2,66 · **Kristallform** rhombisch, selten kurzprismatische Kristalle · **Mohs-Härte** 7 · **Spaltbarkeit** gut (unvollkommen), spröde, muscheliger Bruch

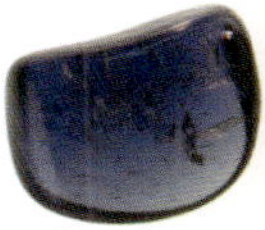

Cordierit blau

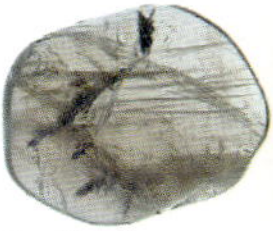

Cordierit grau

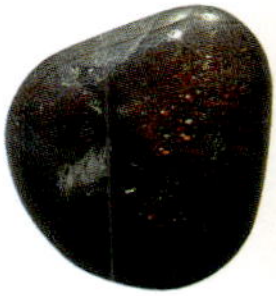

Cordierit mit Hämatiteinschlüssen ***(Iolith-Sonnenstein)***

Erscheinungsbild Selten gut ausgebildete, im Gestein eingewachsene Kristalle, häufiger eingesprengte Körner im Gestein (z. B. im Cordieritgneis) oder dichte Massen. Die Farbe transparenter Kristalle bzw. Körner wechselt beim Drehen zwischen Hell und Dunkel, manchmal auch zwischen Blau und Gelb (Pleochroismus).
Entstehung, Vorkommen Entsteht hauptsächlich bei der metamorphen Umwandlung (tertiär) magnesium- und aluminiumreicher Sedimente und tritt daher in kristallinen Schiefern, Amphiboliten und Gneisen auf. Wichtige Vorkommen sind in Sri Lanka, Indien, Madagaskar, Brasilien.
Anwendungen Tragen/Auflegen, Edelsteinwasser/-elixier, Meditation, Steinkreis, Aufstellen in der Umgebung.

Steinheilkunde Cordierit hilft, Schwierigkeiten und Lebenskrisen zu überstehen. Er fördert Pflichtgefühl und Verantwortung und steigert die körperliche Leistungsfähigkeit. Cordierit stärkt die Nerven, hilft bei Lähmungen und tauben Gliedern und erleichtert, Schmerzen zu ertragen.

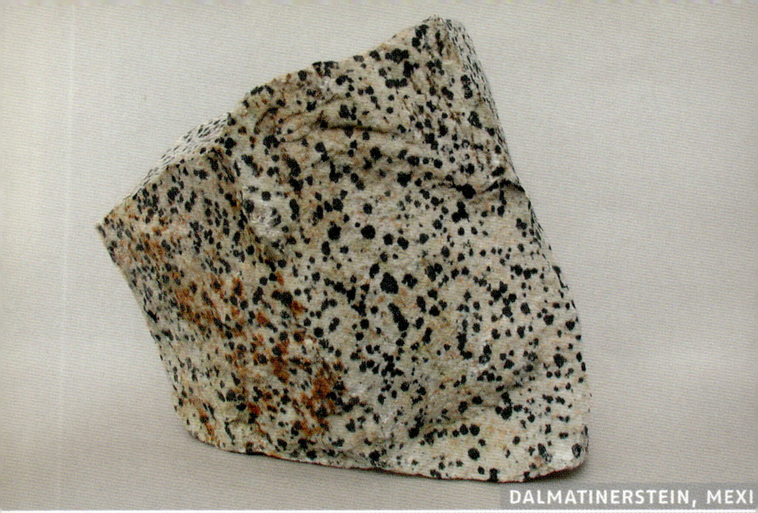

D

Dalmatinerstein (Aplit)

SiO_2 (Quarz) + $KAlSi_3O_8$ (Kalifeldspat) + $NaFeSi_2O_6$ (Aegirin)
Silikatreiches, granitisches Ganggestein

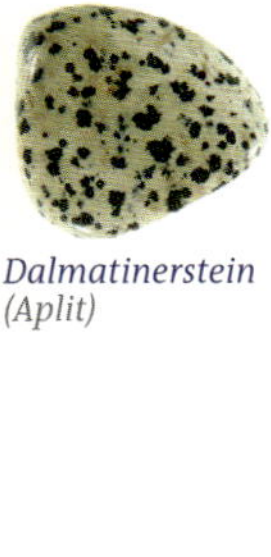

Dalmatinerstein (Aplit)

Farbe schwarze Punkte auf hellem Grund · **Transparenz** undurchsichtig · **Glanz** matt · **Dichte** 2,66–2,76 · **Kristallform** trigonal (Quarz), triklin (Feldspat), monoklin (Aegirin) · **Mohs-Härte** 6–7 · **Spaltbarkeit** keine, unebener bis körniger Bruch

Erscheinungsbild Helles, körniges Gestein mit schwarzen Punkten, die der Musterung von Dalmatinerhunden ähneln. **Entstehung, Vorkommen** Entsteht aus einer Restschmelze von quarzreichem, granitisch-syenitischem Magma (primär), die Granite und deren Nebengesteine durchsetzt und in Gängen auskristallisiert. Der relativ hohe Natrium- und Eisengehalt führt zur Bildung von Aegirin als kleine schwarze Nester und Punkte in der weißen bis grauen Grundmasse aus Quarz und Feldspat. Wichtige Vorkommen in Mexiko. **Anwendungen** Tragen/Auflegen, Edelsteinwasser/-elixier, Meditation, Steinkreis, Aufstellen in der Umgebung, Edelsteinmassage.

Steinheilkunde Dalmatinerstein regt an, Ideen und Vorhaben gründlich zu durchdenken und erst dann Schritt für Schritt tatkräftig zu realisieren. Er wirkt stärkend, ausgleichend und emotional aufbauend und verbessert das Reaktionsvermögen. Dalmatinerstein stabilisiert den Kreislauf, stärkt die Nerven und verbessert die Motorik.

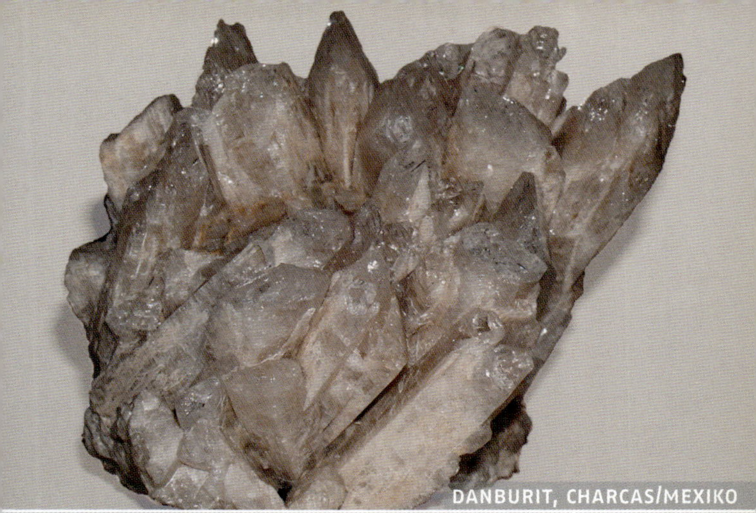

DANBURIT, CHARCAS/MEXIKO

Danburit

$Ca[B_2Si_2O_8]$
Gerüstsilikat

◊ **D**

Farbe farblos, gelb, grünlich, blassrosa, blassbraun · **Transparenz** durchsichtig bis durchscheinend · **Glanz** fettiger Glasglanz **Dichte** 2,97–3,03 · **Kristallform** rhombisch, längsgeriefte Kristalle mit keilförmiger Spitze · **Mohs-Härte** 7 · **Spaltbarkeit** gut (unvollkommen), unebener, muscheliger Bruch

Erscheinungsbild Häufig Einzelkristalle bis zu 30 cm Größe sowie Kristallgruppen und fächerförmige Aggregate. Auch körnige und derbe Aggregate, letztere sind typisch für gelben Danburit.

Entstehung, Vorkommen Kann magmatisch in Pegmatiten (primär) sowie in marinen Salzlagerstätten (sekundär) entstehen. Vor allem jedoch bei der kontaktmetamorphen Umwandlung (tertiär) von Kalk oder Dolomit durch eindringendes Magma. Primäre Vorkommen finden sich in Brasilien und Madagaskar, sekundäre in Utah/USA, tertiäre in Danbury/USA, Charcas/Mexiko und Dalnegorsk/Russland.

Anwendungen Tragen/Auflegen, Edelsteinwasser/-elixier, Meditation, Steinkreis, Aufstellen in der Umgebung.

Steinheilkunde Danburit fördert die Selbstannahme und ermöglicht, anderen ohne Bedingungen Liebe zu schenken. Hilft bei seelisch bedingten Störungen von Herz, Kreislauf und Verdauung, manchmal auch bei Magersucht.

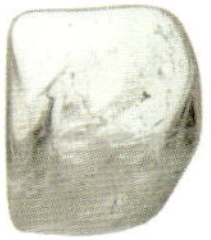

Danburit farblos

Danburit rosa

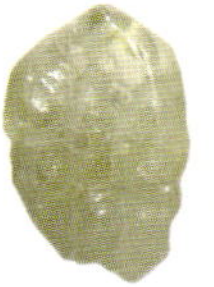

Danburit grünlich

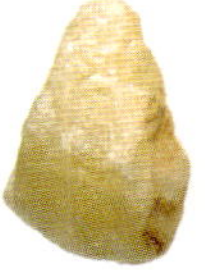

Danburit gelb

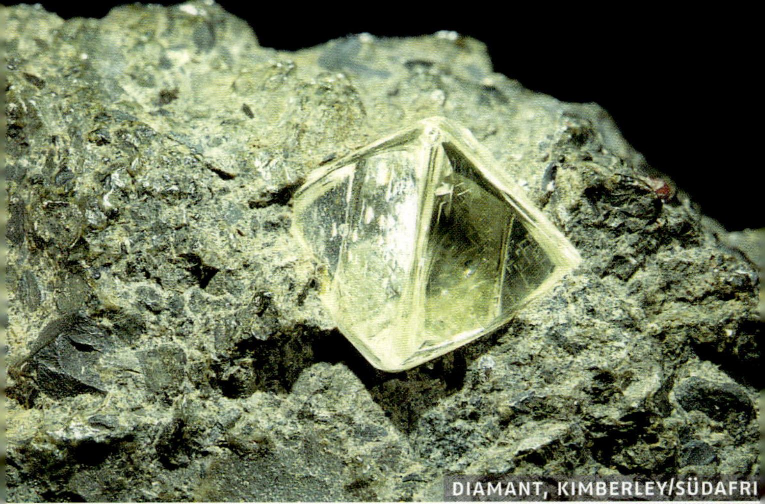

D

Diamant

C_n

Kohlenstoff, Natürliches Element

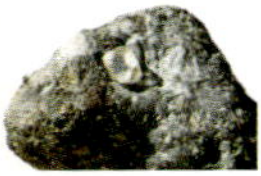

Diamant auf Kimberlit

Verschiedenfarbige Diamanten:

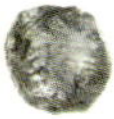

farblos

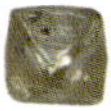

grau

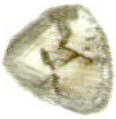

hellgelb

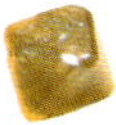

gelb

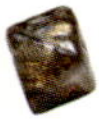

braun

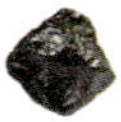

schwarz

Farbe farblos, grau, gelb, braun, schwarz, seltener blau, rot, grün · **Transparenz** durchsichtig bis undurchsichtig · **Glanz** Diamantglanz, roh auch Glas- bis Fettglanz · **Dichte** 3,50–3,54 · **Kristallform** kubisch, kleine, würfelige oder oktaedrische Kristalle · **Mohs-Härte** 10 · **Spaltbarkeit** sehr gut (vollkommen)

Erscheinungsbild Kleine Kristalle oder spätige bis körnige Aggregate, als Gerölle oder eingebettet im Gestein.
Entstehung, Vorkommen Wird durch Metamorphose (tertiär) aus Graphit in sehr großen Tiefen gebildet und gelangt durch Vulkanausbrüche an die Erdoberfläche. Reichert sich als verwitterungsresistentes Mineral in Flussablagerungen (Edelsteinseife) an. Wichtige Vorkommen in Indien, Brasilien, Australien, Sibirien/Russland, Südafrika, Namibia, Botswana, Kongo und Kanada.
Anwendungen Tragen/Auflegen, Edelsteinwasser/-elixier, Meditation.

Steinheilkunde Diamant fördert Charakterstärke, Ethik und die Treue zu sich selbst. Er hilft, Krisen und Probleme verantwortungsbewusst zu meistern. Diamant wirkt reinigend und hilft bei Erkrankungen der Nerven, Sinnesorgane, Hormondrüsen, Blutgefäße und des Gehirns. Daher auch der wichtigste Heilstein bei Schlaganfall.

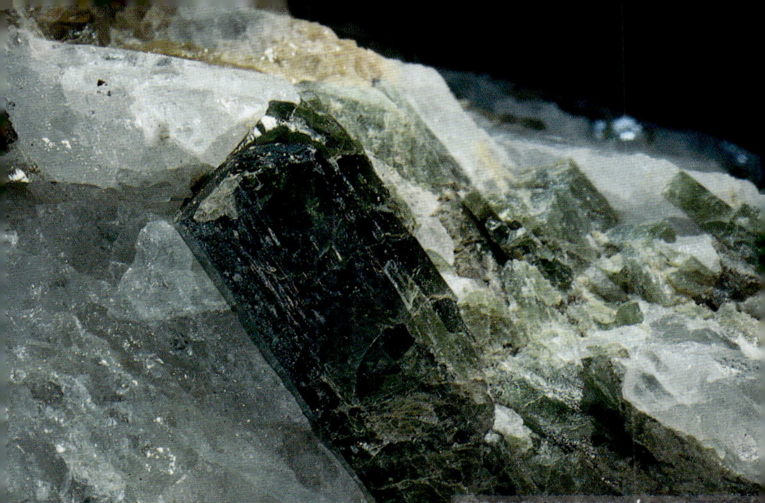

DIOPSID, SKARDU/PAKISTAN

Diopsid

$CaMg(Si_2O_6)$
Pyroxen, Kettensilikat

D

Farbe weiß, grau, grün, hellblau, blauviolett, schwarz · **Transparenz** durchsichtig bis undurchsichtig · **Glanz** Glasglanz · **Dichte** 3,27–3,31 · **Kristallform** monoklin, kleine, kurzsäulige oder tafelige Kristalle · **Mohs-Härte** 5½ · **Spaltbarkeit** gut (unvollkommen)

Erscheinungsbild Selten kleine, meist im Gestein eingewachsene Kristalle, häufiger derbe, körnige oder breitstängelige Aggregate. Als Sterndiopsid zeigt er geschliffen einen vierstrahligen Stern (Asterismus), als Chromdiopsid eine intensive, grüne Farbe.
Entstehung, Vorkommen Entsteht meist bei der Metamorphose (tertiär) magnesium- und calciumreicher Gesteine, seltener als Gemengteil basischer Magmatite (primär). Vorkommen sind in Indien und Sri Lanka (Sterndiopside), Burma, Madagaskar, Brasilien, USA und Russland. Chromdiopsid stammt überwiegend aus Südafrika oder Russland.
Anwendungen Tragen/Auflegen, Edelsteinwasser/-elixier, Meditation.

Steinheilkunde Diopsid hilft, Frieden zu schließen, zu verzeihen und alte Schmerzen und Verletzungen loszulassen. Sterndiopsid fördert die Erkenntnis der geistigen Natur allen Seins, Chromdiopsid die spielerische Inspiration. Alle Diopside stärken die Nieren, Sinnesorgane und Nerven.

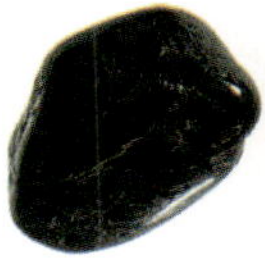

Diopsid schwarz

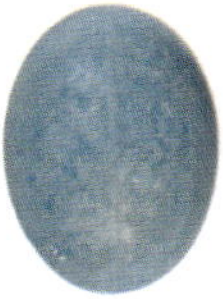

Diopsid blau

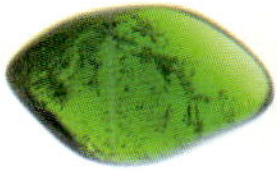

Chromdiopsid

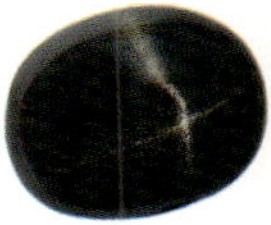

Sterndiopsid

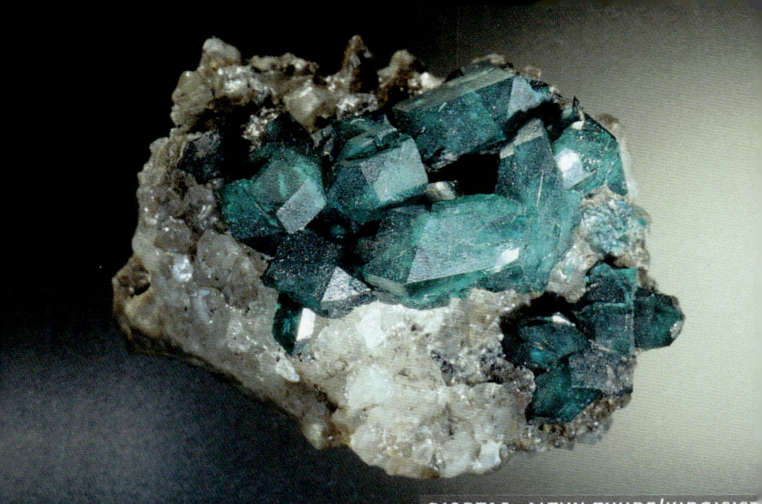

DIOPTAS, ALTYN TYUBE/KIRGISIST

D

Dioptas

$Cu_6(Si_6O_{18}) \cdot 6\ H_2O$
Ringsilikat

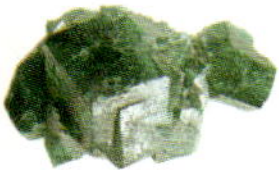

Dioptas

Farbe intensiv smaragdgrün bis dunkelgrün · **Transparenz** durchsichtig · **Glanz** Glasglanz · **Dichte** 3,18 · **Kristallform** trigonal, kleine, isometrische bis kurzprismatische Kristalle · **Mohs-Härte** 5 · **Spaltbarkeit** sehr gut (vollkommen), spröde

Erscheinungsbild Meist derbe Aggregate oder Kristallrasen, Grüppchen und Drusen mit kleinen Kristallen. Zentimetergroße Kristalle finden sich mitunter aufgewachsen in Calcitdrusen.
Entstehung, Vorkommen Entsteht in Oxidationszonen kupferführender Lagerstätten (sekundär) oder aus spätmagmatischen, kupferreichen Lösungen (primär). Wichtige Vorkommen sind in Kasachstan, Namibia, Zaire und im Kongo.
Anwendungen Tragen/Auflegen, Edelsteinwasser/-elixier, Meditation.

Steinheilkunde Dioptas macht den eigenen inneren Reichtum an Bildern, Fähigkeiten und Kenntnissen bewusst und fördert so Kreativität, Fantasie, Ideenvielfalt und den Sinn für Schönheit. Er unterstützt darin, die eigenen Träume zu leben, und bringt Gefühlstiefe, Hoffnung und Glück. Körperlich ist Dioptas gut für Augen, Leber, Gelenke, Bandscheiben und Meniskus, er verbessert die Regeneration und lindert Schmerzen, Krämpfe und Kopfweh.

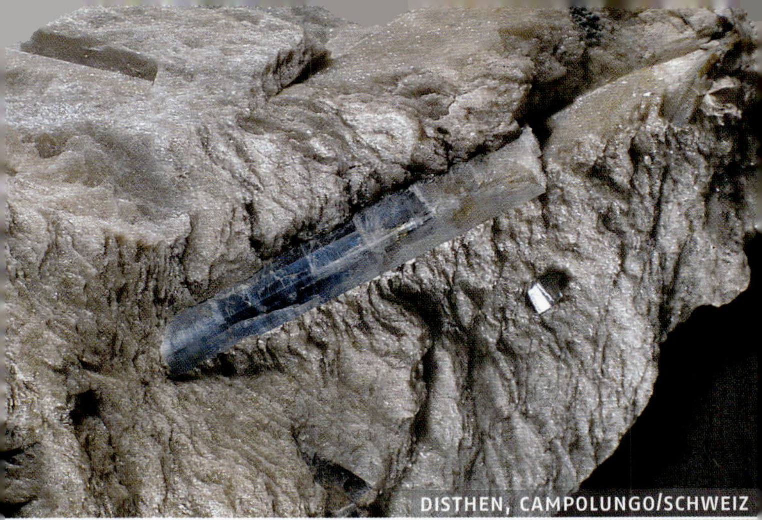

DISTHEN, CAMPOLUNGO/SCHWEIZ

Disthen (Kyanit)

Al_2SiO_5
Inselsilikat

D

Farbe blau, blaugrün, gelbgrün, grau, schwarz · **Transparenz** durchsichtig bis undurchsichtig · **Glanz** Glasglanz · **Dichte** 3,53–3,69 · **Kristallform** triklin, lange, säulige Kristalle · **Mohs-Härte** 4–4½ bzw. 6–7, je nachdem, in welche Richtung geritzt wird · **Spaltbarkeit** sehr gut (vollkommen), Bruch faserig, spröde

Erscheinungsbild Lange, breitstängelige oder linealartige, meist eingewachsene Kristalle mit zerbrochenen Enden. Auch strahlige, radialstrahlige und faserige Aggregate, z. T. innig verwachsen mit grünem Fuchsit. Eine Besonderheit sind Disthenkristalle mit Rubinkern.
Entstehung, Vorkommen Entsteht bei der Metamorphose (tertiär) von aluminiumreichen Gesteinen zu kristallinen Schiefern unter hohem Druck. Vorkommen gibt es weltweit, u. a. in Brasilien, Russland, Indien und der Schweiz.
Anwendungen Tragen/Auflegen, Edelsteinwasser/-elixier, Meditation, Steinkreis, Aufstellen in der Umgebung.

Steinheilkunde Disthen hilft, die eigene Identität selbst in schwierigsten Situationen zu wahren. Er fördert logisch-rationales Denken sowie instinktsicheres Handeln, wenn es notwendig ist. Disthen hilft bei Übersäuerung, Rheuma und Gicht, lindert Heiserkeit und Kehlkopfbeschwerden und fördert die Beweglichkeit, Motorik und Fingerfertigkeit.

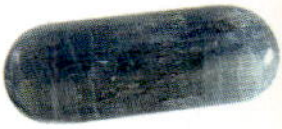

Disthen blau

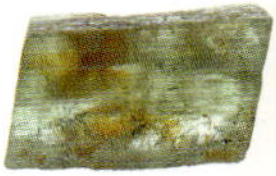

Disthen grün

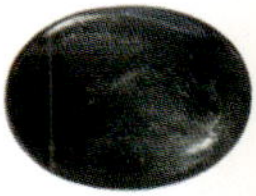

Disthen schwarz

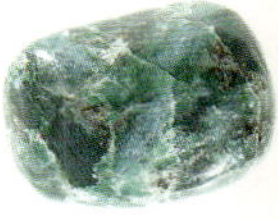

Fuchsit-Disthen

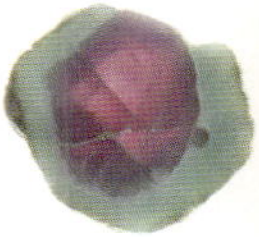

Rubin-Disthen

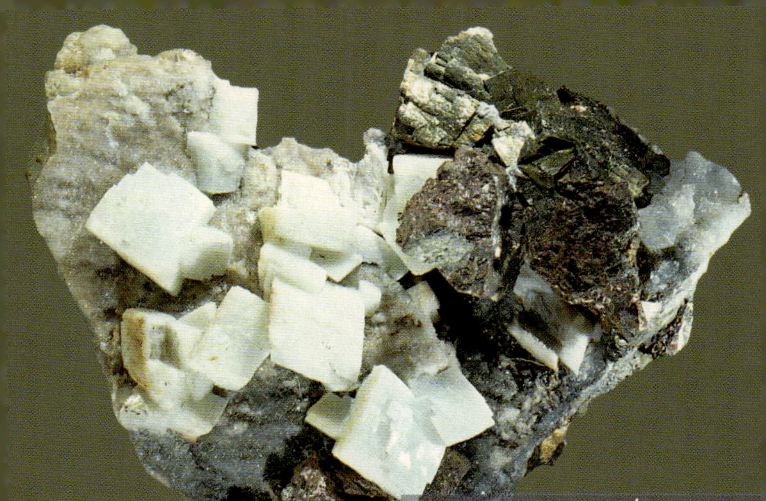

DOLOMIT, SIEGERLAND/DEUTSCHLAN

D

Dolomit

$CaMg(CO_3)_2$
Carbonat

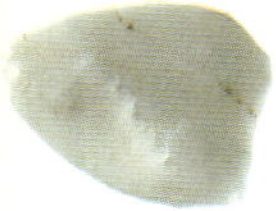

Dolomit weiß

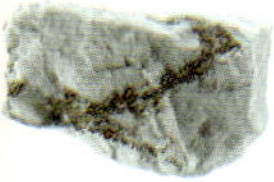

Dolomit mit Pyrit

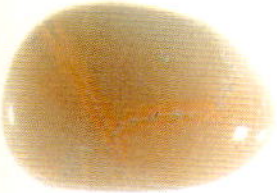

Dolomit orange

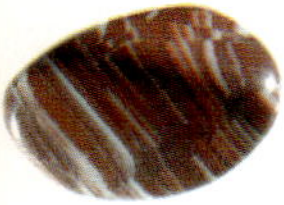

Dolomit gebändert

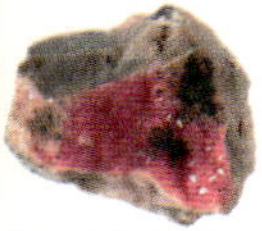

Kobalt-Dolomit

Farbe weiß, grau, beige, gelb, braun, orange, rosa, rot, pinkviolett · **Transparenz** durchscheinend bis undurchsichtig · **Glanz** Glasglanz · **Dichte** 2,85–2,95 · **Kristallform** trigonal, rhomboedrische Kristalle · **Mohs-Härte** 3½–4 · **Spaltbarkeit** sehr gut (vollkommen), muscheliger Bruch, spröde

Erscheinungsbild Rhomboedrische Kristalle, oft mit gekrümmten Flächen. Meist jedoch körnige Massen, manchmal mit versetzten Bänderungen in Weiß, Braun und Rot.
Entstehung, Vorkommen Gesteinsbildendes Sediment (sekundär), manchmal metamorph überprägt (Dolomit-Marmor, tertiär). Schöne Kristalle aus hydrothermalen Lösungen sedimentären (sekundär) oder metamorphen Ursprungs (tertiär). Wichtige Vorkommen: Schweiz, Österreich, Spanien, England, USA, Mexiko und Brasilien.
Anwendungen Tragen/Auflegen, Edelsteinwasser/-elixier, Meditation, Steinkreis, Aufstellen in der Umgebung, Edelsteinmassage.

Steinheilkunde Dolomit unterstützt die Selbstfindung. Er bringt Geduld und Stabilität und fördert den gesunden Menschenverstand. Dolomit entspannt, entsäuert und wirkt schmerzlindernd und krampflösend. Er hilft bei Muskelkater, Magen-, Darm-, Herz- und Kreislaufbeschwerden.

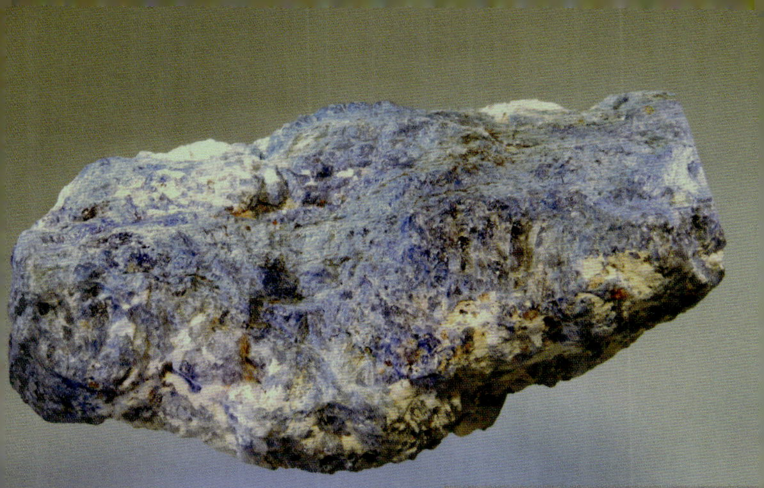

DUMORTIERIT, MADAGASKAR

Dumortierit

$(Al,Fe)_7[O_3/BO_3/(SiO_4)_3]$
Inselsilikat

D

Farbe blau, grau, grün, braun · **Transparenz** durchscheinend bis undurchsichtig · **Glanz** Seidenglanz oder matt · **Dichte** 3,26–3,41 · **Kristallform** rhombisch, selten nur prismatische oder nadelige Kristalle · **Mohs-Härte** 7 · **Spaltbarkeit** gut (unvollkommen), muscheliger Bruch

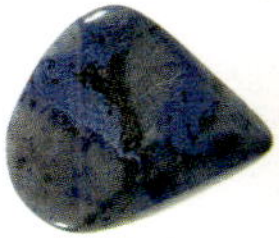

Dumortierit

Erscheinungsbild Verfilzte, faserige, strahlige, büschelige oder radialstrahlige Aggregate. Oft mit Quarz verwachsen, dadurch unregelmäßig fleckige oder gesprenkelte Textur. **Entstehung, Vorkommen** In Pegmatiten aus borsäurehaltigem Magma oder durch Einwirkung von Borsäuredämpfen auf Aluminiumsilikatgesteine (primär) oder in metamorphen Umwandlungsprozessen (tertiär). Wichtige Vorkommen: Brasilien, Südafrika, Namibia, Mozambique, Madagaskar. **Anwendungen** Tragen/Auflegen, Edelsteinwasser/-elixier, Meditation, Steinkreis, Aufstellen in der Umgebung, Edelsteinmassage.

Steinheilkunde Dumortierit bringt Mut, Zuversicht und hilft, das Leben leichter zu nehmen („Take-it-easy-Stein"). Er lindert Ängste, Depression, Nervosität und Stress. Dolomit erleichtert es, zwanghafte Verhaltensmuster aufzulösen, und unterstützt Suchttherapien. Körperlich hilft er bei Nervenleiden, Wahrnehmungsstörungen, Kopfschmerzen, Krämpfen, Übelkeit, Erbrechen und Durchfall.

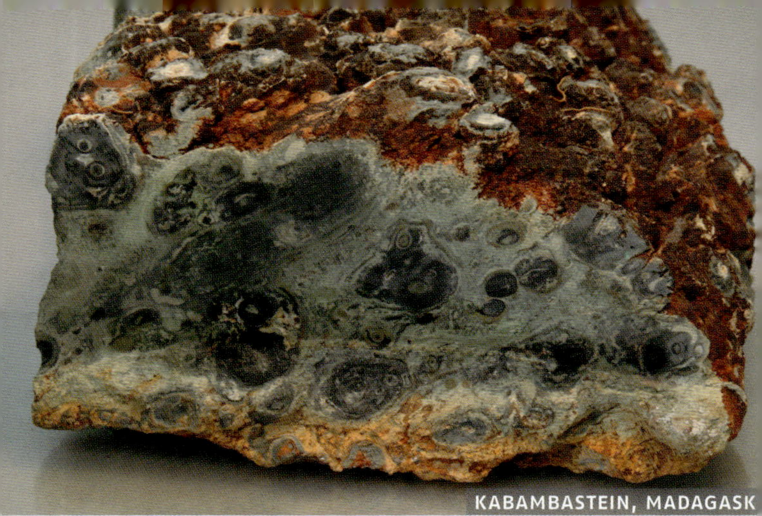

E

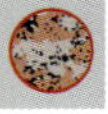

Eldarit (Nebulastein/Kabambastein)

SiO_2, $(Na,K)[AlSi_3O_8]$, $Na_2Fe_5[(OH,F)/Si_4O_{11}]_2)$, $NaFe[Si_2O_6]$
Vulkanit mit Quarz, Feldspat, Riebeckit und Aegirin

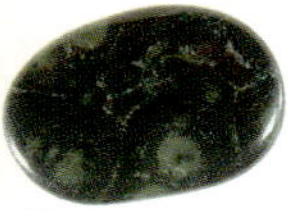

Eldarit, Nebulastein

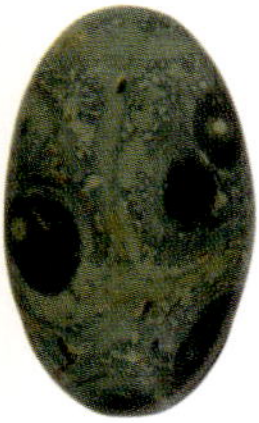

Eldarit, Kabambastein

Farbe grüne Flecken in dunkler Matrix (Nebulastein) oder dunkle Flecken in grüner Matrix (Kabambastein) · **Transparenz** undurchsichtig · **Glanz** Fettglanz bis matt · **Dichte** 2,66–2,68 · **Kristallform** monoklin (Riebeckit, Aegirin), triklin (Feldspat), trigonal (Quarz) – mikrokristallin, daher keine erkennbaren Kristalle · **Mohs-Härte** 6–7 · **Spaltbarkeit** keine, unebener, feinkörniger Bruch

Erscheinungsbild Massiges, feinkörniges Gestein mit radialstrahligen, an Zellen erinnernden Einschlüssen.
Entstehung, Vorkommen Vulkanisches Gestein (primär), das zunächst teilweise als Glas erstarrte und später auskristallisierte. Die Vorkommen sind in Mexiko (Nebulastein) und Madagaskar (Kabambastein).
Anwendungen Tragen/Auflegen, Edelsteinwasser/-elixier, Meditation, Steinkreis, Aufstellen in der Umgebung, Edelsteinmassage.

Steinheilkunde Eldarit stärkt die Lebenskraft und schützt gegen äußere Einflussnahme. Er hilft bei Ängsten, Sorgen, Zweifel und seelischem Druck. Speziell Nebulastein hilft, verdrängte Persönlichkeitsanteile zu erkennen und zu integrieren. Körperlich reguliert Eldarit die Funktion der Haut, Körperflüssigkeiten und Schweißdrüsen. Speziell Kabambastein stärkt das Immunsystem gegen Vireninfektionen.

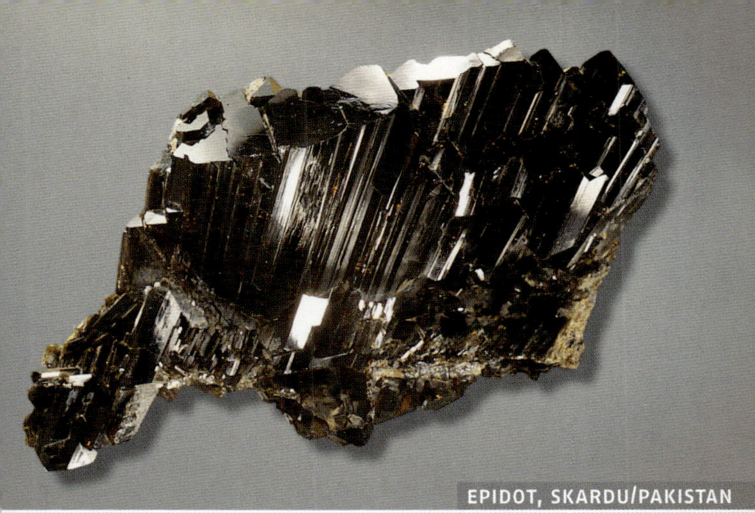

EPIDOT, SKARDU/PAKISTAN

Epidot

$Ca_2(Fe,Al)Al_2[O/OH/SiO_4/Si_2O_7]$
Gruppensilikat

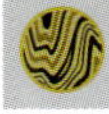

E

Farbe grün bis braun-schwarz · **Transparenz** durchsichtig bis durchscheinend (kleine Kristalle), sonst undurchsichtig bis kantendurchscheinend · **Glanz** Glasglanz · **Dichte** 3,35–3,50 · **Kristallform** monoklin, prismatische bis nadelige Kristalle · **Mohs-Härte** 6–7 · **Spaltbarkeit** sehr gut (vollkommen), muscheliger, splittriger Bruch

Erscheinungsbild Flächenreiche Kristalle mit längsgestreiften Seiten sowie derbe bis körnige Massen. Vermengt mit weißem Feldspat wird er „Schneeflocken-Epidot", mit rosa Feldspat „Unakit" genannt (s. S. 206). Auch als Einschluss in Quarz („Epidotquarz").
Entstehung, Vorkommen Entsteht meist metamorph (tertiär) durch die Umwandlung anderer Silikate, schöne Kristalle und Epidotquarz aus hydrothermalen Lösungen metamorphen Ursprungs. Vorkommen gibt es weltweit, u. a. in Österreich, Norwegen, Madagaskar, Pakistan, Peru, Kanada und USA; Schneeflocken-Epidot stammt aus Mexiko.
Anwendungen Tragen/Auflegen, Edelsteinwasser/-elixier, Meditation, Steinkreis, Aufstellen in der Umgebung.

Steinheilkunde Epidot fördert die Regeneration, bringt Geduld und löst Kummer und Selbstmitleid auf. Er bringt Erholung nach Überanstrengung und schwerer Krankheit und stärkt Leber, Galle, Immunsystem und Verdauung.

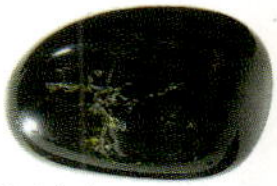

Epidot

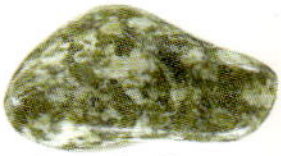

Schneeflocken-Epidot

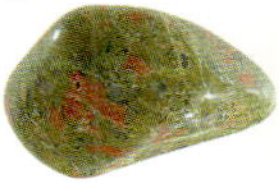

Unakit

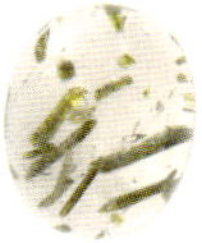

Epidotquarz

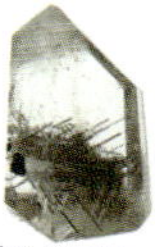

Epidotquarz

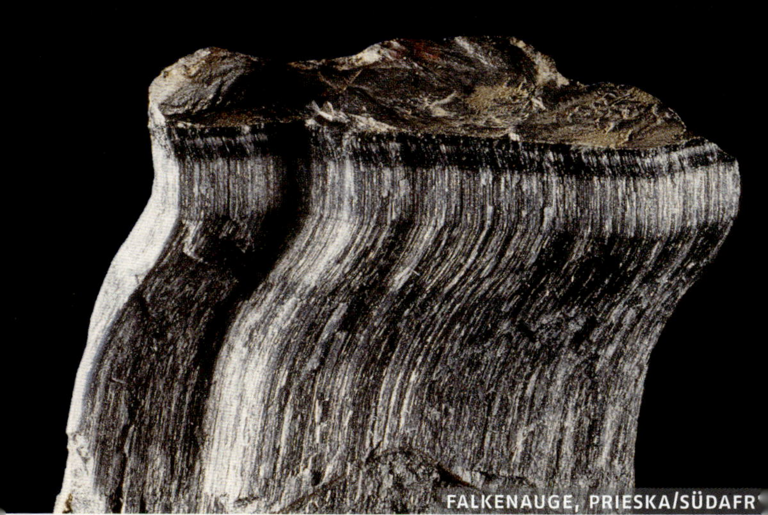

FALKENAUGE, PRIESKA/SÜDAFR

F

Falkenauge

SiO_2

Quarz, Oxide/Gerüstsilikate

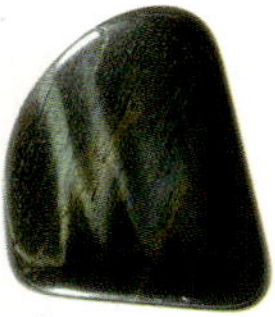

Falkenauge

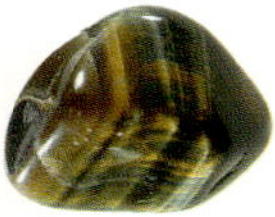

Falkenauge mit Tigerauge

Farbe blaugrau bis blauschwarz, auch grünschwarz · **Transparenz** undurchsichtig · **Glanz** Seidenglanz · **Dichte** 2,64–2,71 · **Kristallform** trigonal, jedoch keine erkennbaren Kristalle · **Mohs-Härte** 6½ –7 · **Spaltbarkeit** keine, muscheliger Bruch

Erscheinungsbild Massive Spaltenfüllung mit faseriger Textur, durch die ein seidiger Schimmer und geschliffen der typische Katzenaugen-Effekt (Chatoyance) entsteht.
Entstehung, Vorkommen Entsteht metamorph-hydrothermal (tertiär) durch Verkieselung von Krokydolithfasern. Krokydolith ist ein Asbestmineral, das als Spaltenfüllung in Eisenerzen auftritt. Durch nachträglich eindringende Kieselsäurelösungen wird der Krokydolith fest im entstehenden Quarz eingebettet. Vorkommen gibt es in Südafrika.
Anwendungen Tragen/Auflegen, Edelsteinwasser/-elixier, Meditation, Steinkreis, Aufstellen in der Umgebung, Edelsteinmassage.

Steinheilkunde Falkenauge hilft, Distanz zu wahren, einen geistigen Überblick zu gewinnen, das eigene Ziel im Blick zu behalten und auf diese Weise Stimmungsschwankungen und Entscheidungsschwierigkeiten zu meistern. Es mindert Nervosität, Zittern und innere Unruhe sowie Schmerzen und hormonelle Überfunktionen.

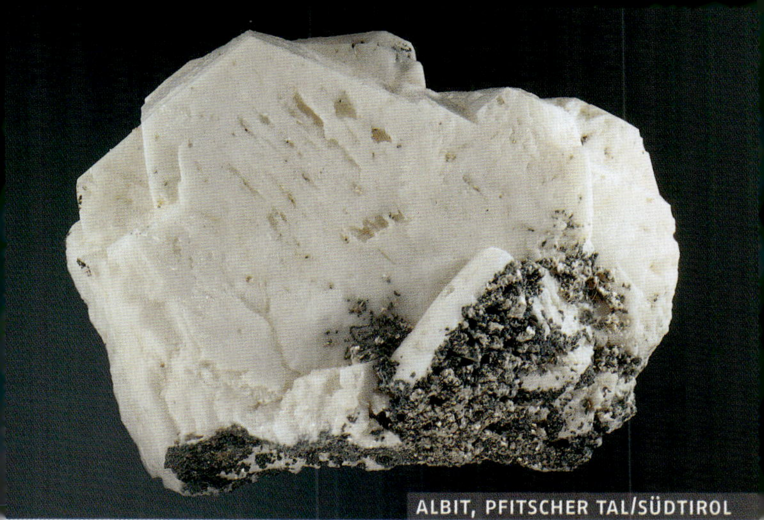

ALBIT, PFITSCHER TAL/SÜDTIROL

Feldspat

$KAlSi_3O_8$ (Kalifeldspat), $NaAlSi_3O_8$ (Natronfeldspat), $CaAl_2Si_2O_8$ (Kalkfeldspat), Gerüstsilikate

F

Albit

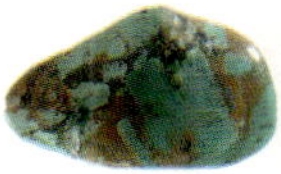

Buntfeldspat

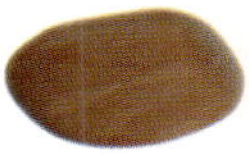

Mikroklin

Farbe farblos, weiß, grau, gelb, orange, braun, rosa, grün, bläulich, schwarz · **Transparenz** durchsichtig bis undurchsichtig · **Glanz** Glasglanz · **Dichte** 2,54–2,72 · **Kristallform** monoklin oder triklin, meist tafelige Kristalle · **Mohs-Härte** 6–6½ · **Spaltbarkeit** sehr gut (vollkommen), unebener Bruch

Erscheinungsbild Feldspat ist eine Gruppe von Silikaten, die sich im Gehalt von Kalium, Natrium und Calcium unterscheiden. Dazu zählen u. a. Amazonit, Labradorit, Mondstein, Orthoklas und Sonnenstein (s. unter diesen Namen). Außerdem weißer bis blasstürkiser Albit (trikliner Natronfeldspat), braun-türkiser Buntfeldspat und altrosa bis kupferroter Mikroklin (beides trikline Kalifeldspäte).
Entstehung, Vorkommen Feldspat tritt im magmatischen (primären) und metamorphen (tertiären) Bildungsbereich auf. Albit ist meist metamorph, Buntfeldspat und rosa Mikroklin magmatisch. Albit gibt es weltweit, Buntfeldspat und rosa Mikroklin stammen aus Madagaskar.
Anwendungen Tragen/Auflegen, Edelsteinwasser/-elixier, Meditation, Steinkreis, Aufstellen in der Umgebung.

Steinheilkunde Feldspat bringt Offenheit, Weite und eine gute Wahrnehmung. Albit fördert Gewebe, Muskulatur und Haut, Buntfeldspat hilft bei Verdauungsbeschwerden und Mikroklin verbessert die Bewegungskoordination.

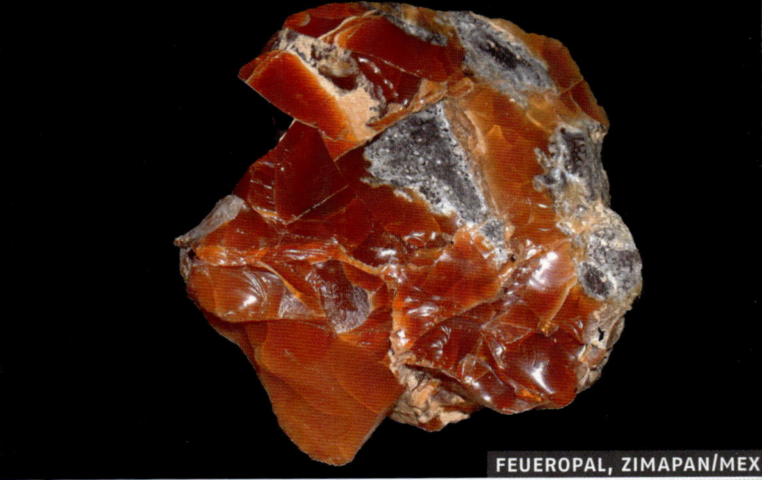
FEUEROPAL, ZIMAPAN/MEX

F

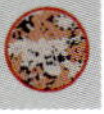

Feueropal

$SiO_2 \cdot n\ H_2O$

Opal, Oxid/Silikat

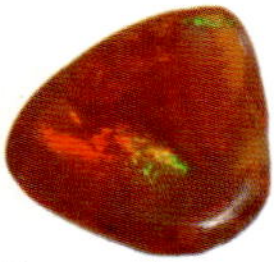
Feueropal (Edelopal)

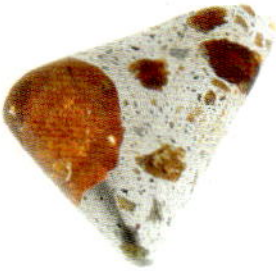
Roter Opal in Matrix (Gewöhnlicher Opal)

Farbe orange bis feuerrot, immer mit opalisierendem Farbenspiel · **Transparenz** durchsichtig bis durchscheinend · **Glanz** Glasglanz · **Dichte** 1,98–2,50 · **Kristallform** amorph, daher keine Kristalle · **Mohs-Härte** 5–6 · **Spaltbarkeit** keine, muscheliger Bruch, splittrig

Erscheinungsbild Meist Hohlraumfüllungen in Vulkangestein, seltener nierig-traubige Aggregate. Feueropal zeigt immer das für Edelopale (S. 154) typische opalisierende Farbenspiel – ohne dieses handelt es sich im gemmologischen Sinne um Gewöhnlichen Opal (S. 156).
Entstehung, Vorkommen In Vulkangebieten mit heißen Quellen und Geysiren aus hydrothermalen Lösungen magmatischen Ursprungs (primär), die Eisenoxid aufnehmen. Wichtige Vorkommen sind in Mexiko, Oregon/USA, Türkei, Kasachstan, Ukraine und Äthiopien.
Anwendungen Tragen/Auflegen, Edelsteinwasser/-elixier, Meditation, Steinkreis, Aufstellen in der Umgebung.

Steinheilkunde Feueropal bringt Lebenslust und Vergnügen, macht spontan und impulsiv, facht die Begeisterung an und animiert, Ideen und Beschlüsse sofort umzusetzen.
Er fördert die Freude an der Sexualität und steigert die Hormonproduktion der Nebennieren und Geschlechtsorgane sowie das Energieniveau des ganzen Organismus.

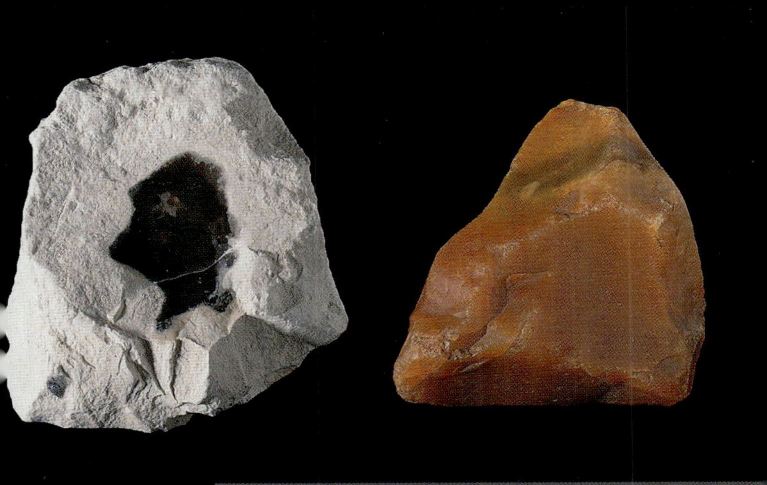

FLINT, OSTSEE; HORNSTEIN, CHARTRES/FRANKREICH

Flint und Hornstein

$SiO_2 \cdot n\ H_2O$
Quarz + Opal, Oxid/Gerüstsilikat

F

Farbe schwarz, grau, braun, mitunter auch bunt (Mookait) · **Transparenz** durchscheinend bis undurchsichtig · **Glanz** Wachsglanz · **Dichte** 2,50–2,70 · **Kristallform** trigonal (Quarz) und amorph (Opal), daher keine Kristalle · **Mohs-Härte** 6½–7 · **Spaltbarkeit** keine, muscheliger Bruch (Flint), unebener, splittriger Bruch (Hornstein)

Erscheinungsbild Knollige Konkretionen (Flint) sowie massige Lagen (Hornstein). Flint ist meist schwarz oder grau, Hornstein eher braun, mitunter auch bunt (z. B. Mookait, s. S. 143). Beide können unscharf abgegrenzte Bänderungen zeigen.
Entstehung, Vorkommen Aus zirkulierenden Flüssigkeiten in Sedimenten (sekundär), die Kieselsäure enthalten oder fein verteiltes Silikat sammeln und verdichten. Vorkommen weltweit, u. a. in Kreidefelsen der Ostsee und Englands (Flint) sowie in den Kalkalpen, Fränkischer Jura, Normandie/Frankreich, Kent/England, Kanada (Hornstein).
Anwendungen Tragen/Auflegen, Edelsteinwasser/-elixier, Meditation, Steinkreis, Aufstellen in der Umgebung.

Steinheilkunde Flint und Hornstein verbessern Austausch und Kommunikation, helfen, sich auszudrücken und hinzuhören. Sie reinigen Bindegewebe, Darm, Haut und Schleimhäute und helfen bei Verstopfung und Durchfall.

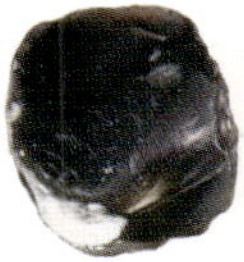

Flint schwarz

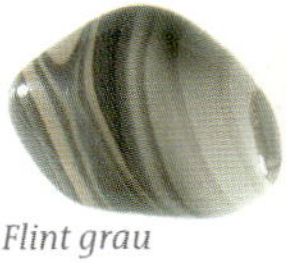

Flint grau

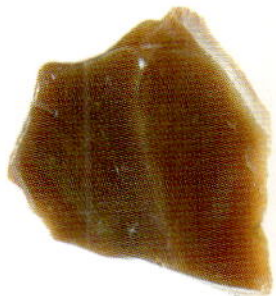

Hornstein braun

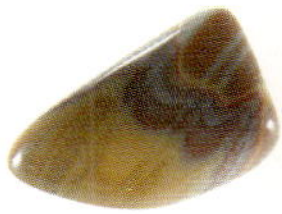

Hornstein bunt

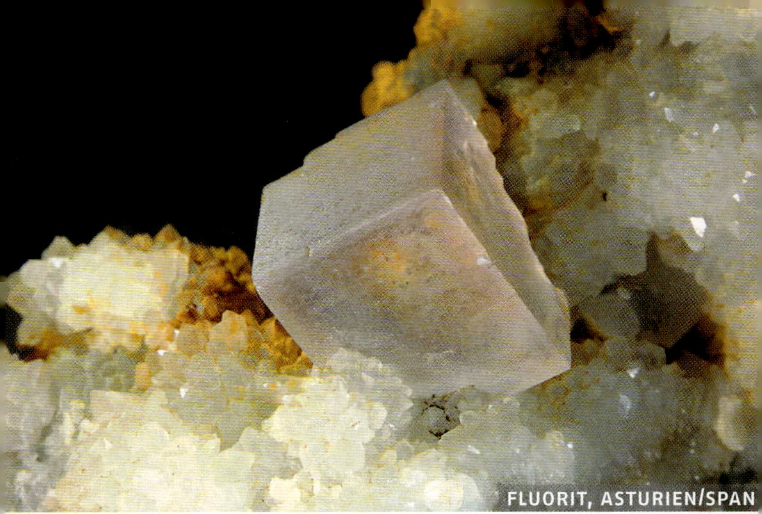

F

Fluorit

CaF_2
Halogenid

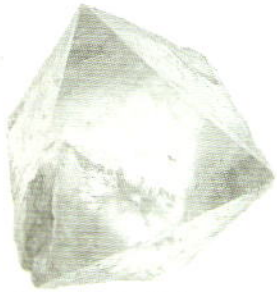

Fluorit farblos, Spaltoktaeder

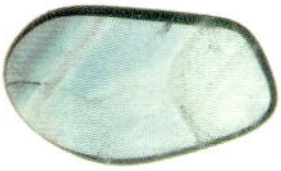

Fluorit blau

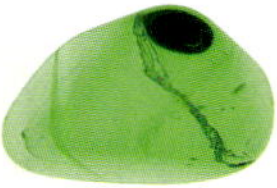

Fluorit grün

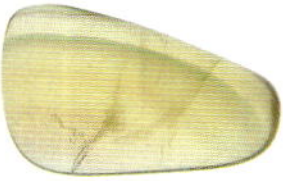

Fluorit gelb

Farbe farblos, blau, grün, gelb, rosa, violett, auch mehrfarbig · **Transparenz** durchsichtig bis durchscheinend · **Glanz** Glasglanz · **Dichte** 3,05–3,25 · **Kristallform** kubisch, würfelige oder oktaedrische Kristalle · **Mohs-Härte** 4 · **Spaltbarkeit** sehr gut (vollkommen), spröde

Erscheinungsbild Gut ausgebildete Kristalle, auch Zwillinge, Kristallgruppen sowie körnige bis spätige Massen. Im Handel werden häufig Spaltoktaeder angeboten, die aus großen Blöcken gespalten werden. Im Gegensatz zu den glatten Flächen eines Kristalls sind die Spaltflächen hier deutlich unebener. Fluorit kann mehrfarbig in bunten, leuchtenden Farben auftreten.
Entstehung, Vorkommen Fluorit entsteht meist aus hydrothermalen Lösungen, die magmatischen (primären), sedimentären (sekundären) oder metamorphen (tertiären) Ursprungs sein können. Er findet sich daher in Klüften, Gängen und z. T. großen Lagerstöcken. Magmatisch gebildet sind die Fluorite vieler Fundstellen in Argentinien, Mexiko und China. Sedimentären Ursprungs sind jene aus England sowie Illinois, Missouri und Tennessee/USA. Aus metamorph-hydrothermaler Bildung stammen die Rosafluorite der Alpen.
Anwendungen Tragen/Auflegen, Edelsteinwasser/-elixier, Meditation, Steinkreis, Aufstellen in der Umgebung, Edelsteinmassage, energetische Behandlungen.

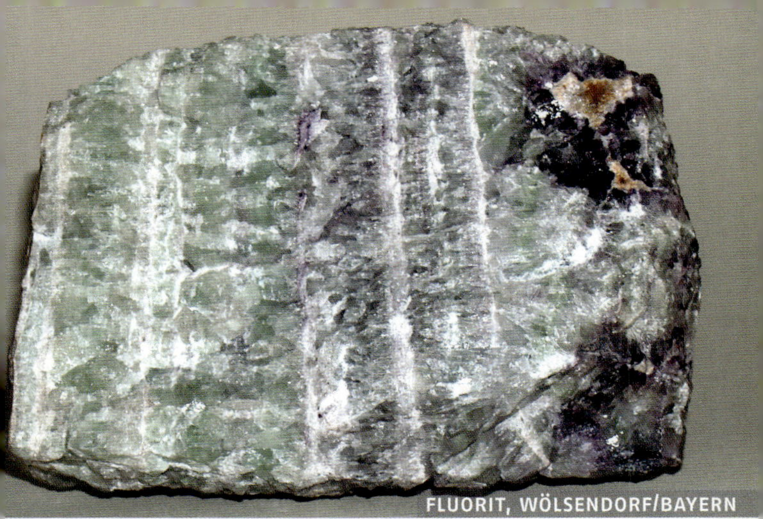

FLUORIT, WÖLSENDORF/BAYERN

Fluorit

F

Steinheilkunde Fluorit hilft, einengende Verhaltensmuster aufzulösen und bringt Ordnung und Struktur ins Leben. Er fördert geistige Klarheit und Verstehen und ist daher ein guter Konzentrations- und Lernstein. Fluorit stärkt Knochen und Zähne, fördert die Regeneration der Haut und Schleimhäute, hilft bei Allergien und macht beweglich – daher auch sehr gut bei Gelenkbeschwerden und Haltungsschäden. Außerdem fördert er die Tätigkeit des Nervensystems und Großhirns.
Farbloser Fluorit klärt Verwirrung, hilft bei Schuldgefühlen sowie bei Atemwegsbeschwerden, Husten und Allergien.
Blauer Fluorit hilft bei Frustration und Enttäuschung sowie bei Husten, Heiserkeit, Überbeinen und Verwachsungen.
Grüner Fluorit bringt Ideenfülle, macht Gefühle bewusst, entgiftet und hilft bei Arthritis, Rheuma und Gicht.
Gelber Fluorit fördert Lernen und Verstehen und hilft bei Magenbeschwerden und Essstörungen (auch Magersucht).
Rosa Fluorit macht rege, aufgeschlossen, wohlgesonnen und lindert funktionelle Herzbeschwerden. Er unterstützt die Hormonregulation und hilft bei Osteoporose.
Violetter Fluorit fördert Befreiung und Selbstbestimmung, hilft bei Übergewicht durch falsche Essgewohnheiten.
Mehrfarbiger Fluorit („Regenbogenfluorit") bringt Abwechslung und Lebendigkeit und macht erfinderisch. Er vereint die Wirkungen der beinhalteten Farbvarietäten.

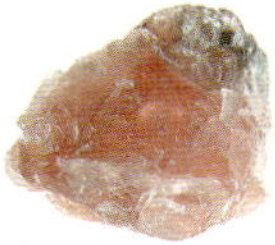

Fluorit rosa

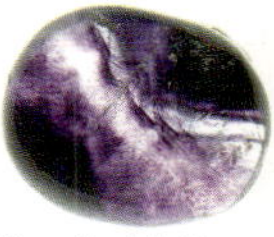

Fluorit violett

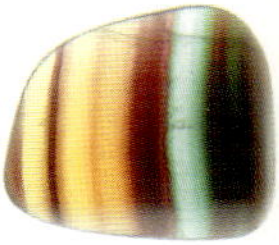

Fluorit bunt, ***Regenbogenfluorit***

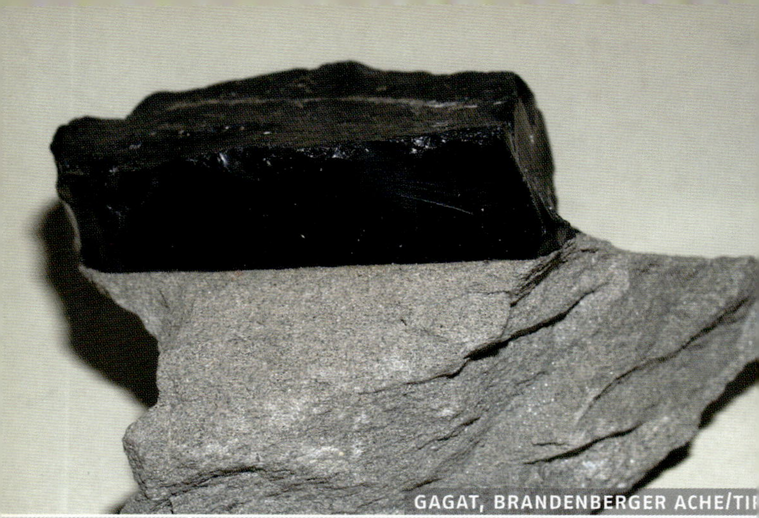

GAGAT, BRANDENBERGER ACHE/TI

G

Gagat (Jett)

Organische Verbindung, ca. 83 % C, 5 % H, 10 % O, 1 % N
Bitumenhaltige Braunkohle

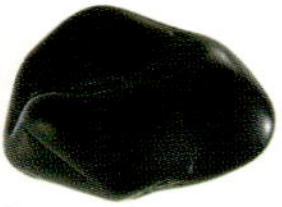

Gagat

Farbe schwarz · **Transparenz** undurchsichtig · **Glanz** Fettglanz, samtiger Wachsglanz oder Harzglanz · **Dichte** 1,19–1,35 · **Kristallform** amorph, daher keine Kristalle · **Mohs-Härte** 2½–4 · **Spaltbarkeit** keine, unregelmäßiger Bruch

Erscheinungsbild Kompakte, derbe, mitunter spröde kohlige Massen, Rohstücke meist mit gut erkennbarer holzkohleähnlicher Struktur.

Entstehung, Vorkommen Sedimentäres Kohlegestein (sekundär), entsteht bei der Inkohlung von Holz in Sumpfgebieten, wenn die Braunkohle mit Bitumen (öligen Kohlenwasserstoffen) durchsetzt wird. Gagat findet sich daher in Braunkohle-Lagerstätten oder Tonsedimenten. Vorkommen gibt es in Frankreich, Großbritannien, Russland, Utah/USA und der Mongolei.

Anwendungen Tragen/Auflegen, Edelsteinwasser/-elixier, Meditation, Steinkreis, Aufstellen in der Umgebung, Edelsteinmassage.

Steinheilkunde Gagat bringt Zuversicht und hilft, Kummer, Trauer und Pessimismus zu überwinden. Er regt an, zäh und ausdauernd an positiven Veränderungen zu arbeiten. Gagat hilft bei Beschwerden von Mund, Zahnfleisch, Darm (Durchfall), Haut, Gelenken und Wirbelsäule.

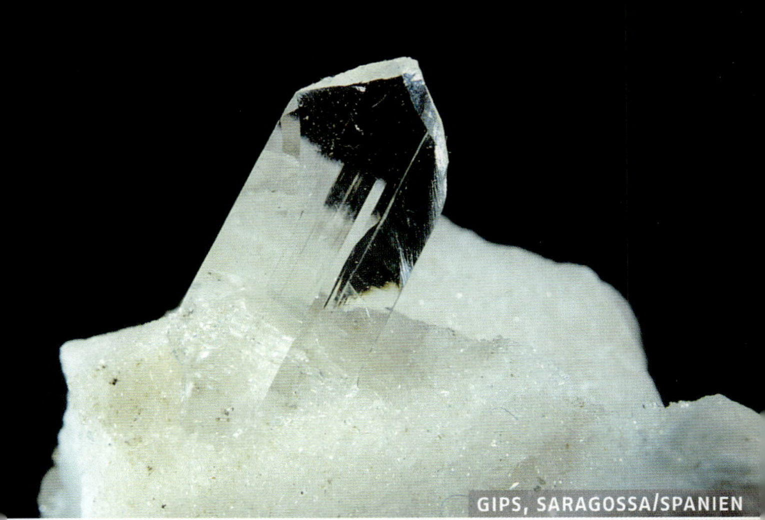

GIPS, SARAGOSSA/SPANIEN

Gips

$CaSO_4 \cdot 2\,H_2O$

Sulfat

G

Farbe farblos, weiß, grau, gelblich, rötlich, bräunlich · **Transparenz** durchsichtig (Kristalle), kantendurchscheinend bis undurchsichtig (Aggregate) · **Glanz** Glasglanz bis matt · **Dichte** 2,20–2,40 · **Kristallform** monoklin, bis metergroße Kristalle · **Mohs-Härte** 1½–2 · **Spaltbarkeit** ausgezeichnet

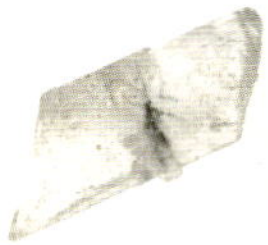

Gipskristall

Erscheinungsbild Kristalle sind prismatisch, tafelig (Marienglas) oder gekrümmt (Gipslocken). Außerdem derbe, körnige, strahlige, faserige (Selenit, S. 182), erdige, dichte (Alabaster, S. 60), rosettenartige (Gipsrosen) und blättrige Aggregate.

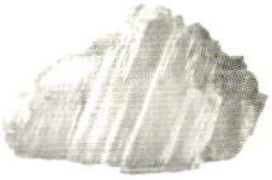

Marienglas

Entstehung, Vorkommen Entsteht beim Eindampfen von Salzseen, durch Wasseraufnahme aus Anhydrit oder in der Oxidationszone kalkhaltiger Gesteine (sekundär). Sandrosen sind durch Sulfatdämpfe gebildete Gipsrosetten mit eingeschlossenem Wüstensand. Weltweite Vorkommen, u. a. in Norddeutschland, Frankreich, Italien. Schöne Kristalle in Tschechien, Kanada; Marienglas in Thüringen, Polen, Sizilien; Selenit und Sandrosen in Marokko.

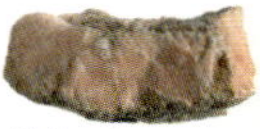

Alabaster

Anwendungen Tragen/Auflegen, Meditation, Steinkreis, Aufstellen in der Umgebung.

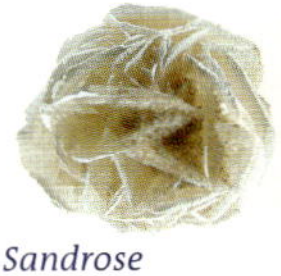

Sandrose

Steinheilkunde Gips stabilisiert seelisch und hilft bei Stress. Er festigt das Gewebe und wirkt schmerzlindernd.

Selenit

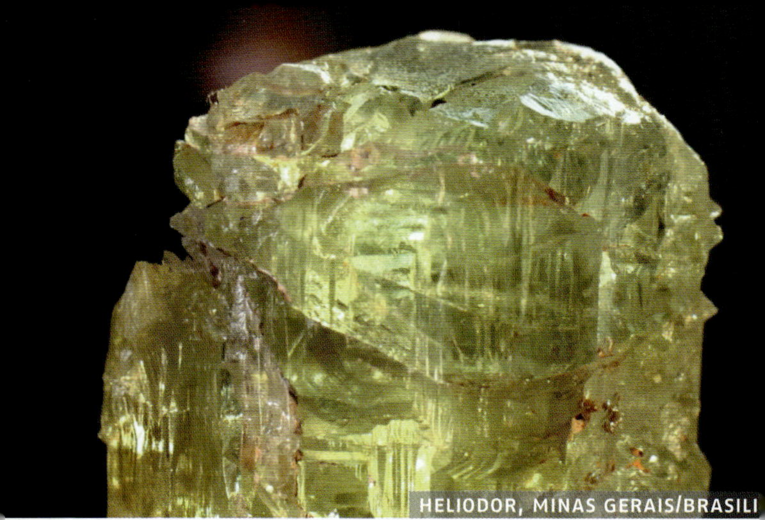

HELIODOR, MINAS GERAIS/BRASILI

G

Goldberyll und Heliodor

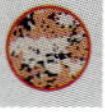

$Al_2Be_3[Si_6O_{18}]$
Beryll, Ringsilikat

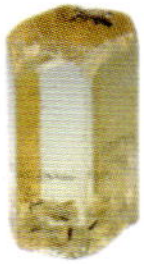

Goldberyll, Kristall

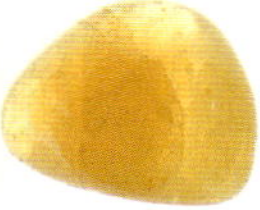

Goldberyll

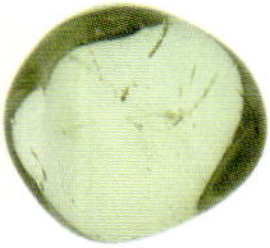

Heliodor

Farbe hellgelb, goldgelb bis gelbgrün · **Transparenz** durchsichtig bis undurchsichtig · **Glanz** Glasglanz · **Dichte** 2,65–2,75 · **Kristallform** hexagonal, sechsseitige, gedrungene Kristalle · **Mohs-Härte** 7½–8 · **Spaltbarkeit** gut (unvollkommen), muschelig-unebener, spröder Bruch

Erscheinungsbild Meist langsäulige Kristalle mit sechsseitigen Prismen, welche mitunter eine vertikale Streifung aufweisen, seltener tafelige Kristalle. Bilden selten Spitzen, sondern meist Endflächen oder Endflächen mit sechs weiteren Kopfflächen im Übergang zum Prisma. Manchmal vielflächige oder unvollkommen ausgebildete Kristalle.
Entstehung, Vorkommen Entstehen als späte Bildung bei der Restkristallisation kieselsäurereichen Magmas (primär) auf Drusen und Küften in Granitpegmatiten. Vorkommen gibt es in Brasilien (Minas Gerais), Namibia, Madagaskar, Simbabwe, Russland, Tadschikistan, Indien und Sri Lanka.
Anwendungen Tragen/Auflegen, Edelsteinwasser/-elixier, Meditation, Steinkreis, Aufstellen in der Umgebung.

Steinheilkunde Goldberyll und Heliodor bringen Zuversicht und Lebensfreude, lindern Gereiztheit und Nervosität und entlasten von schweren Bürden. Sie helfen, Unveränderbares zu akzeptieren und Veränderbares zu verbessern. Beide stärken Nerven, Augen, Magen, Milz und Pankreas.

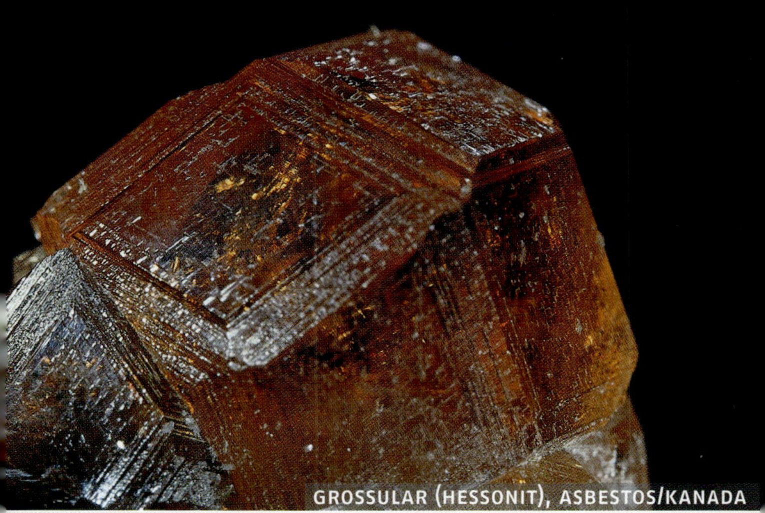

GROSSULAR (HESSONIT), ASBESTOS/KANADA

Grossular

$Ca_3Al_2[SiO_4]_3$
Granat, Inselsilikat

G

Farbe farblos, grün, rosa, orangebraun bis braun · **Transparenz** durchsichtig bis undurchsichtig · **Glanz** Glas- bis Fettglanz · **Dichte** 3,57–3,73 · **Kristallform** kubisch, meist als Rhombendodekaeder (Kristall mit zwölf Rautenflächen) · **Mohs-Härte** 7–7½ · **Spaltbarkeit** gut (unvollkommen), muscheliger Bruch

Erscheinungsbild Oft gut ausgebildete Kristalle, im Gestein eingewachsen, als Kristallgruppen oder kantige Aggregate. Spezielle Varietäten sind der orangebraune eisenhaltige Hessonit, der grüne Chromgrossular und der grüne chrom- und vanadiumhaltige Tsavorit.
Entstehung, Vorkommen Metamorph (tertiär) in Kalksilikatfels, Marmor, Granatfels und Skarn. Grossular gibt es u. a. in den Alpen, Russland, Namibia, Kanada, USA, Mexiko und Australien; Hessonit stammt aus Italien, Namibia, Sri Lanka, Russland, Kanada und Mexiko; Chromgrossular aus Kanada und Mali; Tsavorit aus Kenia und Tansania.
Anwendungen Tragen/Auflegen, Edelsteinwasser/-elixier, Meditation, Steinkreis, Aufstellen in der Umgebung.

Steinheilkunde Grossular fördert die Regeneration und hilft, neue Perspektiven zu entwickeln. Er stärkt Leber und Nieren, reguliert den Hormonhaushalt (Hessonit), entgiftet und lindert Entzündungen (Chromgrossular und Tsavorit).

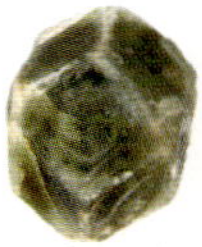

Grossular grün

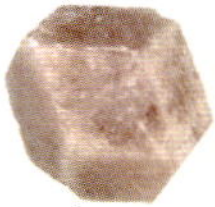

Grossular rosa

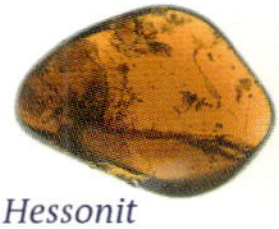

Hessonit

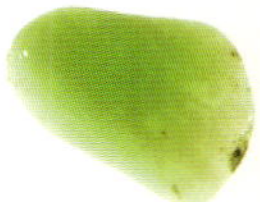

Chromgrossular

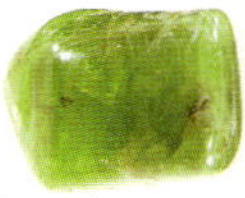

Tsavorit

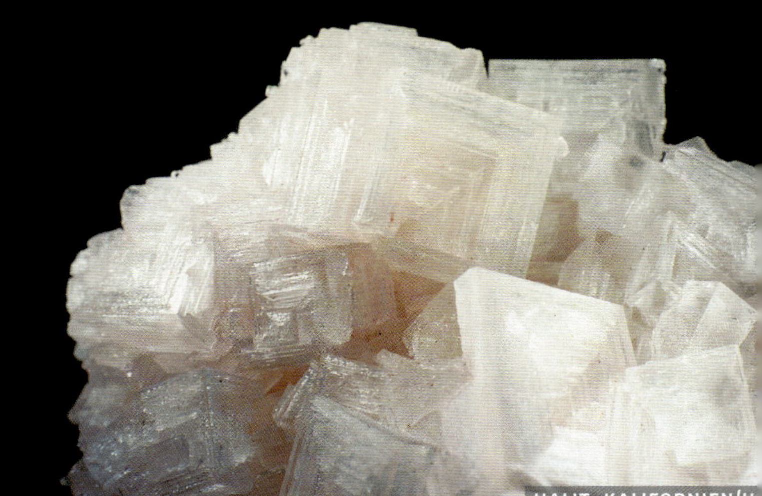

HALIT, KALIFORNIEN/U

H

Halit (Steinsalz)

$NaCl$
Halogenid

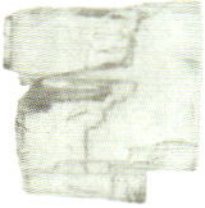

Halit farblos

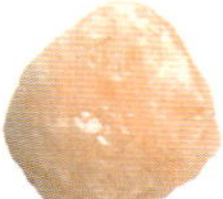

Halit rosa

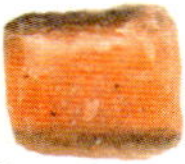

Halit orange

Halit blau

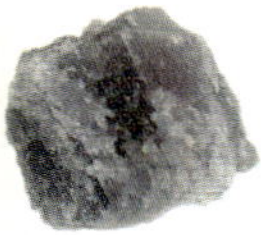

Halit violett

Farbe farblos, weiß, rosa, orange, blau, blauviolett, braun bis schwarz · **Transparenz** durchsichtig bis durchscheinend · **Glanz** Glasglanz · **Dichte** 2,10–2,20 · **Kristallform** kubisch, würfelige Kristalle · **Mohs-Härte** 2 · **Spaltbarkeit** ausgezeichnet, spröde

Erscheinungsbild Würfelförmige Kristalle, auch Skelettwachstum, häufiger grobkristalline bis feinkörnige Massen.
Entstehung, Vorkommen Meist sedimentär (sekundär) als Eindampfungsgestein in flachen Meeren oder Salzseen, aus denen durch spätere Überlagerung große Lagerstätten und Salzstöcke werden können. Vorkommen gibt es weltweit, u.a. in Deutschland, Schweiz, Österreich, Polen, Russland, Pakistan, Palästina, Nordafrika, USA.
Anwendungen Tragen/Auflegen, Sole-Lösungen (Halit ist wasserlöslich*), Meditation, Steinkreis, Aufstellen in der Umgebung, Edelsteinmassage, energetische Behandlungen.

Steinheilkunde Halit bringt Schutz und inneres Gleichgewicht. Er fördert die feinstoffliche Reinigung (auch in Räumen, z.B. mit Steinsalz-Leuchten) und löst unbewusste Denk- und Verhaltensmuster auf. Halit reguliert Nervensystem, Stoffwechsel und Wasserhaushalt, entschlackt, entgiftet und reinigt Atemwege, Darm und Haut.

* mehr dazu: Gienger/Glaser, „Salz“, Neue Erde, Saarbrücken 2003

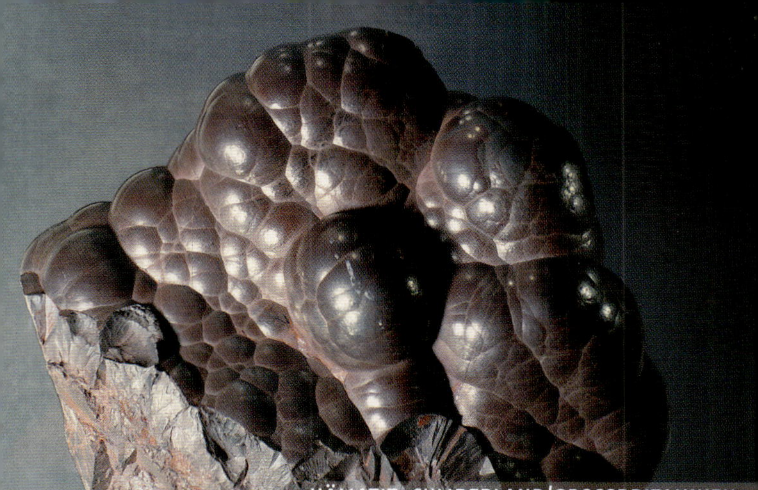

HÄMATIT, CUMBERLAND/GROSSBRITANNIEN

Hämatit

Fe_2O_3
Oxid

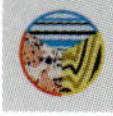

H

Farbe eisengrau, rotbraun · **Transparenz** undurchsichtig · **Glanz** Metallglanz bis matt · **Dichte** 5,2–5,3 · **Kristallform** trigonal, meist flache Kristalle · **Mohs-Härte** 6–6½ · **Spaltbarkeit** keine, muscheliger Bruch, spröde

Erscheinungsbild Meist als dichte Massen sowie radialfaserige Aggregate (»Roter Glaskopf«). Seltener als isometrische und plattige Kristalle, Zwillinge, Rosetten („Eisenrosen") oder pulverig-erdiger „Eisenocker". Auch als fein verteilte Einschlüsse in Quarz (Hämatit-Quarz).
Entstehung, Vorkommen Metamorph (tertiär) durch Umwandlung von Magnetit, Siderit oder Limonit; Vorkommen u.a. in Australien, Brasilien, Kanada, Südafrika. Auch sedimentär (sekundär) aus eisenhaltigen Verwitterungslösungen; Vorkommen u. a. in Deutschland, Frankreich, England. Hämatitquarz entsteht in Pegmatiten (primär), z. B. in Brasilien und Madagaskar.
Anwendungen Tragen/Auflegen, Edelsteinwasser/-elixier, Meditation, Steinkreis, Aufstellen in der Umgebung, Edelsteinmassage.

Steinheilkunde Hämatit bringt Kraft, Ausdauer und Vitalität. Er unterstützt das Streben nach der Verbesserung der Lebensumstände. Hämatit fördert die Eisenaufnahme und Blutbildung und stärkt Leber, Milz, Nieren und Darm.

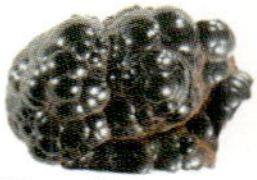

Hämatit (Roter Glaskopf)

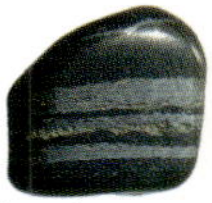

Hämatit gebändert

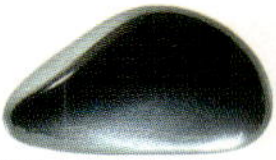

Hämatit mit Magnetit

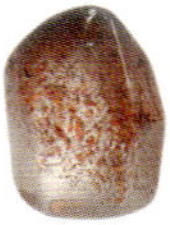

Hämatit-Quarz

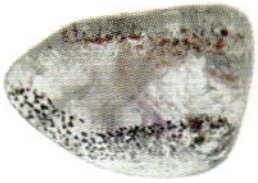

Hämatit-Quarz

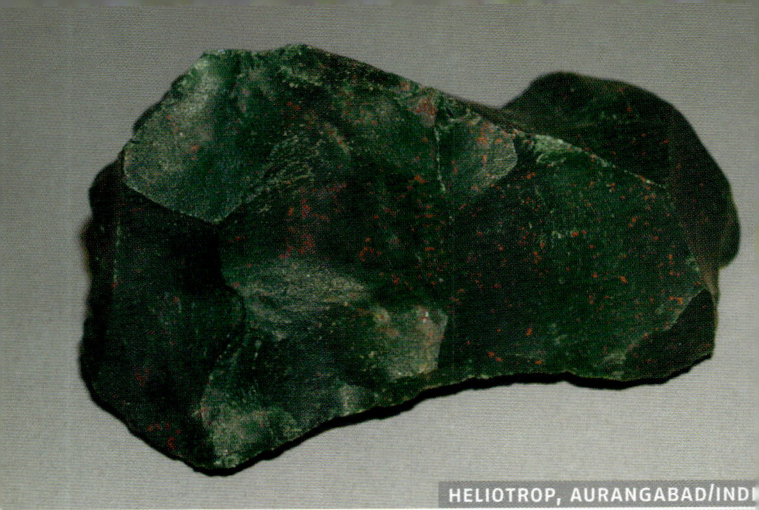

H

Heliotrop

SiO_2

Quarz, Oxide/Gerüstsilikate

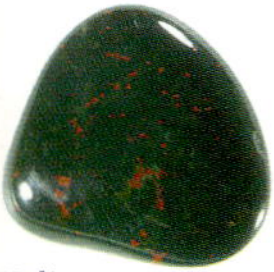

Heliotrop

Farbe moosgrün bis dunkelgrün mit roten Flecken · **Transparenz** undurchsichtig · **Glanz** Wachsglanz bis matt · **Dichte** 2,58–2,64 · **Kristallform** trigonal, mikrokristallin – daher keine erkennbaren Kristalle · **Mohs-Härte** 6½–7 · **Spaltbarkeit** keine, muscheliger Bruch

Erscheinungsbild Knollig-kugelige und radialstrahlige Aggregate sowie dichte Massen und Spaltenfüllungen. Heliotrop ist immer grün mit roten Punkten und zeigt manchmal zusätzlich gelbe Flecken.
Entstehung, Vorkommen Entsteht aus hydrothermalen Lösungen vulkanischen Ursprungs (primär), welche grüne Silikate (Chlorit) und rotes Eisenoxid (Hämatit) aufnehmen. Vorkommen sind in Indien und Oregon/USA.
Anwendungen Tragen/Auflegen, Edelsteinwasser/-elixier, Meditation, Steinkreis, Aufstellen in der Umgebung, Edelsteinmassage.

Steinheilkunde Heliotrop hilft, sich zu schützen, abzugrenzen und die Kontrolle zu wahren. Er belebt bei Müdigkeit und beruhigt bei Nervosität, Aggressivität und Gereiztheit. Heliotrop stärkt Lymphe und Immunabwehr, hilft bei Beschwerden von Herz, Blutgefäßen und Blase sowie bei Grippe, Erkältungen, Infektionen, Entzündungen und Eiterbildung (hier vor allem Heliotrop mit gelben Flecken).

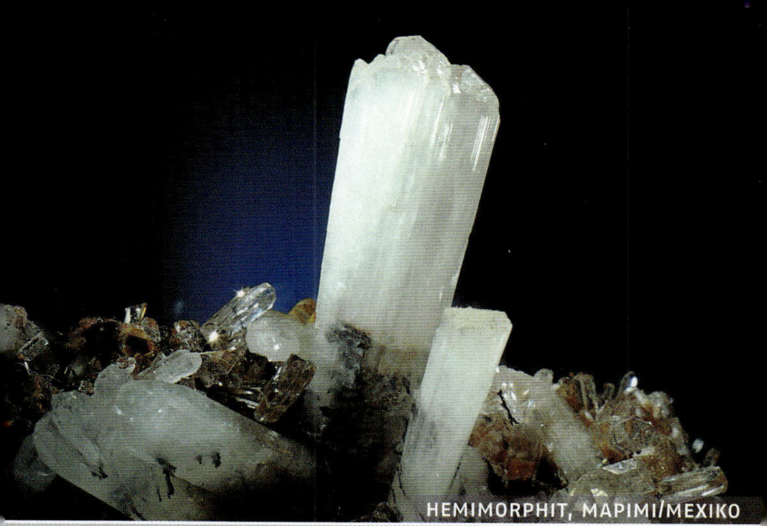

HEMIMORPHIT, MAPIMI/MEXIKO

Hemimorphit

$Zn_4[(OH)_2/Si_2O_7] \cdot H_2O$
Gruppensilikat

H

Farbe farblos bis türkisblau, rosa oder braun · **Transparenz** durchsichtig bis undurchsichtig · **Glanz** Glas- oder Seidenglanz, auf Spaltflächen auch Perlmuttglanz · **Dichte** 3,30–3,50 · **Kristallform** rhombisch, kurzprismatische bis tafelige Kristalle · **Mohs-Härte** 5 · **Spaltbarkeit** gut (vollkommen), muscheliger, bisweilen faseriger Bruch

Erscheinungsbild Typisch sind derbe, körnige, krustige, nierige, faserige und radialstrahlige Aggregate. Häufig auch Kristalle, die an ihren Enden unterschiedlich flächenreich sind (sog. »Hemimorphie«). Grundsätzlich ist Hemimorphit farblos, blaue Farben entstehen durch Kupfereinlagerungen, rötlich braune durch Eisen.
Entstehung, Vorkommen Entsteht in der Oxidationszone (sekundär) sulfidischer Blei-Zink-Lagerstätten. Vorkommen weltweit, u. a. in Deutschland, Österreich, Italien, England, Polen, Russland, Iran, Algerien, USA, Mexiko und China.
Anwendungen Tragen/Auflegen, Edelsteinwasser/-elixier, Meditation, Steinkreis, Aufstellen in der Umgebung.

Steinheilkunde Hemimorphit fördert die Ausrichtung auf das eigene Ziel, macht ruhig und friedvoll und hilft, Fremdbeeinflussung zu erkennen. Körperlich wirkt er aufbauend und hilft bei unruhigen Beinen, Hautbeschwerden, Warzen, Sonnenbrand, Verbrennungen und zur Wundheilung.

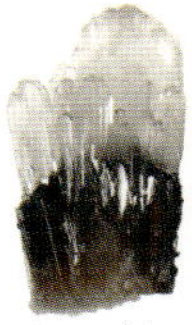

Hemimorphit-kristalle

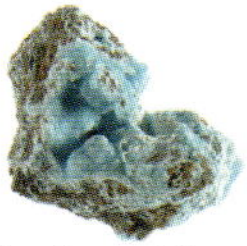

Hemimorphit-aggregat

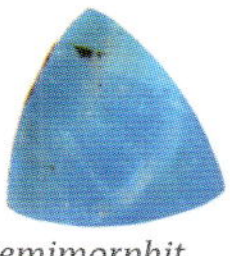

Hemimorphit blau (geschliffen)

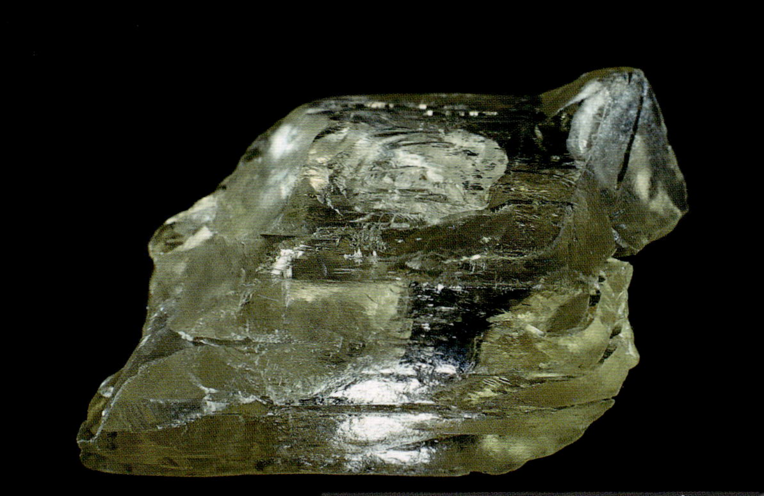

HIDDENIT, GALILEA, MINAS GERAIS/BRASILI

H

Hiddenit

$LiAl[Si_2O_6]$
Spodumen, Kettensilikat

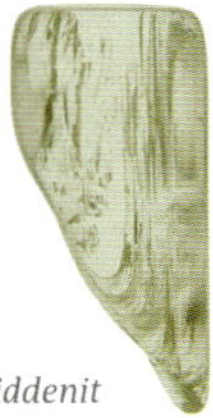

Hiddenit

Farbe grün bis gelbgrün · **Transparenz** durchsichtig bis durchscheinend · **Glanz** Glasglanz · **Dichte** 3,00–3,24 · **Kristallform** monoklin, prismatische Kristalle · **Mohs-Härte** 6½–7 · **Spaltbarkeit** sehr gut (vollkommen)

Erscheinungsbild Prismatische Kristalle mit vertikalgestreiften Seitenflächen sowie oftmals zersetzten Kristalloberflächen. Mitunter sind mehrere Kristalle zu plattigen oder stängeligen Aggregaten verwachsen. Im engeren Sinne ist Hiddenit ein grüner Spodumen, oft werden jedoch auch gelbe oder sogar farblose Spodumenvarietäten in Edelsteinqualität so benannt.
Entstehung, Vorkommen Entsteht magmatisch (primär) in Granit-Pegmatiten, die grüne Farbe entsteht dabei durch Spuren von Chrom. Vorkommen gibt es in North Carolina/USA, Brasilien, Madagaskar und Afghanistan.
Anwendungen Tragen/Auflegen, Edelsteinwasser/-elixier, Meditation, Steinkreis, Aufstellen in der Umgebung, energetische Behandlungen.

Steinheilkunde Hiddenit lehrt Hingabe ohne Selbstverleugnung. Er verbessert das Erinnerungsvermögen und hilft bei Entscheidungsschwierigkeiten. Hiddenit lindert Gelenkbeschwerden und hilft bei Nervenleiden, Neuralgien, Ischias und Zahnschmerzen.

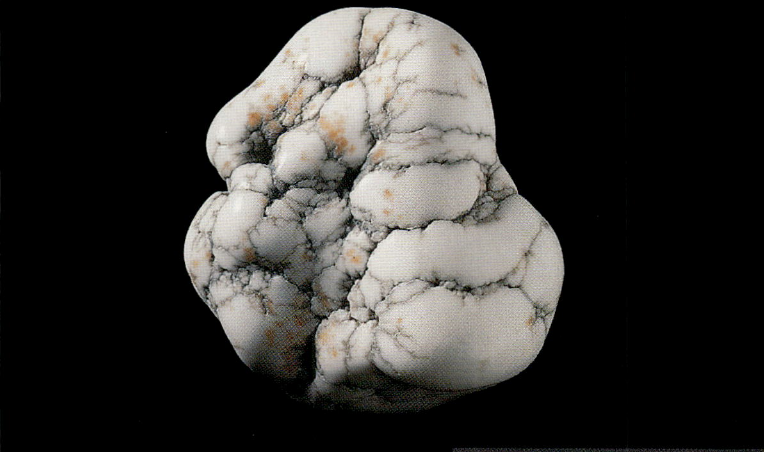

HOWLITH, KALIFORNIEN/USA

Howlith

$Ca_2(BOOH)_5SiO_4$
Inselsilikat

H

Farbe mattweiß bis beige mit grauen oder braunen Adern · **Transparenz** undurchsichtig · **Glanz** Fettglanz bis matt · **Dichte** 2,45–2,54 · **Kristallform** monoklin, mikrokristallin – keine Kristalle erkennbar · **Mohs-Härte** 3–3½ · **Spaltbarkeit** keine, unebener, erdiger Bruch

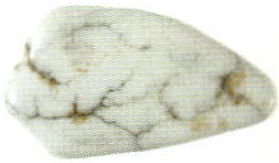

Howlith

Erscheinungsbild Kleine, knollige und verfilzte Aggregate aus winzigen, feinschuppigen Kriställchen. Oft marmoriert und von braunen oder grauen Adern durchzogen, die von Eisenoxiden (braun) oder Manganoxiden (grau) verursacht werden. Die große Ähnlichkeit mit dem viel häufigeren Magnesit aus Zimbabwe (s. S. 137) führt oft zu Verwechslungen.
Entstehung, Vorkommen Entsteht aus zirkulierenden borhaltigen Flüssigkeiten in Gips- oder Anhydritsedimenten (sekundär). Vorkommen sind in Kalifornien/USA (Mohave-Wüste) und Kanada (Nova Scotia).
Anwendungen Tragen/Auflegen, Edelsteinwasser/-elixier, Meditation, Steinkreis, Aufstellen in der Umgebung.

Steinheilkunde Howlith fördert Achtsamkeit und Selbstständigkeit. Er regt an, das eigene Leben selbst zu gestalten, und macht die eigenen Handlungen bewusst. Er verbessert den Gleichgewichtssinn, hilft bei Übelkeit, erleichtert das Erbrechen und lindert Hautreizungen durch Kontaktgifte.

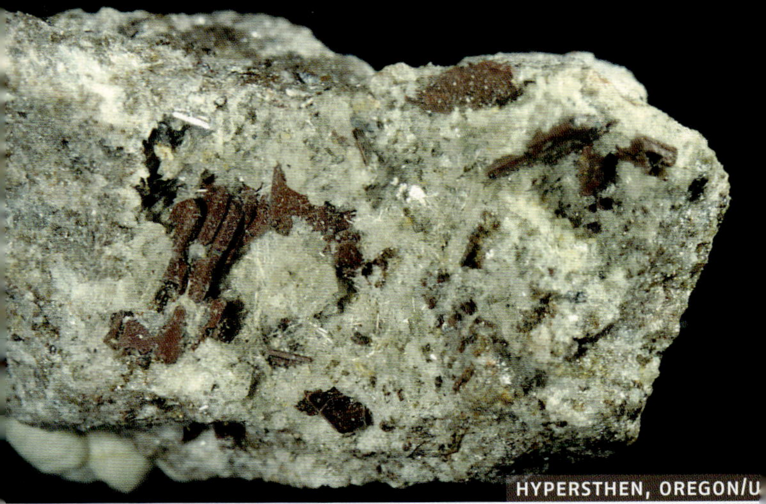

H

Hypersthen

$(Fe,Mg)_2[Si_2O_6]$
Pyroxen, Kettensilikat

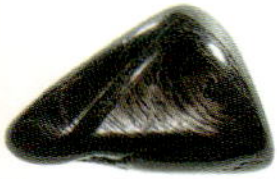

Hypersthen

Farbe schwarz mit bräunlich silbrigem Schiller · **Transparenz** durchscheinend bis undurchsichtig · **Glanz** Glasglanz · **Dichte** 3,35–3,80 · **Kristallform** rhombisch, kurzprismatische Kristalle · **Mohs-Härte** 5–6 · **Spaltbarkeit** gut (unvollkommen)

Erscheinungsbild Selten gedrungene Kristalle und Kristallzwillinge, häufiger derbe, körnige und blättrige Aggregate bzw. Spaltstücke. Charakteristisch ist der nur partiell auftretende silbrige sowie manchmal bräunliche Schiller.
Entstehung, Vorkommen Entsteht liquidmagmatisch (primär) in Tiefengesteinen. Dort bilden sich durch das Absinken und Ansammeln von Kristallen große Massen. Vorkommen dieser Art gibt es in Kanada (Quebec, Labrador). Vulkanisch (primär) oder metamorph (tertiär) gebildeter Hypersthen tritt als Gemengteil in den jeweiligen Gesteinen auf und findet sich weltweit.
Anwendungen Tragen/Auflegen, Edelsteinwasser/-elixier, Meditation, Steinkreis, Edelsteinmassage.

Steinheilkunde Hypersthen bringt Ausgewogenheit, er macht dynamisch und innerlich ausgeglichen. Hypersthen hilft, eigene Überzeugungen zu vertreten und zugleich Kritik anzunehmen. Er löst selbst starke Verspannungen, lindert Schmerzen und hilft bei übersäuertem Magen.

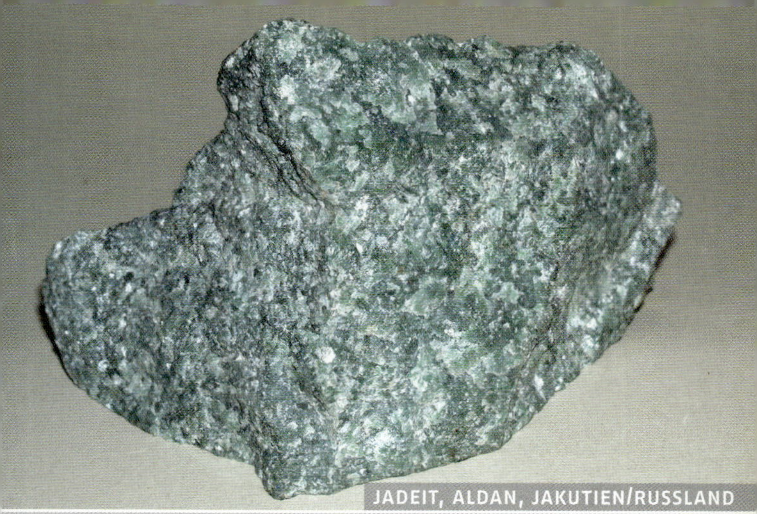

JADEIT, ALDAN, JAKUTIEN/RUSSLAND

Jadeit

$NaAl[Si_2O_6]$
Pyroxen, Kettensilikat

J

Farbe grün, gelb, braun, schwarz, lila bis fliederfarben · **Transparenz** durchscheinend bis undurchsichtig · **Glanz** Glas- bis Fettglanz · **Dichte** 3,30–3,36 · **Kristallform** monoklin, mikrokristallin – keine Kristalle erkennbar · **Mohs-Härte** 6½–7 · **Spaltbarkeit** gut (unvollkommen), splittriger, unebener Bruch

Erscheinungsbild Dichte Massen aus feinkörnigen, miteinander verzahnten Aggregaten. Daher oft uneinheitliche bis fleckige Farben mit dunklen Einschlüssen. Grüne Farbtöne entstehen durch Spuren von Chrom, gelbe bis braune durch Eisen, lilafarbene durch Mangan („Lavendel-Jade“).
Entstehung, Vorkommen Entsteht unter hohem Druck in über 40 km Tiefe bei der Metamorphose (tertiär) albithaltiger Gesteine an Subduktionszonen. Vorkommen gibt es in Burma, Japan, Russland, der Türkei (auch Lavendel-Jade), der Schweiz, Italien, Guatemala und Kalifornien/USA.
Anwendungen Tragen/Auflegen, Edelsteinwasser/-elixier, Meditation, Steinkreis, Aufstellen in der Umgebung.

Steinheilkunde Jadeit fördert die spielerische Selbstverwirklichung und schafft einen Ausgleich zwischen Aktivität und Ruhe. Er reguliert Nerven, Nieren und Nebennieren (Adrenalinproduktion) und balanciert den Wasser-, Mineralstoff- und Säure-Basen-Haushalt aus.

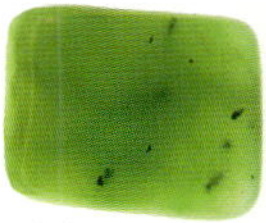

Jadeit grün

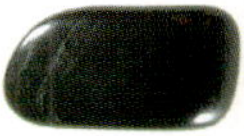

Jadeit schwarz

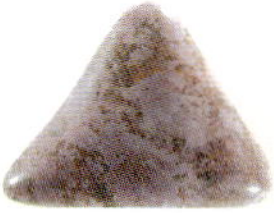

Jadeit lila, Lavendel-Jade

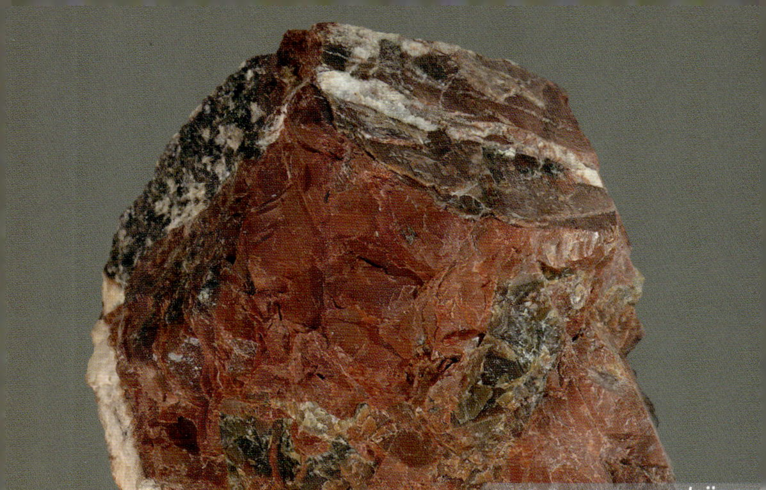

JASPIS, SEISER ALM/SÜDTIR

J

Jaspis

SiO_2

Quarz, Oxid/Gerüstsilikat

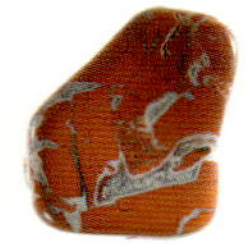

Jaspis rot

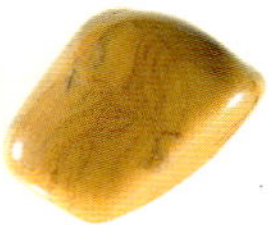

Jaspis gelb

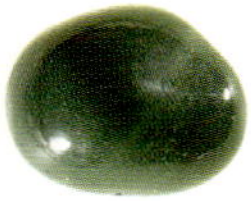

Jaspis grün

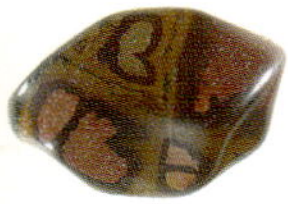

Jaspis braun

Farbe beige, braun, grau, rot, gelb, sandfarben, grün, oft mehrfarbig · **Transparenz** undurchsichtig · **Glanz** Glasglanz, Fettglanz bis matt · **Dichte** 2,58–2,91 · **Kristallform** trigonal, mikrokristallin – keine Kristalle erkennbar · **Mohs-Härte** 6½–7 · **Spaltbarkeit** keine, muscheliger, rauer bis unebener Bruch

Erscheinungsbild Körnig-dichte Massen, auch gesteinsbildend, sowie Spalten- und Hohlraumfüllungen in verschiedensten Farben.
Gemenge aus verschiedenem Jaspis sowie mit Chalcedon und Hornstein (s. Mookait S. 143), Brekzien, Bänderungen, Sphärolithen, Adern aus Quarz und Hämatit, Mangan-Dendriten und sogar eingeschlossene Fossilien ergeben eine unerschöpfliche Vielfalt von Zeichnungen.
Nur relativ einfarbige Steine werden entsprechend benannt: Brauner Jaspis, Roter Jaspis, Gelber Jaspis und Grüner Jaspis.
Für alle mehrfarbigen Steine entstehen fast täglich neue Handelsnamen: So wird beigefarbener Jaspis „Elfenbein-Jaspis" genannt, beige-brauner heißt „Cappuccino-Jaspis", braun-grauer „Bilder-Jaspis", sandfarbener mit Zeichnungen, die an Wüstenlandschaften errinnern, heißt „Landschafts-Jaspis" oder nach seiner Herkunft „Kalahari Picture Stone". Kunterbunter Jaspis heißt entsprechend „Buntjaspis", enthält er kugelige Sphärolithe, nennt man ihn „Poppy-Jaspis".

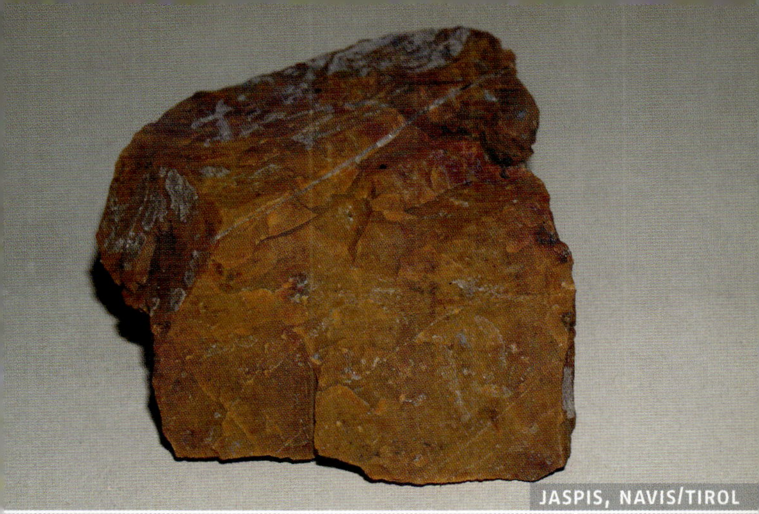
JASPIS, NAVIS/TIROL

Jaspis

J

Durch Quarz verkittete Brekzien aus Jaspis werden „Brekzienjaspis" genannt, Jaspis mit Hämatit-Adern „Eisenjaspis" und verkieseltes Tongestein mit fossilen Schneckenhäusern heißt „Turitella-Jaspis".

Entstehung, Vorkommen Jaspis bildet sich aus Kieselsäure-Lösungen, die beim »Durchsickern« des Gesteins viele Fremdstoffe aufnehmen und anschließend als Quarz auskristallisieren, wobei sie Spalten und Hohlräume ausfüllen oder das durchdrungene Gestein verfestigen. Die Fremdstoff-Einschlüsse führen dabei zu den vielfältigen Farben und Zeichnungen. Ursprung der Kieselsäurelösung sind meist Verwitterungsprozesse (sekundär), wie z. B. bei den Vorkommen in Australien (roter und gelber Jaspis, Mookait), Südafrika (gelber, roter, Brekzien-, Poppy- und Landschafts-Jaspis), Madagaskar (Buntjaspis). Magmatischen Ursprungs (primär) war die Kieselsäure dieser Vorkommen: Brasilien (Cappuccino-Jaspis, brauner Jaspis), Mexiko (Elfenbein-Jaspis), Oregon/USA (Bilder-Jaspis), Wyoming/USA (Turitella-Jaspis), Indien (Buntjaspis, grüner Jaspis). Nur Eisenjaspis aus Australien und Südafrika entsteht metamorph (tertiär) bei der Umwandlung von eisenhaltigem Sandstein (vgl. auch Tigereisen S. 197).

Anwendungen Tragen/Auflegen, Edelsteinwasser/-elixier, Meditation, Steinkreis, Aufstellen in der Umgebung, Edelsteinmassage.

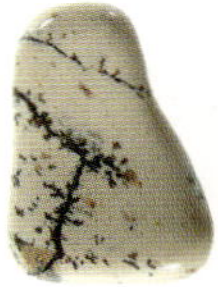
Elfenbein-Jaspis

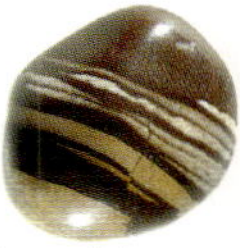
Cappuchino-Jaspis

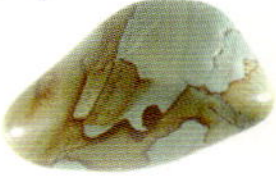
Bilder-Jaspis

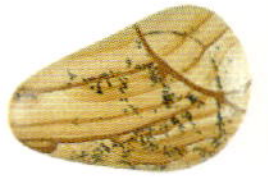
Landschafts-Jaspis (Kalahari Picture Stone)

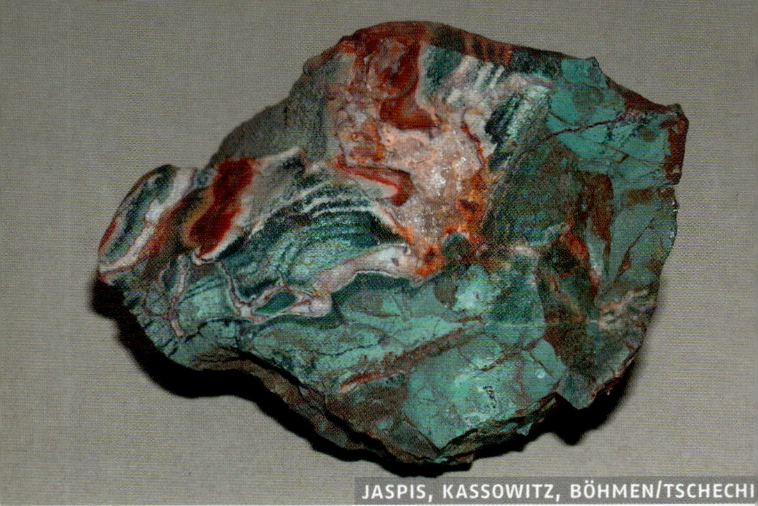

JASPIS, KASSOWITZ, BÖHMEN/TSCHECHI

J

Jaspis

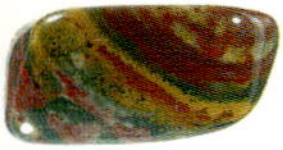

Buntjaspis

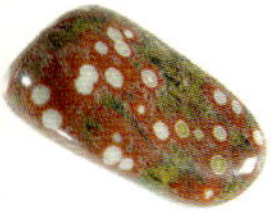

Poppy-Jaspis

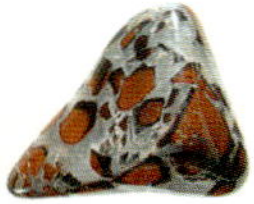

Brekzienjaspis

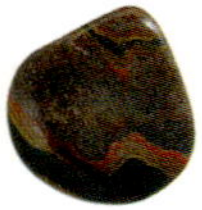

Jaspis mit Hämatit (Eisenjaspis)

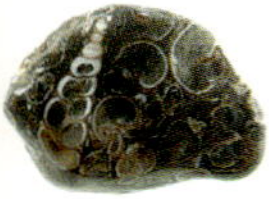

Turitella-Jaspis

Steinheilkunde Jaspis ist generell ein kräftiger, stärkender und festigender Stein, der Stabilität und Tatkraft bringt.
Roter Jaspis stärkt den Willen, fördert die Widerstandskraft, belebt und regt Kreislauf und Durchblutung an.
Gelber Jaspis bringt Ausdauer, hilft Erfahrungen zu verarbeiten, fördert die Verdauung und reinigt das Gewebe.
Grüner Jaspis beruhigt die Gefühle, stärkt die Abwehrkraft und hilft bei Infektionen und Entzündungen.
Brauner Jaspis macht beharrlich und flexibel, hilft bei Erschöpfung und regt Verdauung und Ausscheidung an.
Elfenbein-Jaspis wirkt entschlackend und lindert Allergien.
Cappuccino-Jaspis steigert das Leistungsvermögen und stärkt Magen, Darm, Entschlackung und Ausscheidung.
Bilder-Jaspis hilft, kräftezehrende Lebensumstände zu bewältigen, und fördert die Reinigung des Bindegewebes.
Landschafts-Jaspis (Kalahari Picture Stone) bringt Durchhaltevermögen und lindert Allergien (Heuschnupfen).
Buntjaspis und Poppy-Jaspis machen fröhlich und kreativ, regen die Leber an und verbessern die Regeneration.
Brekzienjaspis stärkt die Konfliktbereitschaft und regt Kreislauf, Durchblutung und die Selbstheilkräfte an.
Eisenjaspis stärkt die Kondition bei starker Belastung und regt Kreislauf, Eisenaufnahme und Blutbildung an.
Turitella-Jaspis hilft, Schuldgefühle zu überwinden, und erhöht die Widerstandskraft gegen Umweltbelastungen.

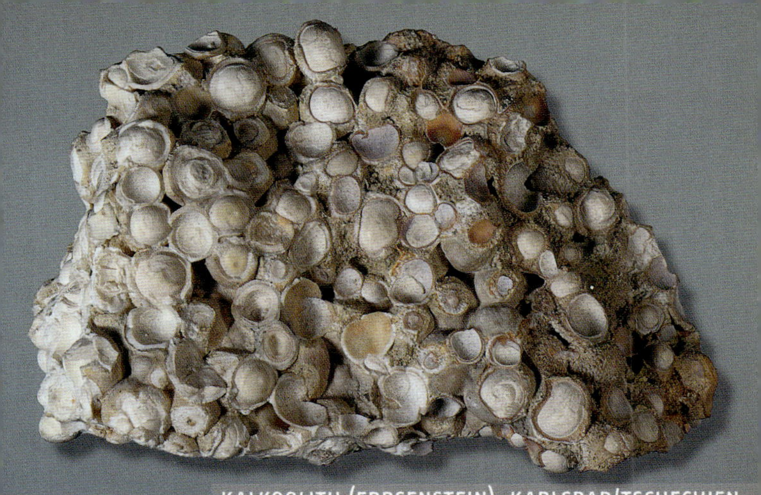

KALKOOLITH (ERBSENSTEIN), KARLSBAD/TSCHECHIEN

Kalkoolith

$CaCO_3$ (Aragonit, Calcit) oder $CaMg(CO_3)_2$ (Dolomit)
Carbonate

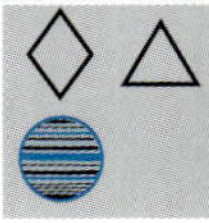

K

Farbe braun mit rötlichen oder beigen Kügelchen · **Transparenz** undurchsichtig · **Glanz** matt bis Fettglanz · **Dichte** 2,70–2,90 · **Kristallform** rhombisch (Aragonit) oder trigonal (Calcit, Dolomit), keine sichtbaren Kristalle · **Mohs-Härte** 3½–4 · **Spaltbarkeit** keine, unebener Bruch

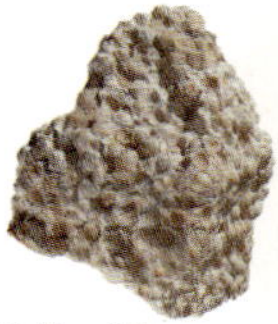

Kalkoolith (Erbsenstein)

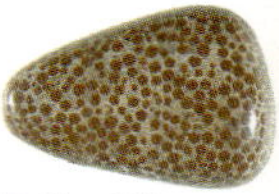

Kalkoolith (Rogenstein)

Erscheinungsbild Gestein aus Kügelchen von 1–5 mm Größe in dichter bis feinkörniger Matrix. Bei kleinen, rötlich braunen Kügelchen auch „Rogenstein", bei größeren beigen Kügelchen „Erbsenstein" genannt.
Entstehung, Vorkommen Entsteht als Sediment (sekundär) in flachen, warmen Meeresteilen. In schwach bewegtem, kalkübersättigtem Wasser werden Schwebeteilchen von ausfallendem Kalk schalig umhüllt, so dass perlenähnliche Kügelchen entstehen, die absinken und verkittet werden. Vorkommen gibt es weltweit, u.a. in Karlsbad, Tschechien (Erbsenstein) und im Harz/Deutschland (Rogenstein).
Anwendungen Tragen/Auflegen, Edelsteinwasser/-elixier, Meditation, Steinkreis, Aufstellen in der Umgebung.

Steinheilkunde Kalkoolith fördert die innere Reinigung. Er befreit von drängenden Gedanken und „Kopfzerbrechen", bringt seelische Entlastung und hilft, besser zu schlafen. Kalkoolith wirkt fiebersenkend, entgiftend, entschlackend und lindert stoffwechselbedingte Kopfschmerzen.

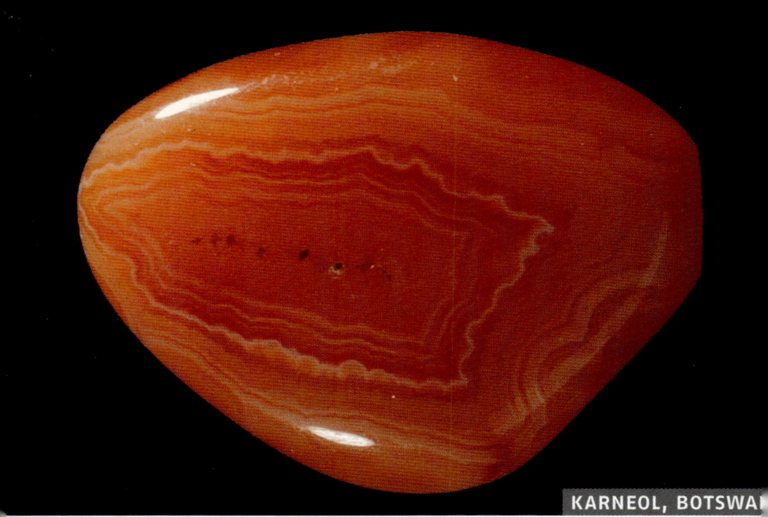

K Karneol

SiO_2

Chalcedon, Quarz, Oxid/Gerüstsilikat

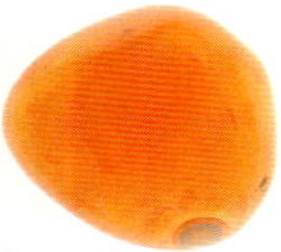

Karneol

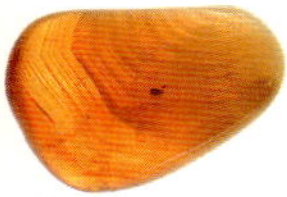

Karneol gebändet (Karneolachat)

Farbe orange bis fleischrot · **Transparenz** durchscheinend · **Glanz** Wachsglanz · **Dichte** 2,58–2,64 · **Kristallform** trigonal, mikrokristallin – daher keine sichtbaren Kristalle · **Mohs-Härte** 6½–7 · **Spaltbarkeit** keine, unebener, muscheliger Bruch

Erscheinungsbild Meist als kleine, wenige Zentimeter große Knollen, Kügelchen oder Mandelfüllungen im Gestein. Nur selten auch als nierig-traubige Aggregate. Gelegentlich zeigt Karneol auch typische Achatbänderungen.
Entstehung, Vorkommen Entsteht magmatisch (primär) aus hydrothermalen Kieselsäurelösungen, die im Vulkangestein farbgebende Eisenoxide aufnehmen und in Blasenhohlräumen des Gesteins auskristallisieren. Wichtige Vorkommen sind in Uruguay, Indien und Botswana.
Anwendungen Tragen/Auflegen, Edelsteinwasser/-elixier, Meditation, Steinkreis, energetische Behandlungen.

Steinheilkunde Karneol wirkt anregend und motivierend, macht mutig, tatkräftig und hilft, Schwierigkeiten zu überwinden. Er bringt gute Laune, verbessert die geistige Aufnahmefähigkeit und macht kontaktfreudig. Karneol regt Kreislauf und Durchblutung an und fördert die Aufnahme von Nährstoffen, Vitaminen und Mineralstoffen im Dünndarm. Dadurch verbessert er Blutqualität und Stoffwechsel.

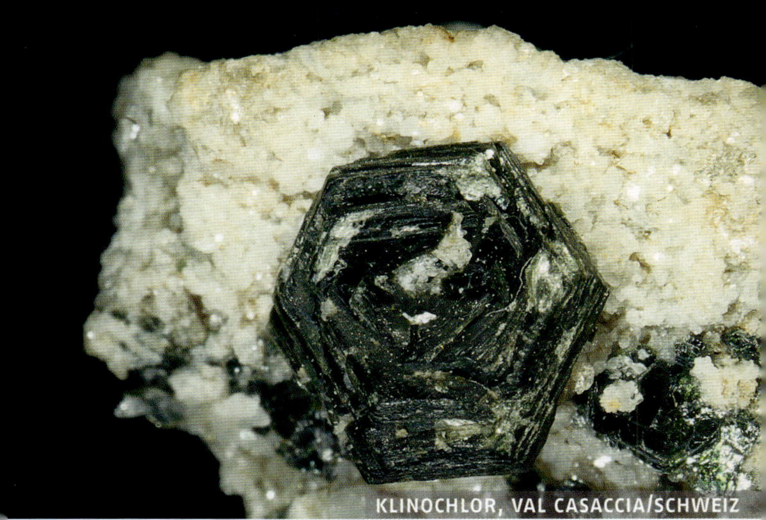
KLINOCHLOR, VAL CASACCIA/SCHWEIZ

Klinochlor (Seraphinit)

$(Mg, Fe)_5\,AlSi_3AlO_{10}(OH)_8$
Chlorit, Schichtsilikat

K

Farbe gras- bis tannengrün · **Transparenz** durchscheinend bis undurchsichtig · **Glanz** fettiger Glasglanz, auf Spaltflächen Perlmuttglanz, poliert Seidenglanz · **Dichte** 2,55–2,78 · **Kristallform** monoklin, tafelige bis blättrige Kristalle · **Mohs-Härte** 2–2½ · **Spaltbarkeit** sehr gut (vollkommen)

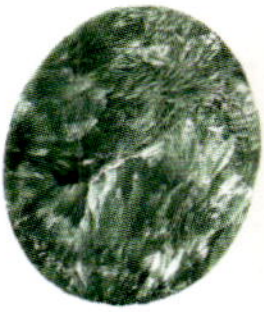
Klinochlor (Seraphinit)

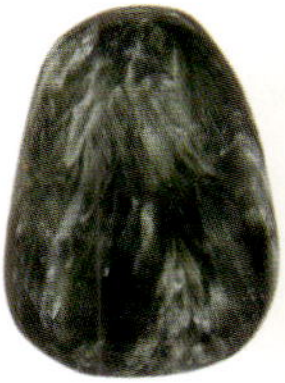
Klinochlor (Seraphinit)

Erscheinungsbild Meist tafelige, oft sechseckige Kristalle sowie schuppige bis massige Aggregate. Aggregate mit auffälliger Fasertextur sind als „Seraphinit" im Handel.
Entstehung, Vorkommen Entsteht in aluminium- und magnesiumreichen metamorphen Gesteinen (tertiär) sowie kontaktmetamorph im vulkanischen Umfeld und im Kontaktbereich chemisch unterschiedlicher Gesteine. Hier bildet sich auch „Seraphinit". Klinochlor-Vorkommen gibt es in Pennsylvania/USA, Österreich, Italien und Deutschland. Seraphinit stammt aus dem Ural/Russland.
Anwendungen Tragen/Auflegen, Edelsteinwasser/-elixier, Meditation, Steinkreis, Aufstellen in der Umgebung.

Steinheilkunde Seraphinit bringt Entschlossenheit und Kontaktbereitschaft. Er fördert die Konfliktlösung (konstruktive Kompromisse) und Versöhnung. Seraphinit regt Entgiftung und Stoffwechsel an und wirkt leber- und nierenstärkend. Er bringt gutes Körpergefühl und hilft abzunehmen.

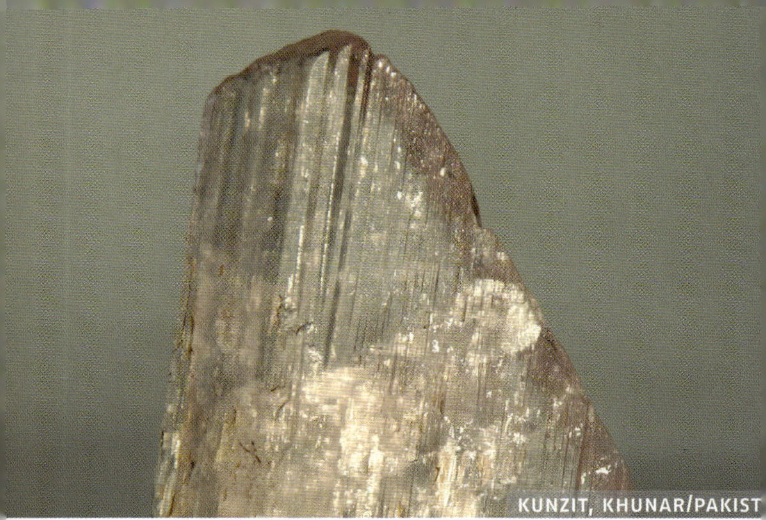

K

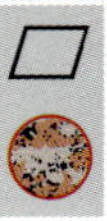

Kunzit

LiAl[Si_2O_6]

Spodumen, Kettensilikat

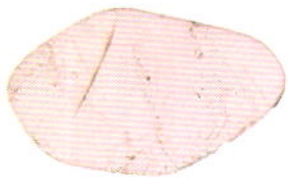

Kunzit

Farbe blass- bis intensivrosa oder rosaviolett · **Transparenz** durchsichtig bis durchscheinend · **Glanz** Glasglanz · **Dichte** 3,00–3,24 · **Kristallform** monoklin, prismatische Kristalle · **Mohs-Härte** 6½–7 · **Spaltbarkeit** sehr gut (vollkommen), unebener Bruch

Erscheinungsbild Kristalle mit vertikal gestreiften, oft oberflächlich zersetzten Seiten und meist unregelmäßigen Enden. Die Farbe ist in Richtung der Kristall-Längsachse stets intensiver als zu den Seiten.
Entstehung, Vorkommen Entsteht aus hydrothermalen Lösungen in Pegmatiten (primär), wenn Gemeiner Spodumen aufgelöst und als Edelspodumen (Kunzit, Hiddenit) neu gebildet wird. Wichtige Vorkommen sind in Afghanistan, Madagaskar, Brasilien und den USA.
Anwendungen Tragen/Auflegen, Edelsteinwasser/-elixier, Meditation, Steinkreis, Aufstellen in der Umgebung, energetische Behandlungen.

Steinheilkunde Kunzit lehrt Hingabe und Demut. Er verbessert das Einfühlungsvermögen, hilft bei Kontaktschwierigkeiten, macht tolerant und ermöglicht, Kritik anzunehmen. Kunzit hilft bei Gelenkbeschwerden und Nervenleiden, auch bei Neuralgien, Ischialgie und Zahnschmerzen, und löst Spannungen im Herzbereich.

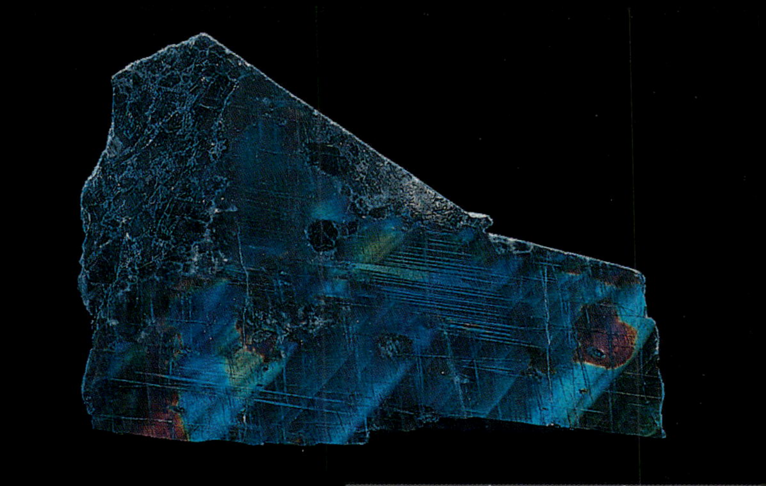

LABRADORIT (SPEKTROLITH), FINNLAND

Labradorit

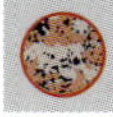

L

Mischkristall aus $Na[AlSi_3O_8]$ und $Ca[Al_2Si_2O_8]$
Plagioklas-Feldspat, Gerüstsilikat

Farbe schwarz, grau, graugrün, gelb, weiß · **Transparenz** durchscheinend bis undurchsichtig · **Glanz** Glas- bis Perlmuttglanz · **Dichte** 2,69–2,72 · **Kristallform** triklin, selten nur kleine Kristalle · **Mohs-Härte** 6–6½ · **Spaltbarkeit** sehr gut (vollkommen), unebener, splittriger Bruch

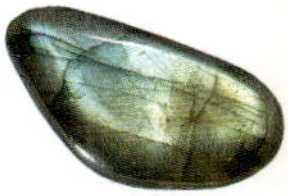

Labradorit

Erscheinungsbild Meist als Gemengteil von Gesteinen oder als spätige Aggregate. Typisch ist der Flächenschiller, der bei gelber Grundfarbe weiß, bei weißer Grundfarbe blau und bei dunklen Grundfarben intensiv bunt sein kann.

Entstehung, Vorkommen Entsteht liquidmagmatisch oder vulkanisch (primär) in basischen Gesteinen wie Anorthosit, Gabbro, Basalt und Andesit. Vorkommen sind in Kanada, Finnland, der Ukraine und Madagaskar.

Anwendungen Tragen/Auflegen, Edelsteinwasser/-elixier, Meditation, Steinkreis, Aufstellen in der Umgebung, Edelsteinmassage.

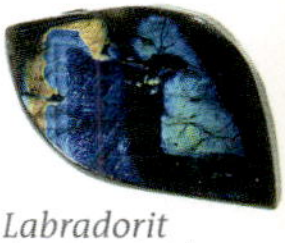

Labradorit (Spektrolith)

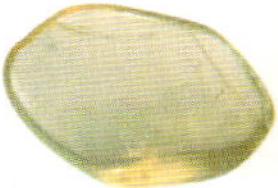

Labradorit (Goldlabradorit)

Steinheilkunde Fördert Intuition, Fantasie und Kreativität und hilft zugleich, Illusionen aufzulösen. Stärkt dadurch Wachheit und Beobachtungsgabe sowie Gefühlstiefe und Empfindungsfähigkeit. Körperlich hilft Labradorit bei Kälteempfindlichkeit, Rheuma, Gicht und Bluthochdruck. Weißer Labradorit reguliert zudem den weiblichen Hormonzyklus und hilft bei Menstruationsbeschwerden.

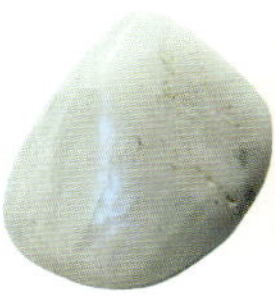

Labradorit weiß (Regenbogen-Mondstein)

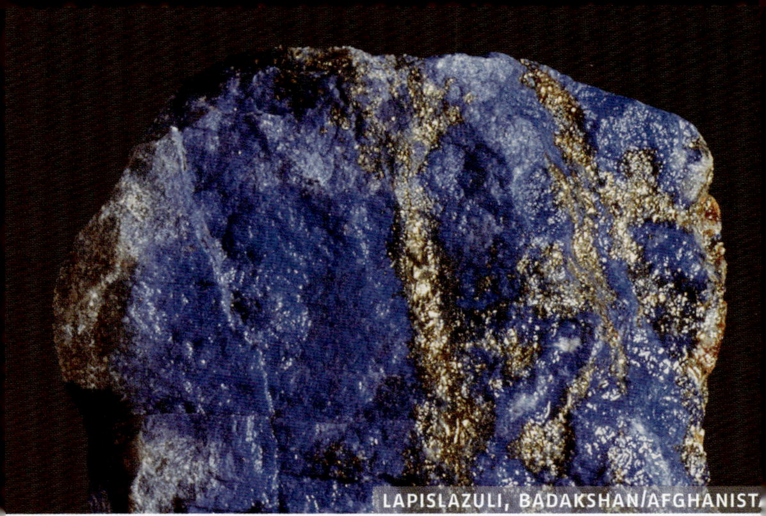

L

Lapislazuli

Gestein mit Lasurit $(Na,Ca)_8[(SO_4,S,Cl)_2/(AlSiO_4)_6]$
Gerüstsilikat

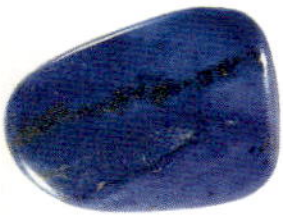

Lapislazuli

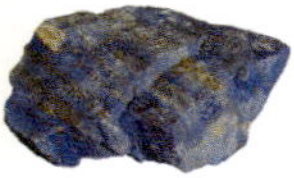

Lapislazuli mit Pyrit

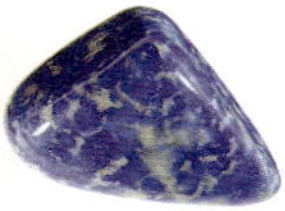

Lapislazuli mit Calcit

Farbe azurblau bis ultramarinblau · **Transparenz** undurchsichtig, selten kantendurchscheinend · **Glanz** matt · **Dichte** 2,40–3,00 · **Kristallform** kubisch (Lasurit-Rhombendodekaeder) · **Mohs-Härte** 5–6 · **Spaltbarkeit** gut (unvollkommen), feinmuschelig-körniger Bruch

Erscheinungsbild Tritt meist als größere Linsen im Gestein auf, die aus feinkörnig-dichten oder körnig-derben Massen bestehen. Häufig durchsetzt von goldenem Pyrit oder weißem Calcit.
Entstehung, Vorkommen Entsteht metamorph (tertiär) durch Kontaktmetasomatose von Kalk oder Dolomit mit kieselsäurereichem Magma. Vorkommen sind in Afghanistan, Russland, Chile, Kanada und Colorado/USA.
Anwendungen Tragen/Auflegen, Edelsteinwasser/-elixier, Meditation, Steinkreis, Aufstellen in der Umgebung, Edelsteinmassage.

Steinheilkunde Lapislazuli stärkt Selbstverantwortung, Aufrichtigkeit, Würde, Kontaktfreudigkeit und Freundschaft. Er fördert die Intelligenz und das Streben nach Wahrheit, die offene Aussprache und das Annehmen von Kritik. Lapislazuli stärkt Gehirn und Nerven, senkt Fieber und Blutdruck, verlängert den Menstruationszyklus und hilft bei Heiserkeit, Stimmband- und Kehlkopfbeschwerden.

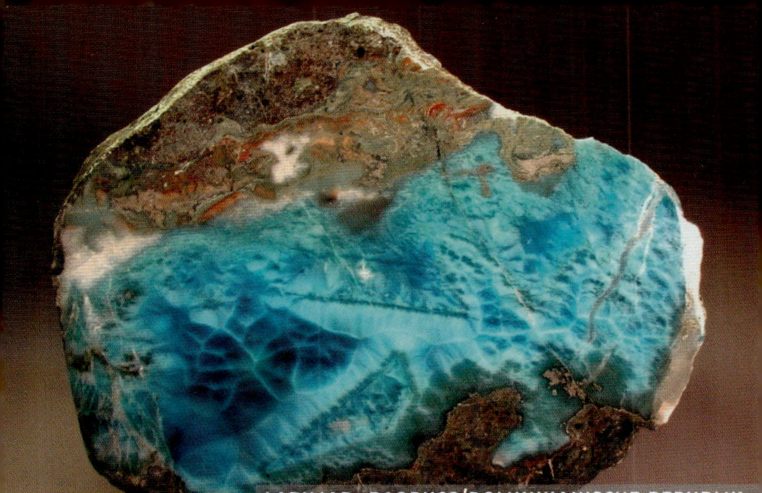

LARIMAR, BAORUCO/DOMINIKANISCHE REPUBLIK

Larimar

$Ca_2Na[HSi_3O_9]$
Pektolith, Kettensilikat

L

Farbe hellblau-weiß · **Transparenz** durchscheinend bis undurchsichtig · **Glanz** Glasglanz bis Seidenglanz · **Dichte** 2,74–2,88 · **Kristallform** triklin, jedoch keine sichtbaren Kristalle · **Mohs-Härte** 4½–5 · **Spaltbarkeit** sehr gut (vollkommen)

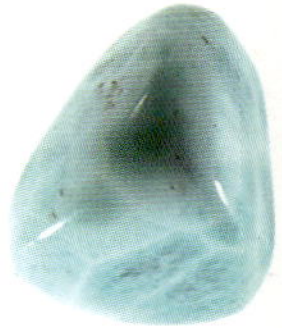

Larimar (blauer Pektolith)

Erscheinungsbild Dichte, faserige oder radialstrahlige Aggregate in Knollen mit braun-grauer Kruste. Die hellblaue Farbe im Inneren bildet oft hellumrandete oder blatt- und zellenähnliche Felder.
Entstehung, Vorkommen Als hydrothermale Spaltenfüllung (primär) in Drusen und Klüften eines verwitterten Basalts. Die einzige Fundstelle von Larimar ist in der Dominikanischen Republik, anderer Pektolith kommt weltweit vor.
Anwendungen Tragen/Auflegen, Edelsteinwasser/-elixier, Meditation, Steinkreis, Aufstellen in der Umgebung.

Steinheilkunde Larimar bringt Offenheit und Weite und hilft, den geistigen Raum zu vergrößern und abzugrenzen. Er erweitert die Wahrnehmung und hilft, aufgenommene Eindrücke zu verarbeiten. Larimar regt an, auf Signale des Körpers zu hören. Er öffnet die Sinne und verbessert die Gehirntätigkeit. Larimar löst Blockaden in Brust, Hals und Kopf und stärkt die Selbstheilungskräfte.

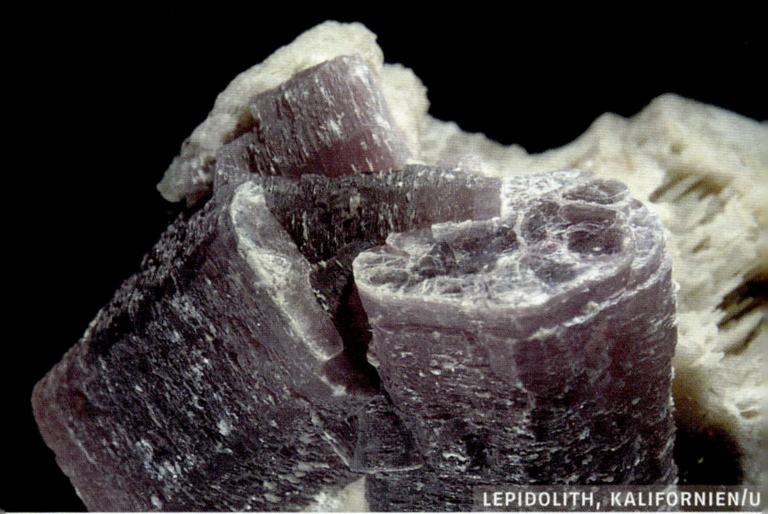

L

Lepidolith

$K(Li,Al)_3[(OH,F)_2/AlSi_3O_{10}]$
Glimmer, Schichtsilikat

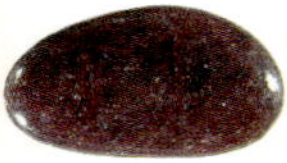
Lepidolith

Farbe rotviolett bis blauviolett · **Transparenz** durchscheinend bis undurchsichtig · **Glanz** Glasglanz, auf Spaltflächen Perlmuttglanz, auf feinschuppigen Aggregaten Seidenglanz · **Dichte** 2,8–2,9 · **Kristallform** monoklin, selten tafelige Kristalle · **Mohs-Härte** 2½–3 · **Spaltbarkeit** ausgezeichnet

Erscheinungsbild Meist tafelige Platten oder feinkörnig-dichte, blättrige, schuppige und knollig-schalige Aggregate in blasser bis kräftiger Farbe mit typischem Glitzern. Auch mit eingewachsenen Kristallen von rotem Turmalin.
Entstehung, Vorkommen Entsteht magmatisch (primär) in lithiumhaltigen Pegmatiten sowie bei pneumatolytischer oder hydrothermaler Einwirkung von Fluor auf Feldspäte und andere Silikate. Wichtige Vorkommen sind in den USA, Brasilien, Namibia und Madagaskar.
Anwendungen Tragen/Auflegen, Edelsteinwasser/-elixier, Meditation, Steinkreis, Aufstellen in der Umgebung, Edelsteinmassage.

Steinheilkunde Lepidolith dient dem Schutz vor äußerer Beeinflussung und der Abgrenzung in Menschenmengen. Er fördert die Selbstbestimmung, lindert Ängste, schenkt inneren Frieden und verbessert den Schlaf. Lepidolith hilft bei Hautbeschwerden, Gelenk- und Nervenschmerzen sowie bei Ischialgie oder Neuralgien.

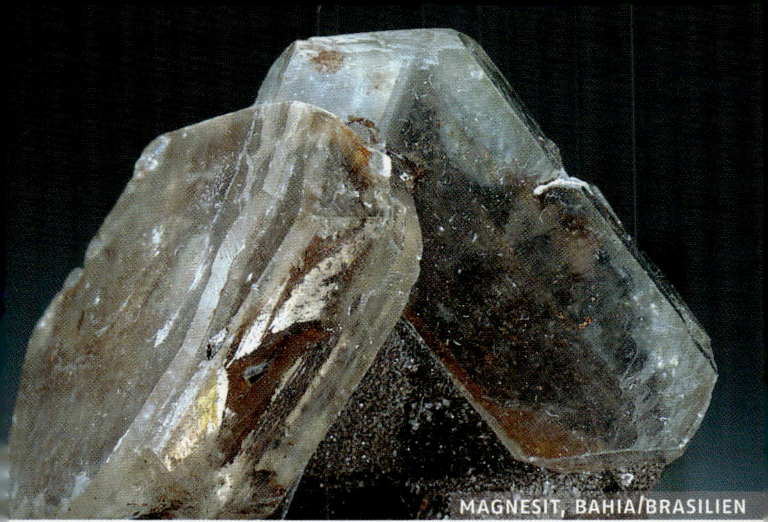

Magnesit

$MgCO_3$
Carbonat

M

Farbe weiß bis beige · **Transparenz** durchsichtig bis undurchsichtig · **Glanz** fettiger Glasglanz bis matt · **Dichte** 2,8–3,12 · **Kristallform** trigonal, rhomboedrische Kristalle · **Mohs-Härte** 4–4½ · **Spaltbarkeit** sehr gut (vollkommen), muscheliger Bruch

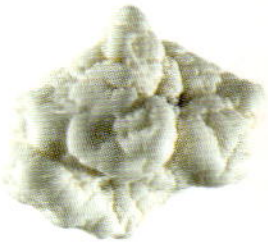
Magnesit (Knolle)

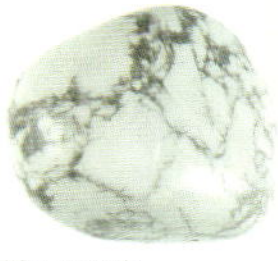
Magnesit (kompakt)

Erscheinungsbild Meist feinkörnig-dichte Massen sowie körnige und spätige Aggregate oder unförmige Knollen. Auch gesteinsbildend, hierbei oft mit grauen Adern. **Entstehung, Vorkommen** Meist sedimentär (sekundär) bei der Verwitterung magnesiumhaltiger Gesteine. Vorkommen dieser Art sind in Polen, Simbabwe und den USA. Auch bei der Metamorphose von Kalk zu Marmor oder durch die metasomatische Verdrängung von Dolomit (tertiär). Vorkommen dieser Art sind in Österreich, Russland und China. **Anwendungen** Tragen/Auflegen, Edelsteinwasser/-elixier, Meditation, Steinkreis, Aufstellen in der Umgebung, Edelsteinmassage.

Steinheilkunde Magnesit bringt Gelassenheit und Entspannung. Er fördert Selbstbejahung, Selbstliebe und Geduld. Magnesit lindert Stress, Ängstlichkeit, Nervosität, Gereiztheit und hilft bei Verspannungen, Migräne, Kopfschmerzen, Krämpfen und Koliken. Magnesit entgiftet, entsäuert und beugt Gefäßablagerungen und Herzinfarkt vor.

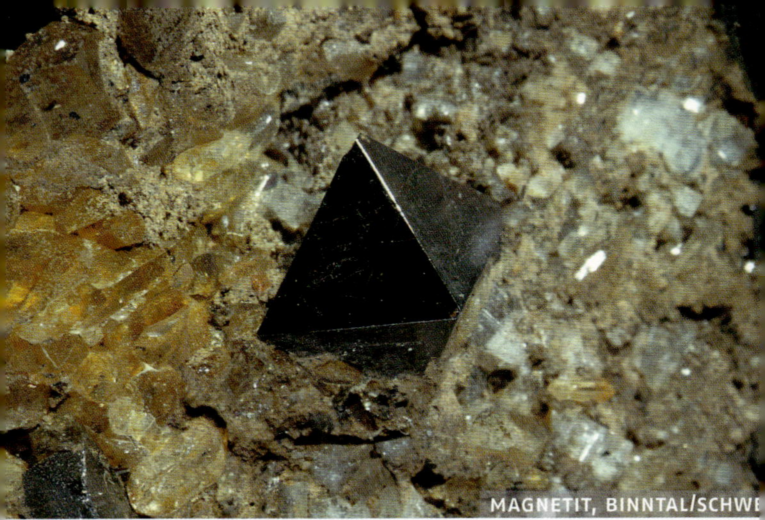

MAGNETIT, BINNTAL/SCHWE

M

Magnetit

Fe_3O_4
Oxid

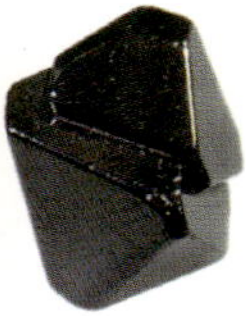

Magnetit

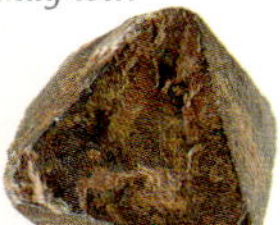

Magnetit (oberflächlich oxidiert)

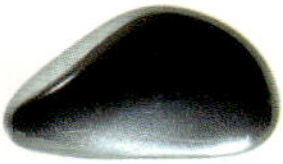

Magnetit mit Hämatit

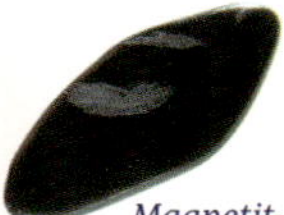

***Magnetitjade** (Magnetit in Nephrit)*

Farbe eisengrau bis schwarz, oberflächlich manchmal braun oxidiert · **Transparenz** undurchsichtig · **Glanz** Metallglanz · **Dichte** 5,1–5,2 · **Kristallform** kubisch, meist oktaedrische Kristalle · **Mohs-Härte:** 5½ · **Spaltbarkeit** gut (unvollkommen), muscheliger Bruch

Erscheinungsbild Kleine Kristalle von Millimeter- bis Zentimetergröße, meist etwas verzerrte Oktaeder, seltener Rhombendodekaeder. Häufiger jedoch als dichte bis körnige Massen, auch als Gemenge mit Hämatit.

Entstehung, Vorkommen Kann liquidmagmatisch (primär) entstehen (Südafrika), ebenso vulkanisch-hydrothermal (Bolivien). Außerdem bei der Metamorphose (tertiär) von Serpentin (Brasilien), in metamorph überprägten Eisenerzen (Schweden), in metasomatischen entstandenen Skarnen (Utah/USA, Ural/Russland) sowie metamorph-hydrothermal (alpine Klüfte).

Anwendungen Tragen/Auflegen, Meditation, Steinkreis, Aufstellen in der Umgebung, Edelsteinmassage.

Steinheilkunde Magnetit belebt, macht aktiv und fördert die geistige Orientierung. Er hilft, sich an höheren Idealen auszurichten und steigert die Reaktionsfähigkeit. Magnetit regt den Energiefluss in den Meridianen, die Hormondrüsen, die Lebertätigkeit und die Gallenproduktion an.

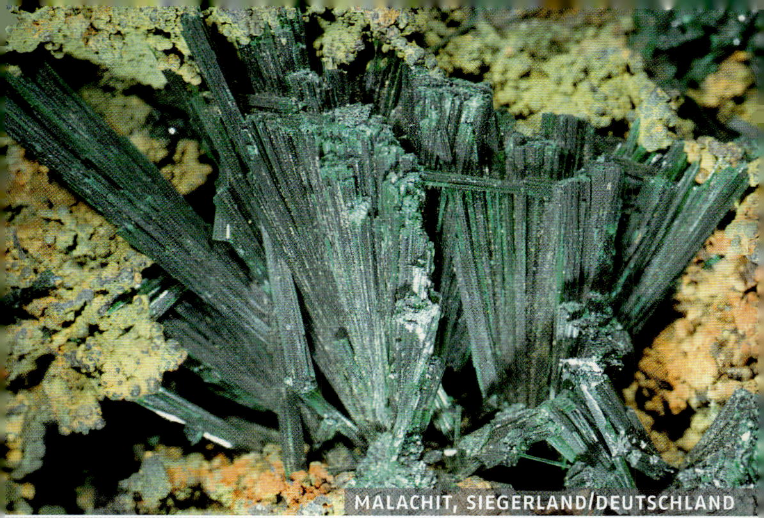

MALACHIT, SIEGERLAND/DEUTSCHLAND

Malachit

$Cu_2[(OH)_2/CO_3]$
Carbonat

M

Farbe blassgrün bis kräftig dunkelgrün · **Transparenz** undurchsichtig · **Glanz** Seidenglanz bis matt · **Dichte** 3,50–4,05 · **Kristallform** monoklin, selten nadelige Kristalle · **Mohs-Härte** 3½–4 · **Spaltbarkeit** sehr gut (vollkommen), splittriger Bruch

Erscheinungsbild Meist dichte, knollige, glaskopfige oder stalaktitische Aggregate, deren schaliger Aufbau zur typisch geschwungenen Bänderung führt. Auch als Gemenge mit Azurit („Azurit-Malachit“, s. S. 74), Chrysokoll sowie anderen Kupfermineralien („Eilatstein“).
Entstehung, Vorkommen Entsteht in Oxidationszonen kupferführender Lagerstätten (sekundär) oder durch Eindringen spätmagmatischer kupferreicher Lösungen in carbonatreiche Gesteine (primär). Wichtige Vorkommen sind in Russland, Kongo, Namibia, USA, Australien und China.
Anwendungen Tragen/Auflegen, Meditation, Steinkreis, Aufstellen in der Umgebung, Edelsteinmassage.

Steinheilkunde Malachit macht abenteuerlustig und regt an, intensiv zu leben. Er fördert die Vorstellungs- und Entschlusskraft, bringt Gefühlstiefe und hilft bei sexuellen Schwierigkeiten. Malachit regt Gehirn, Nerven und Leber an. Er entgiftet, entsäuert, hilft bei Rheuma und lindert krampfartige Schmerzen, auch Menstruationsbeschwerden.

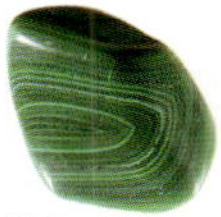

Malachit

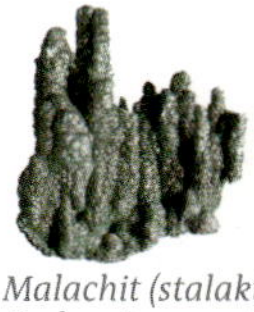

Malachit (stalaktitisches Aggregat)

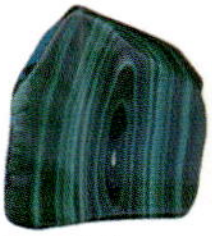

Malachit mit Chrysokoll (türkise Bänder)

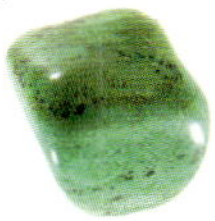

Eilatstein *(Malachit und andere Kupfermineralien)*

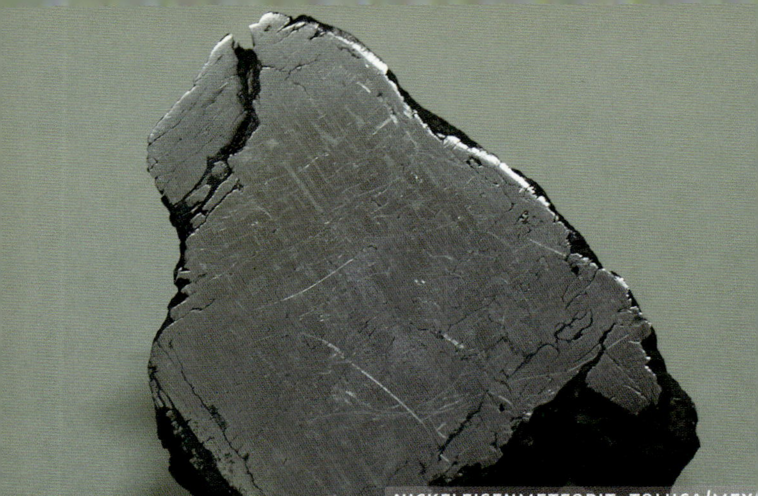
NICKELEISENMETEORIT, TOLUCA/MEX

M Meteorite

Interplanetare Gesteine
Silikate (Steinm.); natürliche Elemente (Nickeleisenm.)

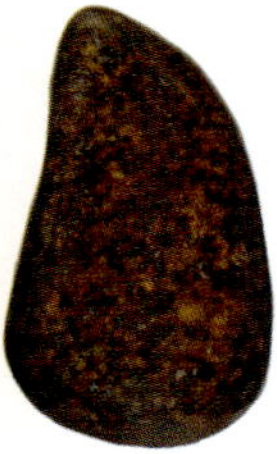
Steinmeteorit

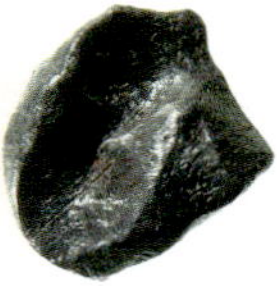
Nickeleisen-meteorit

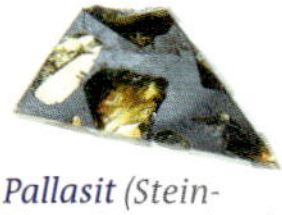
Pallasit (Stein-Eisen-Meteorit mit Nickeleisen und Olivin)

Steinmeteorite: **Farbe** schwarz, braun oder gesprenkelt · **Transparenz** undurchsichtig · **Glanz** matt · **Dichte** 3,43–3,58 · **Kristallformen** kubisch, rhombisch, monoklin, triklin; **Mohs-Härte** 5½–6 · **Spaltbarkeit** keine, körniger Bruch
Nickeleisenmeteorite: **Farbe** eisengrau, oft braun oxidiert · **Transparenz** undurchsichtig · **Glanz** Metallglanz oder matt · **Dichte** 7,3–7,6 · **Kristallform** kubisch · **Mohs-Härte** 4–5 · **Spaltbarkeit** keine, hakiger Bruch

Erscheinungsbild Kieselig-runde oder unförmige Gesteinsstücke, oft mit verkrusteter Oberfläche. Steinmeteorite stellen 95 %, Nickeleisenmeteorite 5 % der Funde.
Entstehung, Vorkommen Meteorite sind meist uralte interplanetare Gesteine aus der Urzeit unseres Sonnensystems (primär). Nur wenige stammen vom Mond oder Mars. Fundstellen gibt es weltweit, u. a. in Namibia, USA, Mexiko, Chile, Argentinien, Ukraine, Russland und China.
Anwendungen Tragen/Auflegen, Edelsteinwasser/-elixier, Meditation, Steinkreis, Aufstellen in der Umgebung.

Steinheilkunde Meteorite setzen tiefe seelische Bilder frei, stellen veraltete Betrachtungen in Frage und eröffnen neue Blickwinkel im Leben. Steinmeteorite helfen bei Nervosität, beleben den Stoffwechsel und lindern Krämpfe. Nickeleisenmeteorite geben Kraft und regulieren den Muskeltonus.

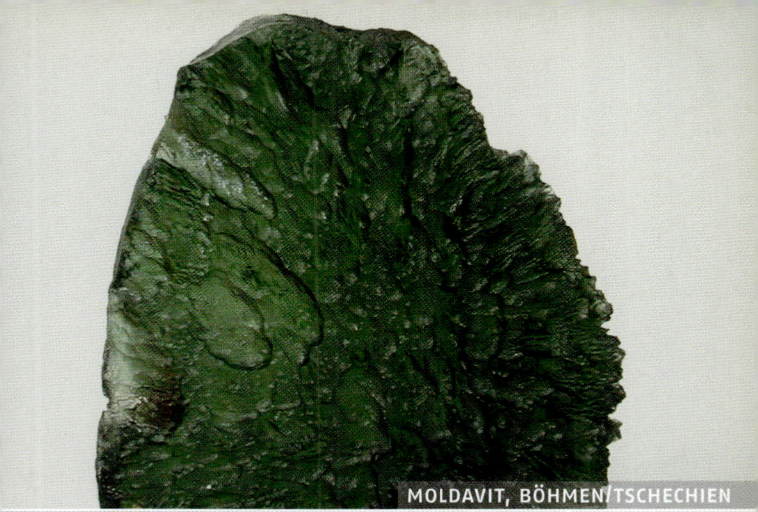

MOLDAVIT, BÖHMEN/TSCHECHIEN

Moldavit

$SiO_2 + Al_2O_3$ u. a.
Tektit, Silikate/Oxide

M

Farbe flaschengrün, seltener grasgrün · **Transparenz** durchsichtig bis durchscheinend · **Glanz** Glasglanz · **Dichte** 2,32–2,38 · **Kristallform** amorph · **Mohs-Härte** 5–5½ · **Spaltbarkeit** keine, muscheliger Bruch

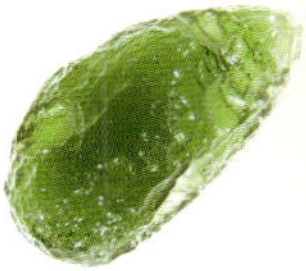

Moldavit

Erscheinungsbild Rundliche, manchmal tropfenförmige oder splittrige Gläser mit rauer, narbiger Oberfläche, nur selten schwerer als 20 g.
Entstehung, Vorkommen Vor 15 Millionen Jahren durch den Einschlag eines 1 km großen Asteroiden im heutigen Nördlinger Ries (Deutschland) entstanden. Teile von aufgeschmolzenem irdischem Gestein flogen 400 km durch die Luft, erkalteten dabei und fielen in der Gegend der heutigen Moldau (Böhmen/Tschechien) zur Erde.
Anwendungen Tragen/Auflegen, Edelsteinwasser/-elixier, Meditation, Steinkreis, Aufstellen in der Umgebung.

Steinheilkunde Moldavit fördert die Erkenntnis, ein geistiges Wesen zu sein, zudem geistige Freiheit, das Erleben grenzenloser Weite, die Erinnerung sowie intensives Träumen. Moldavit stärkt die Einfühlungsgabe und Hellsicht, löst die Aufmerksamkeit von starken Verhaftungen, Sorgen und Ängsten und bringt unkonventionelle Problemlösungen. Körperlich hilft er bei Atemwegserkrankungen, Grippe und Anämie.

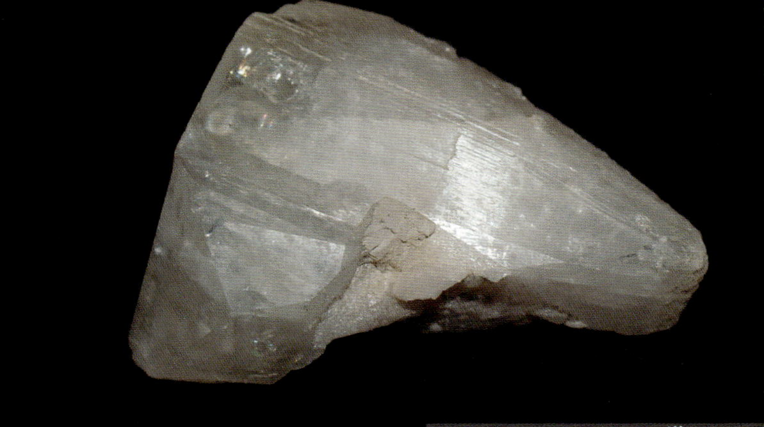

MONDSTEIN, ZILLERTAL/ÖSTERREI

M

Mondstein

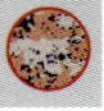

$K[AlSi_3O_8] + Na[AlSi_3O_8]$
Alkalifeldspat, Gerüstsilikat

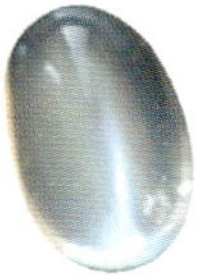

Mondstein weiß

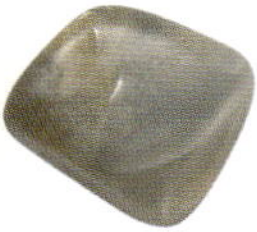

Mondstein grau

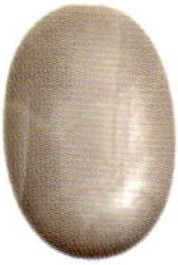

Mondstein rosa

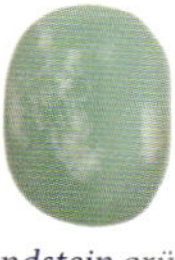

Mondstein grün

Farbe weiß, grau, beige, rosa, bräunlich, grün · **Transparenz** undurchsichtig bis durchscheinend · **Glanz** Glasglanz bis Pechglanz · **Dichte** 2,56–2,62 · **Kristallform** monoklin, jedoch keine Kristallbildung · **Mohs-Härte** 6–6½ · **Spaltbarkeit** sehr gut (vollkommen), unebener Bruch

Erscheinungsbild Meist als massive Aggregate oder derbe Spaltstücke. Bei mugelig-rundem Schliff (z. B. als Cabochon) zeigt sich ein blauer oder weißer Lichtschimmer, der an einer inneren Lamellenstruktur entsteht.
Entstehung, Vorkommen Magmatisch (primär) gebildeter Alkalifeldspat, in dem bei der Abkühlung feine Lamellen aus Orthoklas (Kalifeldspat) und Albit (Natronfeldspat) entstanden (perthitische Entmischung). Vorkommen in Sri Lanka, Indien, Burma, Australien, Madagaskar, Tansania, Brasilien, USA.
Anwendungen Tragen/Auflegen, Edelsteinwasser/-elixier, Meditation, Steinkreis, Aufstellen in der Umgebung.

Steinheilkunde Mondstein fördert Einfühlungsvermögen und Intuition. Er bringt Gefühlstiefe, eine bessere Traumerinnerung und hilft bei Mondsüchtigkeit. Mondstein harmonisiert Hormonzyklen und hilft so bei Menstruationsbeschwerden und hormonellen Umstellungen, z. B. in der Pubertät, Schwangerschaft, nach Geburten oder im Klimakterium.

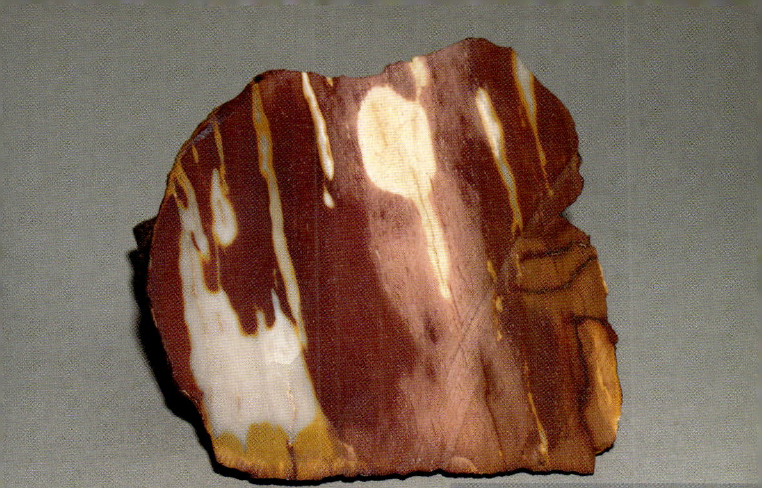

MOOKAIT, WESTAUSTRALIEN

Mookait

SiO_2
Hornstein, Oxide/Gerüstsilikate

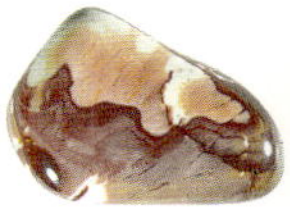

Mookait

Farbe weiß, beige, gelb, rot, rotviolett · **Transparenz** undurchsichtig, z. T. kantendurchscheinend · **Glanz** Wachsglanz oder matt · **Dichte** 2,65–2,91 · **Kristallform** amorph und trigonal, mikrokristallin · **Mohs-Härte** 6½–7 · **Spaltbarkeit** keine, muscheliger, unebener oder splittriger Bruch

Erscheinungsbild Feinkörnig-dichte bis derbe Massen mit vielseitig bunten Zeichnungen in den o.g. Farben.
Entstehung, Vorkommen Durch zirkulierende Flüssigkeiten mobilisierte Kieselsäure führte in silikatreichem Sediment (Radiolarit) zur Bildung von Hornstein (sekundär), einem Gemenge aus Jaspis und Opal mit eingelagerten Chalcedonknollen. Durch eingeschwemmte Eisenoxide entstand die vielfältige Farbenpracht. Das einzige Vorkommen liegt in Westaustralien.
Anwendungen Tragen/Auflegen, Edelsteinwasser/-elixier, Meditation, Steinkreis, Aufstellen in der Umgebung, Edelsteinmassage.

Steinheilkunde Mookait regt an, neue Erfahrungen zu machen, und hilft, diese zu verarbeiten. Dadurch fördert er Abwechslung, Spaß und intensives Erleben. Mookait macht flexibel, bringt viele Ideen und hilft, stets die passende zu wählen. Körperlich fördert er Milz, Leber und Immunsystem sowie Blutreinigung und Wundheilung.

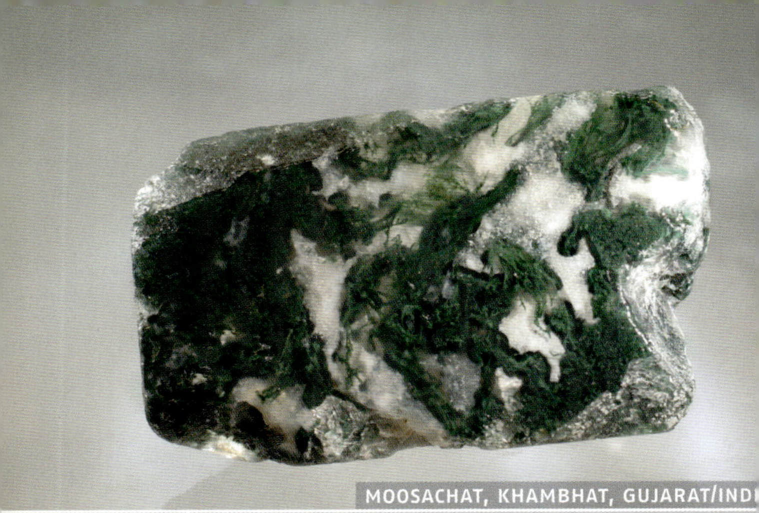

MOOSACHAT, KHAMBHAT, GUJARAT/INDI

M

Moosachat

SiO_2 (Chalcedon) + grüne Silikate
Quarz, Oxid/Gerüstsilikat + diverse Silikate

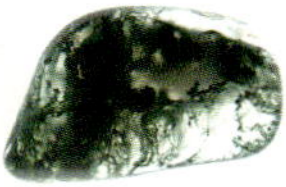

Moosachat

Farbe farblos bis hellblau mit dunkelgrünen Einschlüssen · **Transparenz** durchscheinend · **Glanz** Wachsglanz · **Dichte** 2,58–2,62 · **Kristallform** trigonal, mikrokristallin – daher keine sichtbaren Kristalle · **Mohs-Härte** 6½–7 · **Spaltbarkeit** keine, rauer Bruch

Erscheinungsbild Dichte Massen und Spaltenfüllungen sowie knollig-kugelige Aggregate mit grünen moos- oder algenähnlichen Schlieren in meist farblosem Chalcedon. Selten auch mit Achatbänderungen.
Entstehung, Vorkommen Aus magmatisch-hydrothermalen Kieselsäurelösungen (primär), in denen eindringende eisen- und magnesiumhaltige Lösungen zur Bildung der dunkelgrünen Schlieren führen. Wichtige Vorkommen sind in Indien, Burma und Botswana.
Anwendungen Tragen/Auflegen, Edelsteinwasser/-elixier, Meditation, Steinkreis, Aufstellen in der Umgebung, Edelsteinmassage.

Steinheilkunde Moosachat bringt Inspiration und hilft, geistige Ketten zu lösen. Er befreit von Schwere, Druck und Belastung und fördert die Kommunikation. Körperlich reinigt er Gewebe, Lymphe und Atemwege. Moosachat wirkt fiebersenkend, entzündungshemmend und hilft bei Husten, Erkältungen und hartnäckigen Infektionen.

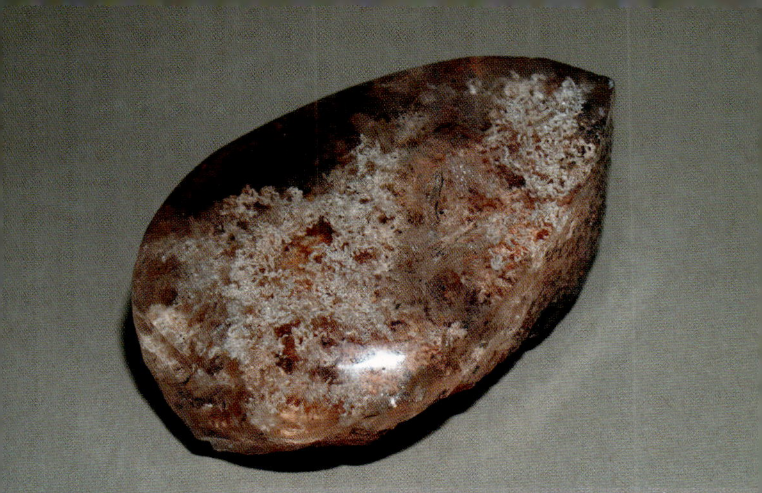

MOOSACHAT ROSA, KHAMBHAT, GUJARAT/INDIEN

Moosachat rosa

SiO_2 (Chalcedon) + braune Silikate
Quarz, Oxid/Gerüstsilikat + diverse Silikate

△ **M**

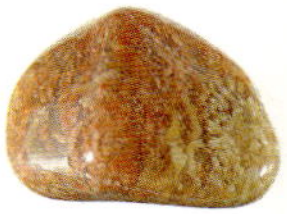

Moosachat rosa

Farbe farblos-bräunlich mit orangerosa bis orangebraunen Einschlüssen · **Transparenz** durchscheinend · **Glanz** Wachsglanz · **Dichte** 2,58–2,62 · **Kristallform** trigonal, mikrokristallin – daher keine sichtbaren Kristalle · **Mohs-Härte** 6½–7 · **Spaltbarkeit** keine, rauer Bruch

Erscheinungsbild Dichte Massen und Spaltenfüllungen mit orangerosa bis orangebraunen faden- oder röhrenförmigen (an Maden erinnernden) Einschlüssen in farblosem oder leicht bräunlichem Chalcedon.
Entstehung, Vorkommen Aus magmatisch-hydrothermalen Kieselsäurelösungen (primär), in denen braune Silikat-Einlagerungen zur Bildung der typischen Einschlüsse führen. Das einzige Vorkommen liegt in Indien.
Anwendungen Tragen/Auflegen, Edelsteinwasser/-elixier, Meditation, Steinkreis, Edelsteinmassage.

Steinheilkunde Rosa Moosachat hilft, Lebenserfahrungen zu verarbeiten und dadurch Offenheit zu gewinnen. Er löst Schuldzuweisungen und Rachegedanken auf und hilft, Ekel, Abscheu, Groll und Streitlust zu überwinden. Rosa Moosachat ermöglicht, mit sich selber ins Reine zu kommen. Körperlich regt er die Verdauung und Ausscheidung an, er verbessert die Darmtätigkeit und Darmflora und hilft bei Entzündungen im Magen-Darm-Trakt.

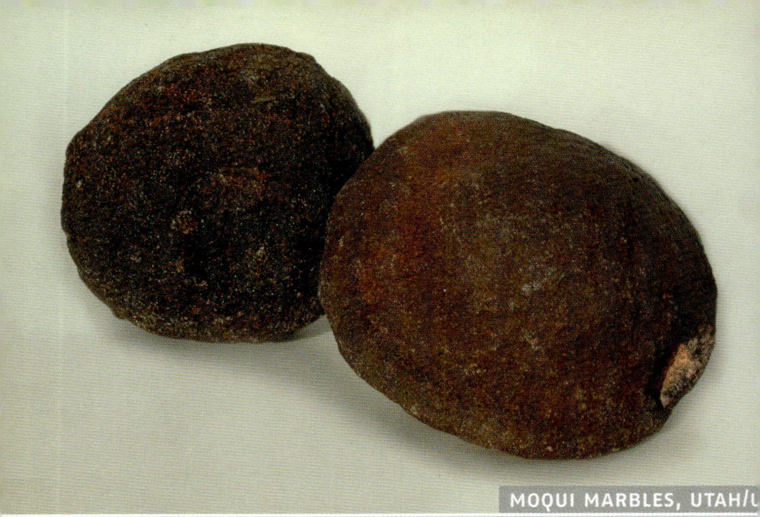

M

Moqui-Marbles

$FeOOH \cdot n\ H_2O + SiO_2$
Limonit mit Quarz, Oxide

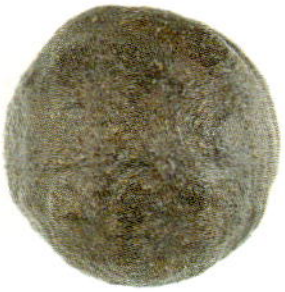
Moqui-Marble (Limonitknolle)

Farbe braun · **Transparenz** undurchsichtig · **Glanz** Fettglanz bis matt · **Dichte** 3,02–4,22 · **Kristallform** rhombische Limonitknollen, gefüllt mit trigonalem Quarzsand · **Mohs-Härte** 5–7 · **Spaltbarkeit** keine, körniger Bruch

Erscheinungsbild Erdbraune Knollen mit matter bis speckig glänzender Oberfläche. Sie weisen eine Kugel- oder stark gewölbte Linsenform auf und sind meist mit Quarzsand gefüllt.
Entstehung, Vorkommen Moqui-Marbles entstehen bei der Bildung sandiger Sedimente (sekundär) durch aus dem Meerwasser ausgefällte Eisenoxide. Dabei schließen die entstehenden Hohlkugeln aus Limonit noch unverfestigten Sand in sich ein. Ihre Fundstelle ist in Utah/USA.
Anwendungen Tragen/Auflegen, Edelsteinwasser/-elixier, Meditation, Steinkreis, Aufstellen in der Umgebung, energetische Behandlungen.

Steinheilkunde Moqui-Marbles verstärken das Streben nach Wunscherfüllung. Sie machen Bedürfnisse bewusst und helfen, diese zu realisieren. Moqui-Marbles aktivieren am Tag und erhöhen das Schlafbedürfnis in der Nacht. Sie lenken die Aufmerksamkeit auf den Körper und fördern Regeneration, Blutbildung und Durchblutung. Moqui-Marbles stärken Muskeln, Darm und Haut.

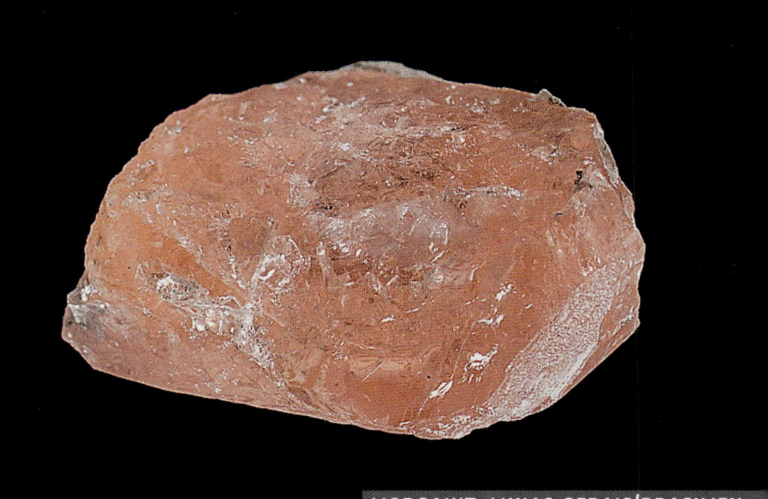

MORGANIT, MINAS GERAIS/BRASILIEN

Morganit

$Al_2Be_3[Si_6O_{18}]$
Beryll, Ringsilikat

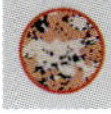

M

Farbe blassrosa, rosa bis apricot · **Transparenz** durchsichtig bis durchscheinend · **Glanz** Glasglanz · **Dichte** 2,80–2,90 · **Kristallform** hexagonal, meist tafelige Kristalle · **Mohs-Härte** 7½–8 · **Spaltbarkeit** gut (unvollkommen), muscheliger, unebener Bruch

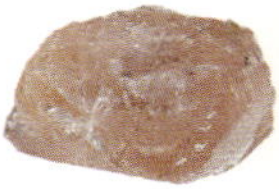

Morganit

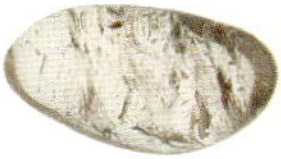

Morganit

Erscheinungsbild Selten schön ausgebildete, tafelige Kristalle, meist mit Endflächen oder stumpfen Spitzen. Häufiger im Gestein eingewachsene Stücke, die in splittrige Fragmente brechen.
Entstehung, Vorkommen Als späte magmatisch-hydrothermale Bildung auf Drusen und Klüften in Granitpegmatiten (primär). Die rosa Farbe entsteht dabei durch Spuren von Mangan und/oder Lithium bzw. Cäsium. Wichtige Vorkommen sind in Brasilien (Minas Gerais), Madagaskar, Afghanistan und Kalifornien/USA.
Anwendungen Tragen/Auflegen, Edelsteinwasser/-elixier, Meditation, Steinkreis, Aufstellen in der Umgebung.

Steinheilkunde Morganit fördert das Verantwortungsbewusstsein und hilft, Stress, Leistungsdruck, Selbstwichtigkeit und Fluchtgewohnheiten abzulegen. Er macht rücksichtsvoll und motiviert, Verantwortung zu übernehmen. Morganit hilft bei Herzbeschwerden, Nervenleiden, Gleichgewichtsstörungen und Impotenz.

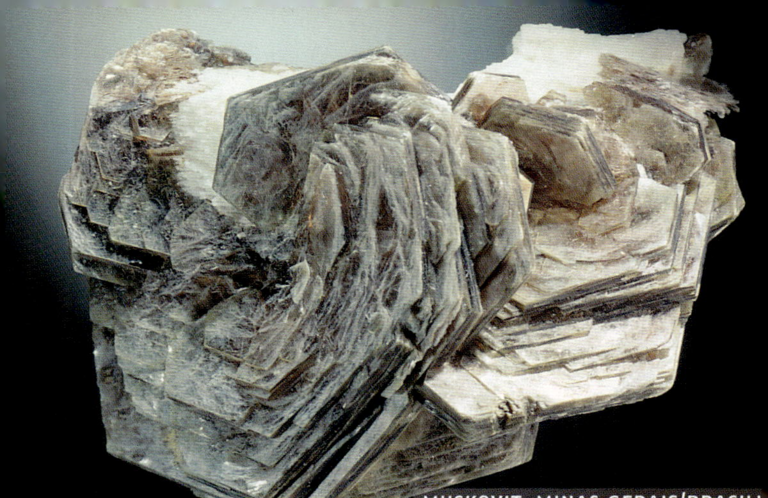

MUSKOVIT, MINAS GERAIS/BRASILI

M

Muskovit

$KAl_2[(OH,F)_2/AlSi_3O_{10}]$
Glimmer, Schichtsilikat

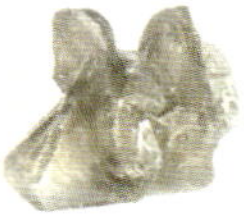

Muskovit

Farbe farblos, gelb · **Transparenz** durchscheinend bis durchsichtig · **Glanz** Glasglanz, auf Spaltflächen Perlmuttglanz · **Dichte** 2,76–3,10 · **Kristallform** monoklin, selten tafelige Kristalle · **Mohs-Härte** 2–3 · **Spaltbarkeit** ausgezeichnet, elastische Spaltblättchen

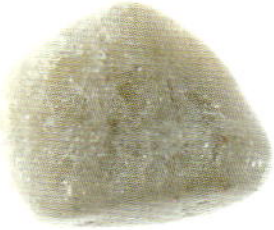

Muskovit (schuppiges Aggregat, getrommelt)

Erscheinungsbild Meist sechseckige (pseudohexagonale) Platten sowie blättrige, schuppige und rosettenartige Aggregate. Auch reichhaltig eingelagert in Quarz (weißer Aventurinquarz), dadurch deutlich härter (bis zu Härte 7). **Entstehung, Vorkommen** Entsteht in Graniten und Pegmatiten sowie pneumatolytisch durch die Einwirkung von Fluor auf Feldspäte (primär). Auch metamorph (tertiär) durch die Umwandlung von Silikaten in Gneisen und kristallinen Schiefern. Große Muskovittafeln sind pegmatitisch und stammen aus Skandinavien, Russland, Indien, Australien, Tansania, Simbabwe, Brasilien oder den USA. **Anwendungen** Tragen/Auflegen, Edelsteinwasser/-elixier, Meditation, Steinkreis, Aufstellen in der Umgebung.

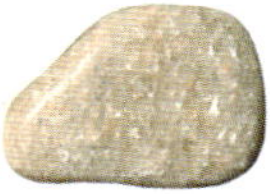

Muskovit-Quarz

Steinheilkunde Muskovit schützt und hilft, bei Problemen, Provokationen, Intrigen und offenen Angriffen klar, ruhig und gefasst zu bleiben. Er hilft bei konfliktbedingten Magen-, Gallen- und Nierenbeschwerden sowie vegetativen Störungen, Zittern, Nervosität und Herzbeschwerden.

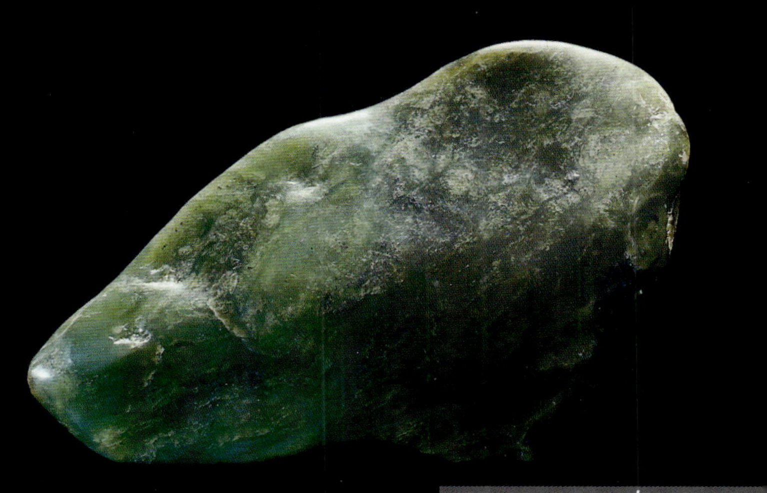

NEPHRIT, SIBIRIEN/RUSSLAND

Nephrit

$Ca_2(Mg,Fe)_5(Si_8O_{22})(OH)_2$, Aktinolith-Aggregat
Amphibol, Kettensilikat

N

Farbe grün bis grünschwarz · **Transparenz** undurchsichtig bis durchscheinend · **Glanz** Glas- bis Fettglanz · **Dichte** 2,90–3,03 · **Kristallform** monoklin, jedoch keine sichtbaren Kristalle · **Mohs-Härte** 6–6½ · **Spaltbarkeit** schlecht, spröder, splittriger, scharfkantiger Bruch

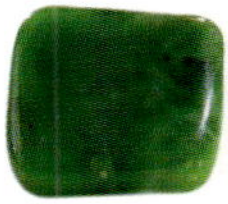

Nephrit

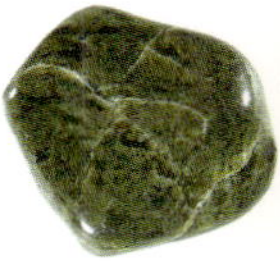

Nephrit

Erscheinungsbild Feinfaserige, verfilzte, sehr dichte Aggregate, sehr zäh und schwer zu schleifen. Die grüne Farbe ist oft uneinheitlich faserig-fleckig, häufig auch mit hellen oder dunklen Einschlüssen.
Entstehung, Vorkommen Entsteht metamorph (tertiär) bei der Bildung von Grünschiefern, dabei auch durch Stoffaustausch (Metasomatose) in den Kontaktzonen basischer Gesteine. Die wichtigsten Vorkommen finden sich an Randzonen von Serpentin, so z. B. in Russland, China, Neuseeland, Kanada und den USA (Kalifornien, Wyoming).
Anwendungen Tragen/Auflegen, Edelsteinwasser/-elixier, Meditation, Steinkreis, Aufstellen in der Umgebung, Edelsteinmassage, energetische Behandlungen.

Steinheilkunde Nephrit hilft gegen äußeren Druck und geistige Angriffe, baut Spannungen und Kummer ab und führt zu innerer Balance. Er stärkt die Nieren, lindert Nierenentzündungen, reguliert den Wasserhaushalt und hilft bei Harnwegs- und Blasenbeschwerden.

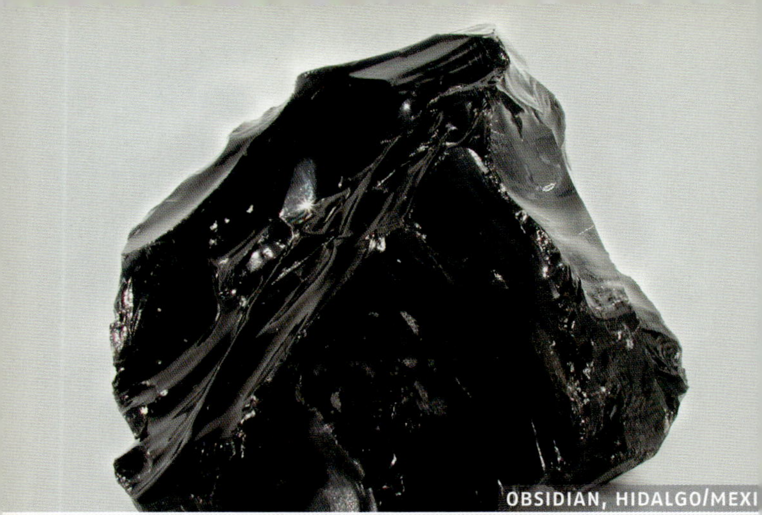

OBSIDIAN, HIDALGO/MEXI

O

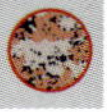

Obsidian

$SiO_2 + Al_2O_3$ u. a.
Gesteinsglas, Silikate/Oxide

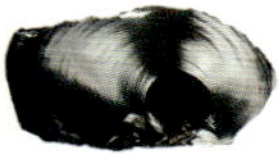

Obsidian

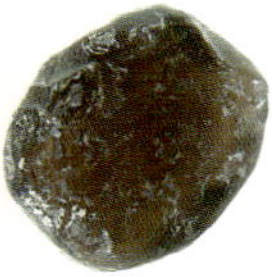

Rauchobsidian

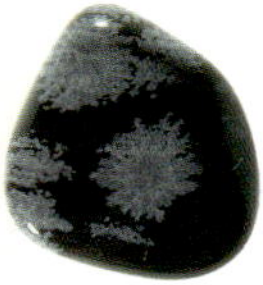

Schneeflocken-Obsidian

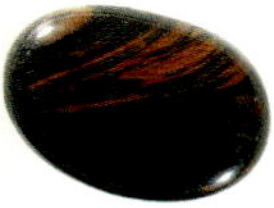

Mahagony-Obsidian

Farbe schwarz, grau, braun · **Transparenz** undurchsichtig bis durchscheinend · **Glanz** Glasglanz, oberflächlich meist matt · **Dichte** 2,30–2,60 · **Kristallform** amorph · **Mohs-Härte** 5–5½ · **Spaltbarkeit** keine, großmuscheliger, scharfkantiger Bruch

Erscheinungsbild Derbe, glasige Massen oder kleine Knollen im Gestein. Im Rohzustand oft von einer Kruste überzogen, an frischen Bruchstellen deutlich glasartig. Meist undurchsichtig und nur partiell durchscheinend oder kantendurchscheinend. Durchgängig transparenter Obsidian wird Rauchobsidian genannt, bekannt sind kleine Knollen aus den USA („Apachentränen"). Obsidian mit grauen, durch langsames Auskristallisieren (Entglasung) entstandenen Flecken aus Cristobalit heißen Schneeflocken-Obsidian. Durch Eisenoxide rotbraun marmorierte, fleckige oder fast ganz braune Obsidiane nennen sich Mahagony-Obsidian. Mitunter zeigt Obsidian durch fein verteilte gas- und glasgefüllte Hohlkanäle einen silbrigen (Silberobsidian) oder goldfarbenen Schimmer (Goldobsidian), seltener bunte Farben durch Lichtbrechung an Einschlüssen winziger Kristalle (Regenbogenobsidian).
Entstehung, Vorkommen Obsidian ist ein rhyolithisches Vulkangestein (primär), das aus kieselsäurereicher und weitgehend entgaster Lava durch relativ rasche Abkühlung entsteht.

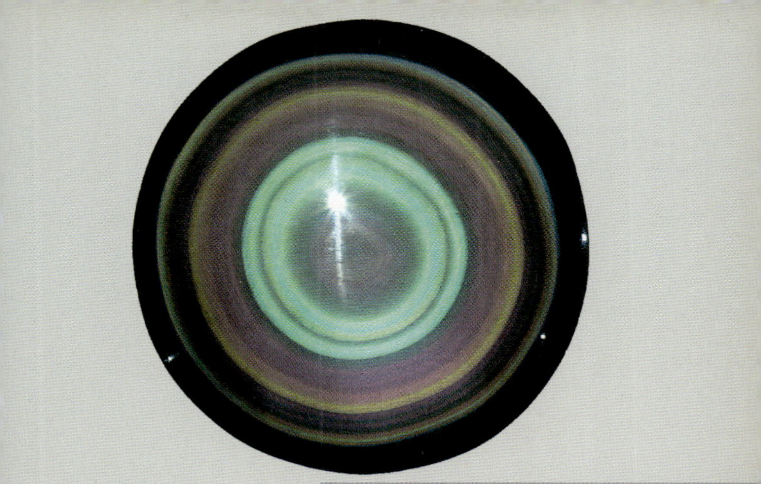

REGENBOGENOBSIDIAN, HIDALGO/MEXIKO

Obsidian

O

Dadurch bildet sich eine amorphe erstarrte Schmelze mit nur wenigen kristallinen Anteilen, das Vulkanglas. Obsidian findet sich weltweit in vielen Vulkangebieten, wichtige Vorkommen sind in den USA (Schneeflocken- und Rauchobsidian) und Mexiko (Mahagony-, Silber-, Gold-, Regenbogen- und schwarzer Obsidian).

Anwendungen Tragen/Auflegen, Edelsteinwasser/-elixier, Meditation, Steinkreis, Aufstellen in der Umgebung, Edelsteinmassage, energetische Behandlungen.

Steinheilkunde Obsidian macht bewusst und geistesgegenwärtig. Er löst Blockaden durch Schocks und traumatische Erlebnisse und hilft so, verdrängte Bewusstseinsinhalte zu offenbaren und die positiven Inhalte der eigenen „Schattenseiten" zu entdecken und zu integrieren. Obsidian fördert die Hellsichtigkeit und hilft, geistige Angriffe abzuwehren. Hierfür werden meist rein schwarzer Obsidian sowie Gold-, Silber- und Regenbogenobsidian eingesetzt. Körperlich wirkt Obsidian schmerzlindernd und Verspannungen lösend (insbesondere Rauchobsidian) sowie kreislaufanregend (Mahagony-Obsidian) und durchblutungsfördernd (Schneeflocken-Obsidian), z. B. bei chronisch kalten Händen und Füßen. Die schocklösende Wirkung macht alle Obsidiane zu guten Steinen für die Erste Hilfe, Blutstillung und Wundheilung.

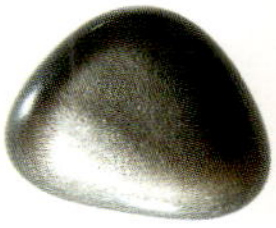

Silberobsidian

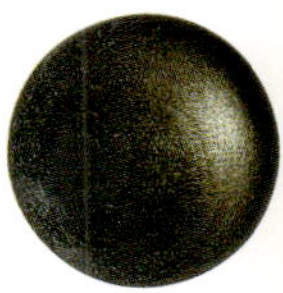

Goldobsidian

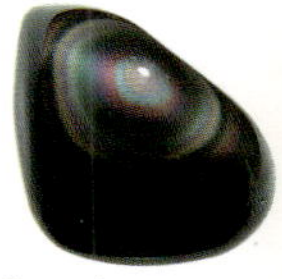

Regenbogen-obsidian

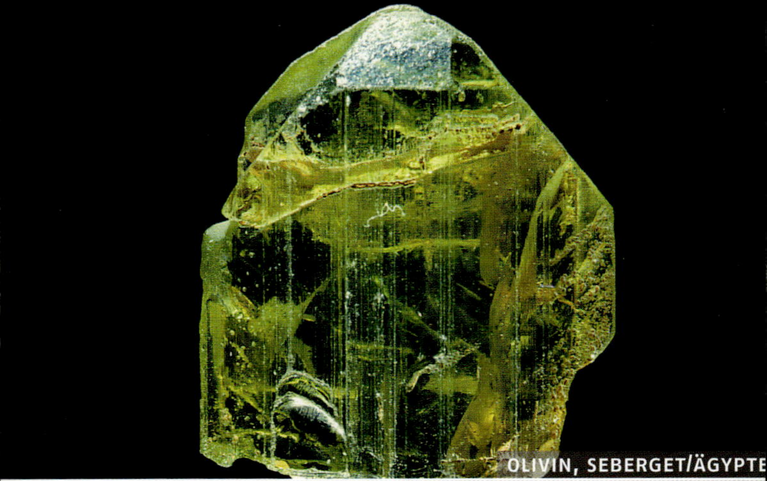

OLIVIN, SEBERGET/ÄGYPTE

O

Olivin (Peridot)

$(Mg, Fe)_2[SiO_4]$
Inselsilikat

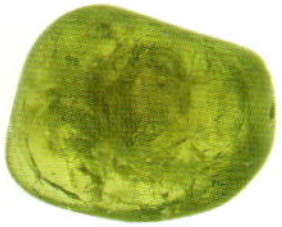

Olivin (Peridot)

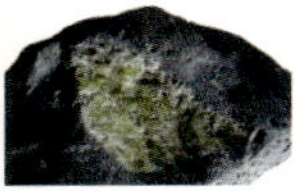

Olivin in Basalt

Farbe gelbgrün, flaschengrün, olivgrün · **Transparenz** durchsichtig bis durchscheinend · **Glanz** Glasglanz · **Dichte** 3,20–3,48 · **Kristallform** rhombisch, Kristalle mit gedrungenen Prismen · **Mohs-Härte** 6½–7 · **Spaltbarkeit** gut (unvollkommen), spröder, muscheliger Bruch

Erscheinungsbild Meist dichte bis körnige Gesteine (Peridotit) sowie körnige Brocken im Lavagestein. Selten nur in Edelsteinqualität (Peridot), sehr selten als Kristall.
Entstehung, Vorkommen Entsteht magmatisch (primär) im oberen Erdmantel. Bei Vulkanausbrüchen mitgerissen, findet er sich dann im Basalt. Solche Fundorte gibt es weltweit, u. a. in Arizona/USA, Henan/China und auf den Kanaren. Andernorts, z. B. in Ägypten und Kalifornien/USA, gelangten olivinhaltige Gesteine an die Erdoberfläche. Metamorph (tertiär) entsteht Olivin aus aufgeheiztem und entwässertem Serpentin. Solche Peridotite gibt es in den Alpen, Spanien, Norwegen, Pakistan und Burma.
Anwendungen Tragen/Auflegen, Edelsteinwasser/-elixier, Meditation, Steinkreis, Aufstellen in der Umgebung.

Steinheilkunde Olivin (Peridot) fördert die Unabhängigkeit und hilft, eigene Fehler zu erkennen. Er löst Ärger, Wut und Schuldgefühle auf, stärkt Leber, Galle und Dünndarm, entgiftet und hilft bei Infektionen, Pilzen und Warzen.

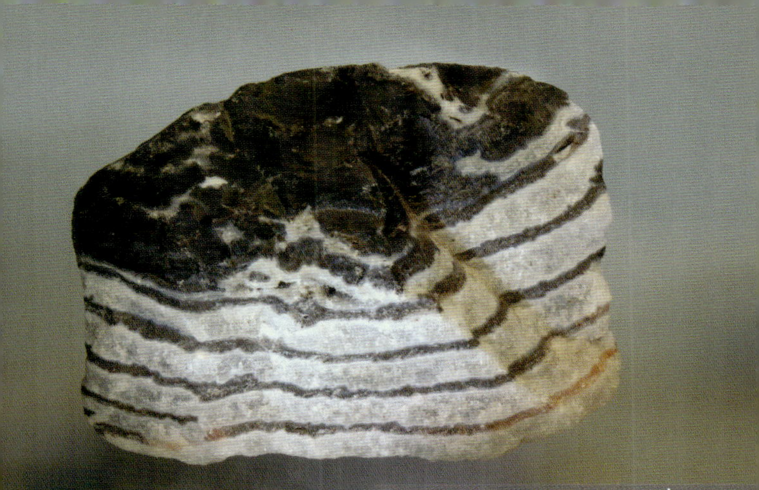

ONYX, KHAMBHAT, GUJARAT/INDIEN

Onyx

SiO_2

Chalcedon, Quarz, Oxid/Gerüstsilikat

△

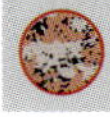

O

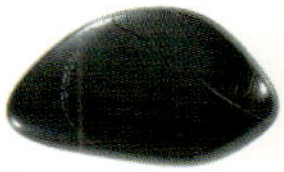

Onyx

Farbe schwarz · **Transparenz** undurchsichtig · **Glanz** Wachsglanz bis Seidenglanz · **Dichte** 2,58–2,64 · **Kristallform** trigonal, mikrokristallin · **Mohs-Härte** 6½–7 · **Spaltbarkeit** keine, unebener, muscheliger Bruch

Erscheinungsbild Meist als knollige oder nierig-traubige Aggregate sowie als derbe und dichte Massen, Spalten- und Gangfüllungen. Gelegentlich auch durchzogen von helleren Quarzbändern.

Entstehung, Vorkommen Entsteht magmatisch (primär) aus hydrothermalen Kieselsäurelösungen, die sich durch aufgenommene Mangan- und Eisenoxide schwarz färben und in Gesteinshohlräumen auskristallisieren. Wichtige Vorkommen sind in Brasilien, Indien und Südafrika.

Anwendungen Tragen/Auflegen, Edelsteinwasser/-elixier, Meditation, Steinkreis, energetische Behandlungen.

Steinheilkunde Onyx fördert Selbstbewusstsein, Durchsetzungsvermögen und Verantwortungsgefühl. Er verbessert nüchternes, logisches Denken, die Kontrolle im Leben sowie die Fähigkeit, klar und direkt zu argumentieren. Körperlich schärft Onyx den Gehörsinn und hilft bei Innenohr-Erkrankungen sowie Gleichgewichtsstörungen. Er fördert die Funktion motorischer und sensorischer Nerven, wirkt entschlackend und stärkt das Immunsystem.

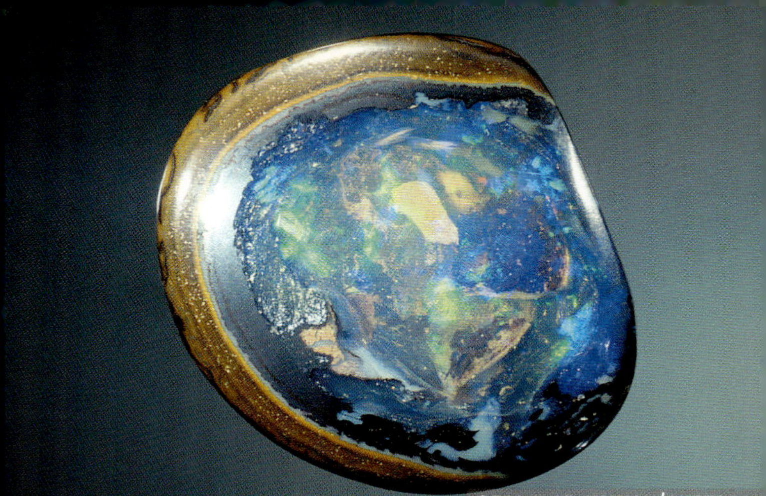

OPAL NUT, YOWAH/AUSTRALI

O

Opal (Edelopal)

$SiO_2 \cdot n\ H_2O$
Oxid/Silikat

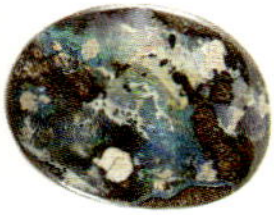

Boulderopal

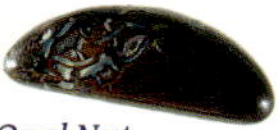

Opal Nut (Yowah Nut)

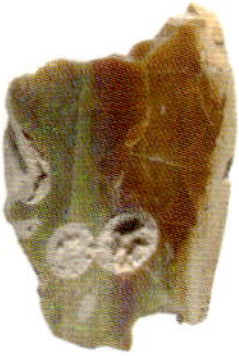

Matrixopal

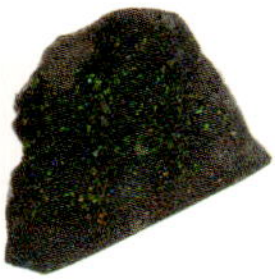

Matrixopal schwarz

Farbe farblose, weiße, graue oder schwarze Körperfarbe mit opalisierenden, bunten Lichtreflexen · **Transparenz** durchsichtig bis undurchsichtig · **Glanz** Glasglanz bis Fettglanz · **Dichte** 1,95–2,25 (reiner Opal), 2,32–2,80 (Matrixopal), 2,50–3,80 (Boulderopal) · **Mohs-Härte** 5½–6½, Boulderopal 5–7 · **Kristallform** amorph, wegen ausschließlich submikroskopischer Kristallbildungen · **Spaltbarkeit** keine, muscheliger, splittriger Bruch

Erscheinungsbild Edelopal findet sich in Adern, Hohlraum- und Spaltenfüllungen im Gestein. Australische, von Edelopaladern durchzogene Gesteine werden Boulderopal genannt, Knollen mit Opalkern oder einem Netz feiner Opaladern heißen Opal Nuts. Bei fein verteilten Edelopal-Einschlüssen im Muttergestein spricht man vom Matrixopal. Charakteristisch für Edelopal ist das „Opalisieren", ein vielseitiges, bei jedem Stein individuelles Farbenspiel in leuchtend roten, gelben, grünen oder blauen Farben. Nach der zugrunde liegenden Körperfarbe werden Edelopale in farblos-durchsichtigen Kristallopal (Crystal Opal), weißen Opal (Light Opal), dunklen Opal (Dark Opal), Schwarzen Opal (Black Opal) und roten Feueropal (s. S. 110) unterschieden.
Entstehung, Vorkommen Edelopal entsteht aus Kieselsäurelösungen, die sich zum Kieselsäure-Kolloid (Tröpfchen in Wasser), dann zum Kieselsäure-Gel und schließlich zum

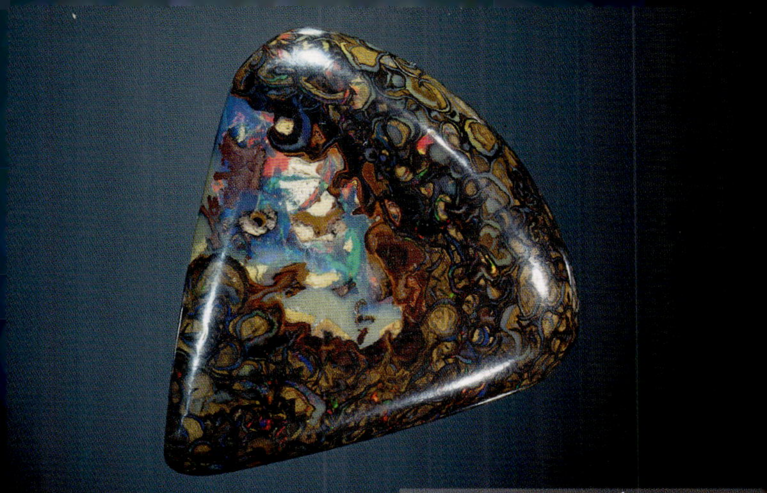

MATRIXOPAL, YOWAH/AUSTRALIEN

Opal (Edelopal)

O

Opal verdichten. Dabei entstehen aus den kleinen Tröpfchen Siliciumdioxidkügelchen, die sich im Edelopal zu verschiedenen „Körnern“ mit jeweils einheitlicher Kugelgröße zusammensetzen. Durch die Lichtbrechung an diesen einheitlichen „Kugelpackungen“ entsteht das typische Opalisieren. Die Kieselsäure kann magmatischen Ursprungs sein (primär) und vulkanischem Umfeld entstammen, was weltweit auf die meisten Edelopal-Vorkommen zutrifft, wie z. B. in Mexiko, Honduras, Brasilien, USA, Äthiopien, Türkei, Indonesien u. a. Nur in Australien ist der Edelopal sedimentärer Herkunft (sekundär).

Anwendungen Tragen/Auflegen, Edelsteinwasser/-elixier, Meditation, Steinkreis, Aufstellen in der Umgebung.

Steinheilkunde Edelopal bringt Lebensfreude. Er hilft, das Leben zu genießen und ganz im „Hier und Jetzt“ zu sein. Schwarzer Opal oder Matrixopal fördert das „Ja zum Leben“ auch in Krisenzeiten. Boulderopal bringt Humor und Zuversicht in schwierigen Phasen. Weißer Opal oder Matrixopal weckt die Begeisterung, bringt Ideen und fördert die Sinnlichkeit. Kristallopal inspiriert Fantasie, Kunst und Poesie. Körperlich stärken Edelopale Lymphe, Nieren, Atemwege und Darm, sie fördern das Immunsystem, die Selbstheilungskräfte und die Reinigung des Organismus.

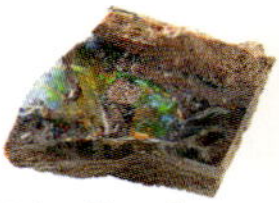

Kristallopal in Matrix

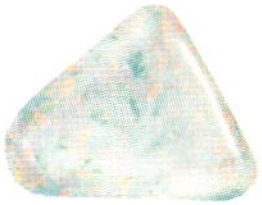

Weißer Opal

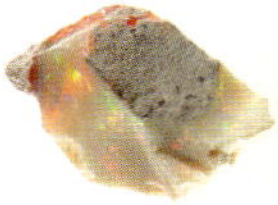

Weißer Opal im Durchlicht

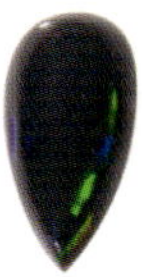

Schwarzer Opal

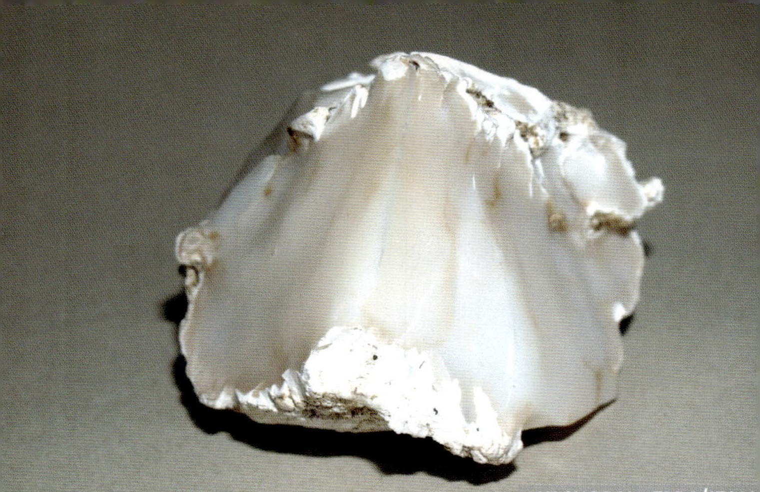

MILCHOPAL, ELBA/ITALI

O

Opal (Gewöhnlicher Opal)

$SiO_2 \cdot n\ H_2O$
Oxid/Silikat

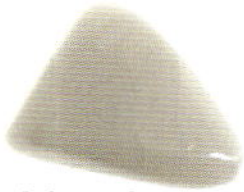

Milchopal

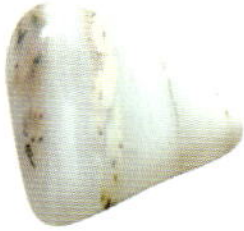

Andenopal weiß

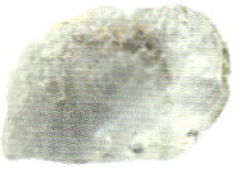

Hyalith (Wasseropal)

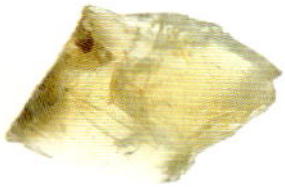

Honigopal

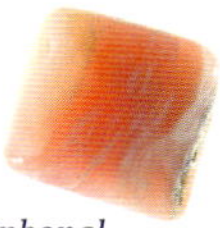

Pinkopal

Farbe farblos, weiß, blau, türkis, grün, gelb, orange, rosa, rot, schwarz · **Transparenz** durchsichtig bis undurchsichtig · **Glanz** Glasglanz bis Fettglanz · **Dichte** 1,95–2,25 (reiner Opal), 2,50–3,80 (Boulderopal) · **Mohs-Härte** 5½–6½, Boulderopal 5–7 · **Kristallform** amorph, wegen ausschließlich submikroskopischer Kristallbildungen; **Spaltbarkeit** keine, muscheliger, splittriger Bruch

Erscheinungsbild Dünne Beläge, knollige, stalaktitische oder nierig-traubige Aggregate sowie Adern, Spalten- und Hohlraumfüllungen im Gestein. Varietäten sind weißer Milchopal, weißer Andenopal, farblos-wasserklarer Hyalith (Wasseropal), gelber Honigopal, rosa Pinkopal, blaugrüner Chrysopal, grüner Prasopal sowie weitere rote, gelbe, grüne und blaue Farbvarietäten. Adern von meist blauem Opal im Muttergestein werden Boulderopal genannt, entsprechend den Edelopalen (vgl. S. 154).
Entstehung, Vorkommen Gewöhnlicher Opal entsteht aus Kieselsäurelösungen, die sich durch Wasserverlust oder Einwirkungen von Säuren und Salzen zu Kieselsäuregel und schließlich zum Opal verdichten. Dabei entstehen Siliciumdioxidkügelchen, die im Gegensatz zum Edelopal keine einheitliche Kugelgröße besitzen, weshalb das Opalisieren ausbleibt. Die Kieselsäurelösung kann magmatischen, meist vulkanischen Ursprungs sein (primär) oder sedimentären

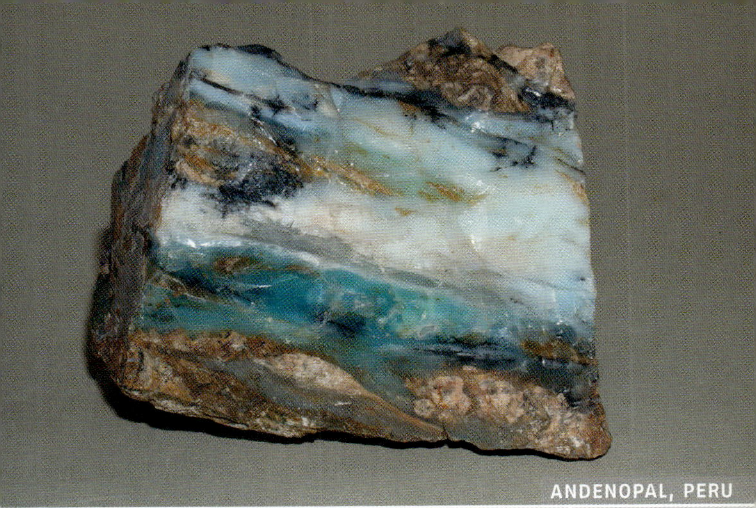

ANDENOPAL, PERU

Opal (Gewöhnlicher Opal)

Vorgängen entstammen (sekundär). Primäre Lagerstätten gibt es in Peru (weißer Andenopal, Chrysopal, Pinkopal), Mexiko (roter, oranger, gelber, grüner und farbloser Opal), Oregon/USA (farbloser, oranger, grüner und blauer Opal), Tschechien (Hyalith), der Türkei (Milchopal, gelber, oranger und roter Opal), Kasachstan (roter Opal), Indonesien (Milchopal, grüner und schwarzer Opal), Tansania (Milchopal, Honigopal, Prasopal) und Madagaskar (Honigopal). Sekundäre Lagerstätten gibt es in Polen (Prasopal) und Australien (Milchopal, Honigopal, blauer, schwarzer und Boulderopal).
Anwendungen Tragen/Auflegen, Edelsteinwasser/-elixier, Meditation, Steinkreis, Aufstellen in der Umgebung.

Steinheilkunde Gewöhnliche Opale bringen Leichtigkeit, Lebendigkeit und Fröhlichkeit. Milchopal und weißer Andenopal machen aufgeschlossen und regen die Lymphe an. Hyalith bringt Klarheit und fördert die Sinne. Honigopal wirkt stimmungsaufhellend und stärkt die Nerven. Pinkopal fördert die Herzlichkeit und hilft bei Herzbeschwerden. Chrysopal wirkt emotional befreiend und stärkt Leber und Nieren. Prasopal löst Unsicherheit und Schuldgefühle auf und fördert die Entgiftung. Rote und orange Opale aktivieren, beleben und regen den Kreislauf an. Blauer Opal verbessert die Kommunikation und reguliert Wasserhaushalt, Lymphe und Nieren.

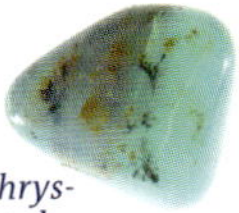

Chrysopal

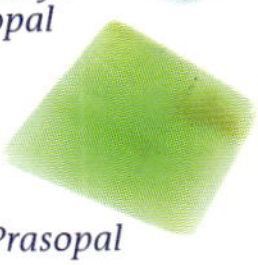

Prasopal

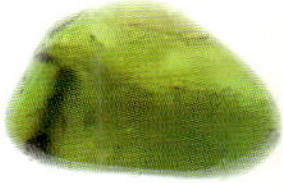

Opal grün

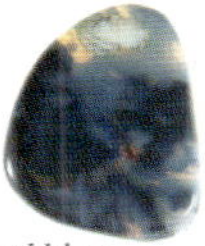

Opal blau

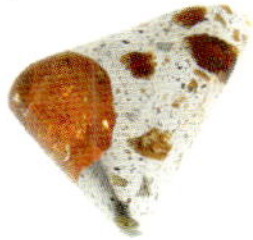

Opal rot in Matrix

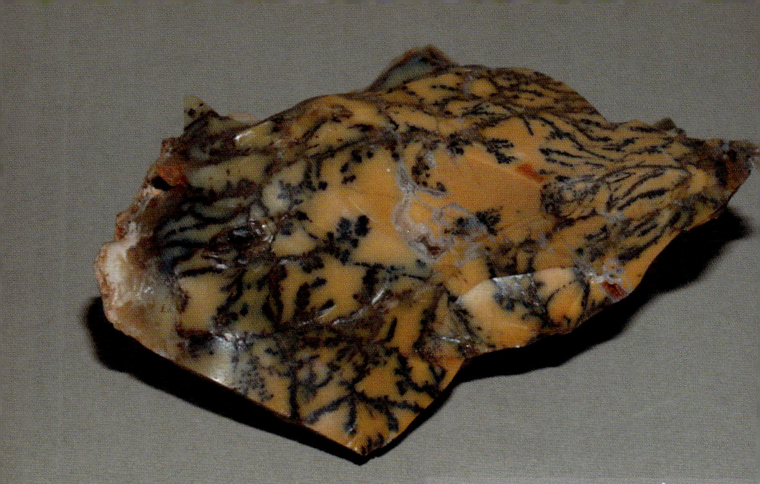

OPALITH, QUEENSLAND/AUSTRALI

O

Opalith

$SiO_2 \cdot n\,H_2O$
Oxid/Silikat

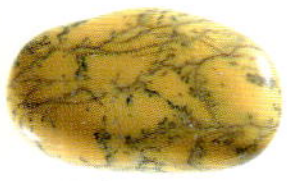

Opalith (Goldlace-Opalith)

Farbe gelb, braun, grün, rot, orange, weiß · **Transparenz** undurchsichtig · **Glanz** Glas- bis Fettglanz · **Dichte** 2,6–2,9 · **Kristallform** amorph, wegen ausschließlich submikroskopischer Kristallbildungen · **Mohs-Härte** 5½–6 · **Spaltbarkeit** keine, unebener, muscheliger oder splittriger Bruch

Erscheinungsbild Derbe Massen sowie dichte Bänder oder massige Lagen im Gestein. Auch als Spalten- und Hohlraumfüllungen. Im Handel am häufigsten ist der maisgelbe bis ockergelbe „Goldlace-Opalith" mit typischen grauen Mangandendriten und Rissfüllungen.
Entstehung, Vorkommen Entsteht durch die Verkieselung feinkörniger oder poröser Gesteine durch Kieselsäurelösungen vulkanischen (primär) oder sedimentären Ursprungs (sekundär). Primäre Lagerstätten liegen in der Türkei und Madagaskar, sekundäre gibt es in Australien. Von hier stammt auch der o.g. „Goldlace-Opalith".
Anwendungen Tragen/Auflegen, Edelsteinwasser/-elixier, Meditation, Steinkreis, Aufstellen in der Umgebung.

Steinheilkunde Opalith fördert Geselligkeit und Gemeinschaftssinn. Er hilft, Berührungsängste abzubauen und sich auf andere einzulassen. Körperlich fördert Opalith die Entschlackung, Entgiftung und Ausscheidung sowie die Reinigung von Bindegewebe, Darm und Schleimhäuten.

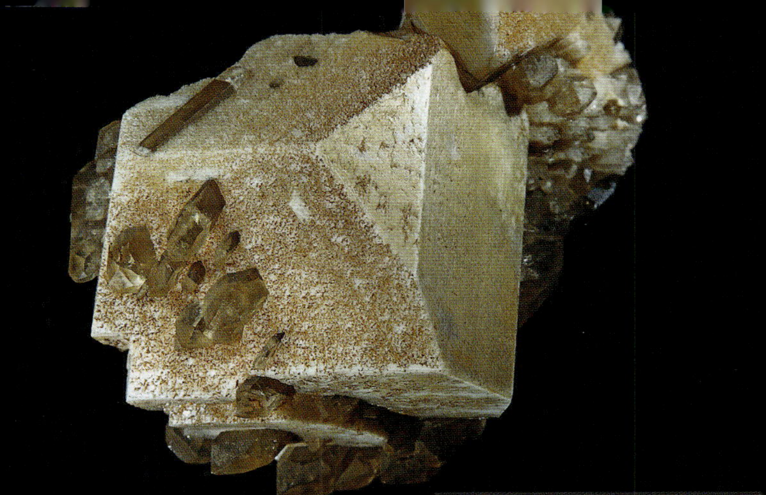

ORTHOKLAS, STRIEGAU/POLEN

Orthoklas

$K[AlSi_3O_8]$
Kalifeldspat, Gerüstsilikat

O

Farbe farblos, weiß, gelb, braun · **Transparenz** durchsichtig bis undurchsichtig · **Glanz** Glasglanz, auf Spaltflächen auch Perlmuttglanz · **Dichte** 2,55–2,63 · **Kristallform** monoklin, prismatische oder tafelige Kristalle · **Mohs-Härte** 6 · **Spaltbarkeit:** sehr gut (vollkommen), unebener Bruch

Erscheinungsbild Kristalle, Durchdringungszwillinge sowie derbe, körnige und spätige Massen. Als Schmuckstein beliebt ist der transparente Goldorthoklas. Nahe verwandt ist der Kalifeldspat Adular, der jedoch wegen Unterschieden im Kristallgitter genau genommen kein Orthoklas ist.
Entstehung, Vorkommen Wichtiger Bestandteil kieselsäurereicher Magmatite (primär) wie Granit, Syenit oder Rhyolith. Edelsteinqualitäten gibt es in Indien, Sri Lanka, Burma, Tansania, USA, Brasilien, Australien. Goldorthoklas stammt aus Madagaskar. Der metamorph-hydrothermale (tertiäre) Adular findet sich in alpinen Klüften.
Anwendungen Tragen/Auflegen, Edelsteinwasser/-elixier, Meditation, Steinkreis, Aufstellen in der Umgebung.

Steinheilkunde Insbesondere Goldorthoklas bringt Optimismus, Lebensfreude und eine feine Wahrnehmung. Er hilft bei Sorgen, Zweifeln, Misstrauen, innerer Unruhe, Schlaflosigkeit, Enge in der Brust und Herzbeschwerden, außerdem bei Magenleiden und Verdauungsstörungen.

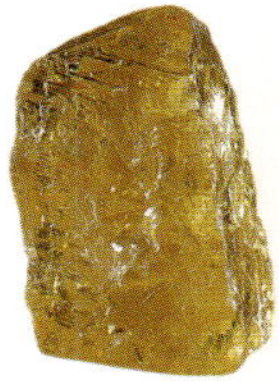

Orthoklas

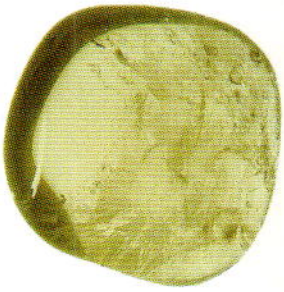

Goldorthoklas

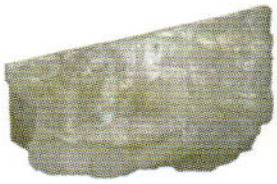

Adular

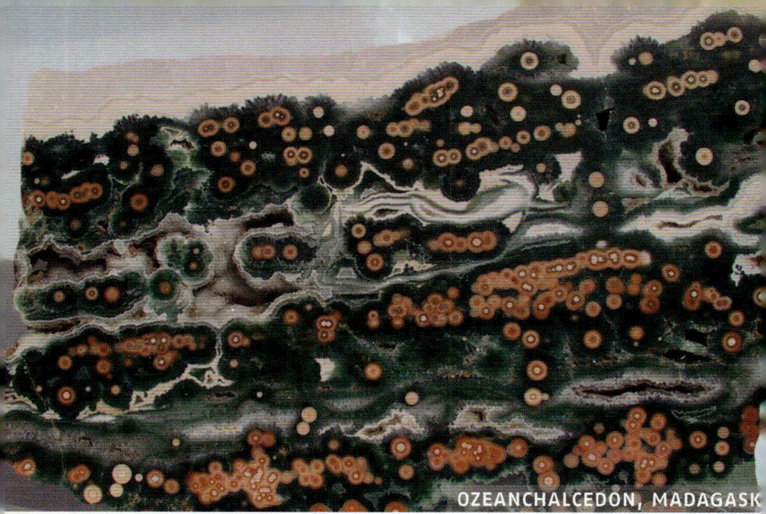

O

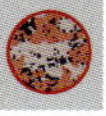

Ozeanchalcedon (Ozeanachat/-jaspis)

SiO_2, sphärolithischer Chalcedon
Quarz, Oxid/Gerüstsilikat

Verschiedene Ozeanchalcedone:

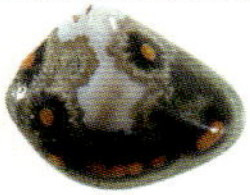

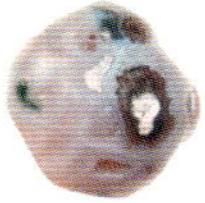

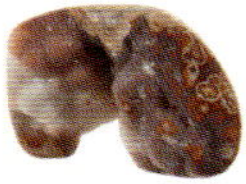

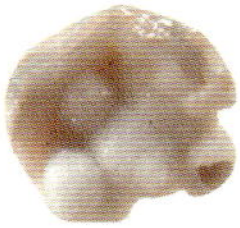

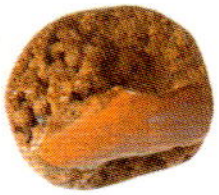

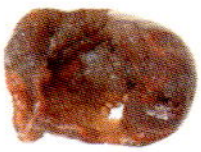

Farbe weiß, gelb, orange, rötlich, braun, grün, hellblau · **Transparenz** durchscheinend bis undurchsichtig · **Glanz** Seidenglanz bis matt · **Dichte** 2,58–2,64 · **Kristallform** trigonal, mikrokristallin – im Stein sichtbare Kristalle sind kein Chalcedon, sondern Kristallquarz · **Mohs-Härte** 6½ –7 · **Spaltbarkeit** keine, muscheliger Bruch

Erscheinungsbild Immer mehrfarbiger Chalcedon mit ungerichteter oder lagiger Textur und sphärolithischer (kugeliger) Struktur. Dadurch vielfältige Zeichnungen, meist mit erkennbaren Sphärolithen.
Entstehung, Vorkommen Entsteht aus hydrothermalen Kieselsäurelösungen vulkanischen Ursprungs (primär). Wichtige Vorkommen sind in Madagaskar, Brasilien und Australien (Northern Territories).
Anwendungen Tragen/Auflegen, Edelsteinwasser/-elixier, Meditation, Steinkreis, Aufstellen in der Umgebung, Edelsteinmassage.

Steinheilkunde Ozeanchalcedon bringt Erneuerung, Regeneration, gesunden Schlaf und hilft, Konflikte zu lösen. Er ist gut bei Erschöpfung, Erkältungen, Allergien, Entzündungen, Migräne, Stoffwechselstörungen und Immunschwäche. Ozeanchalcedon fördert Lymphfluss, Entgiftung, Zellerneuerung und hilft bei Zysten und Tumoren.

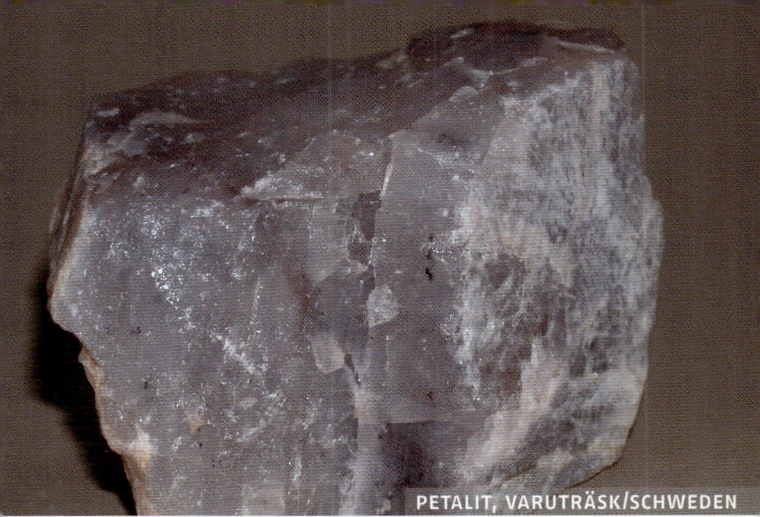

PETALIT, VARUTRÄSK/SCHWEDEN

Petalit

$LiAl[Si_4O_{10}]$
Schichtsilikat

P

Farbe farblos, gelb, rosa · **Transparenz** durchsichtig bis durchscheinend · **Glanz** Glasglanz, auf Spaltflächen auch Perlmuttglanz · **Dichte** 2,30–2,50 · **Kristallform** monoklin, kurzsäulige Kristalle · **Mohs-Härte** 6–6½ · **Spaltbarkeit** sehr gut (vollkommen), muscheliger Bruch

Erscheinungsbild Nur selten in Form dicktafeliger bis kurzsäuliger Kristalle. Häufiger finden sich derbe, grobspätige, blättrige, körnige und dichte, insgesamt sehr feldspatähnliche Massen.
Entstehung, Vorkommen Entsteht magmatisch (primär) durch pneumatolytische Bildung (die Einwirkung heißer Gase magmatischen Ursprungs) und findet sich in lithiumreichen Granitpegmatiten. Wichtige Vorkommen sind in Brasilien, Namibia, Simbabwe und Schweden.
Anwendungen Tragen/Auflegen, Edelsteinwasser/-elixier, Meditation, Steinkreis, Aufstellen in der Umgebung.

Steinheilkunde Petalit fördert die Selbsterkenntnis und unterstützt dadurch bei der Suche nach der eigenen Identität. Er macht ehrlich und hilft, verhärtete Gefühle zu lösen, Schwieriges anzupacken und harte Erkenntnisse zu bewältigen. Petalit lindert starke Schmerzen und hilft bei Herzbeschwerden, Nervenleiden und Augenerkrankungen, insbesondere bei Beeinträchtigungen der Sehnerven.

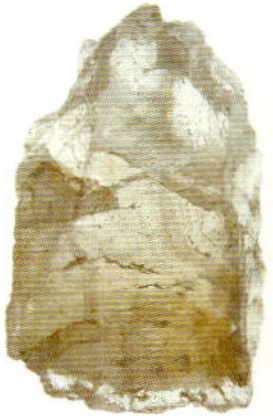

Petalit farblos-gelblich

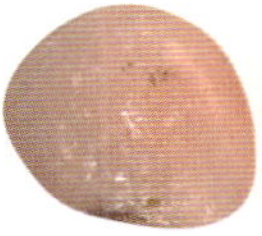

Petalit rosa

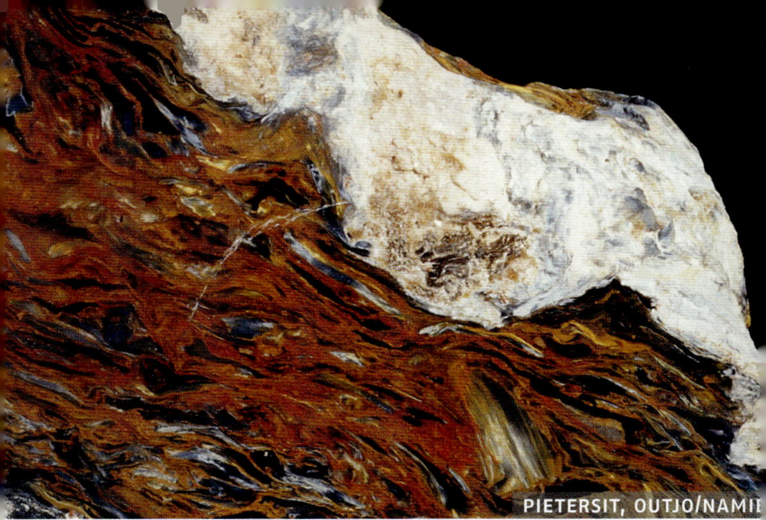

PIETERSIT, OUTJO/NAMI

P

Pietersit

SiO_2
Quarz, Oxid/Gerüstsilikat

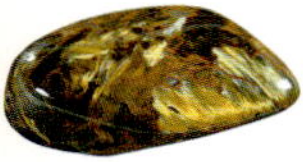

Pietersit

Farbe gelbbraun und blauschwarz · **Transparenz** undurchsichtig bis partiell durchscheinend · **Glanz** Glas- bis Seidenglanz · **Dichte** 2,64–2,71 · **Kristallform** trigonal, jedoch keine Kristallbildung · **Mohs-Härte** 7 · **Spaltbarkeit** keine, unebener, faseriger Bruch

Erscheinungsbild Meist Spaltenfüllungen oder derbe Massen aus faserigen Trümmerstücken von blauschwarzem Falkenauge und/oder gelbbraunem Tigerauge, eingebettet in farblosen Quarz.
Entstehung, Vorkommen Pietersit ist eine Brekzie (Trümmergestein) aus Falkenauge und Tigerauge. Spaltenfüllungen dieser faserigen Quarze wurden durch Bewegungen der Erdkruste zertrümmert und später durch Kieselsäure erneut verkittet (sekundär). Das wichtigste Vorkommen ist in Namibia.
Anwendungen Tragen/Auflegen, Edelsteinwasser/-elixier, Meditation, Steinkreis, Aufstellen in der Umgebung.

Steinheilkunde Pietersit gibt innere Stabilität bei schnellen und stürmischen Veränderungen im Leben. Er löst unangenehme Gefühle auf und hilft, Konflikte zu bewältigen sowie Eindrücke schneller zu verarbeiten. Pietersit lindert Kopfschmerzen und hilft bei Nervenleiden, Atembeschwerden, Magendruck und Schwindelgefühl.

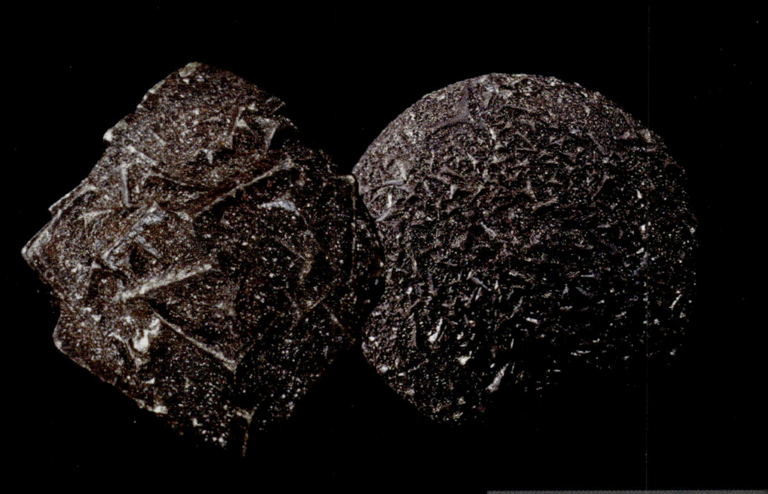

POP ROCKS, KANSAS/USA

Pop Rocks (Boji's, Pyrit-Limonit)

FeS_2 (Pyrit) + $FeOOH \cdot n\,H_2O$ (Limonit)
Sulfid + Oxid

□ ◇ **P**

Farbe dunkelgrau bis rostbraun · **Transparenz** undurchsichtig · **Glanz** matt · **Dichte** 4,8–5,3 · **Kristallform** kubisch (Pyritkern), rhombisch (Limonitmantel) · **Mohs-Härte** 5–5½ · **Spaltbarkeit** keine, unebener Bruch

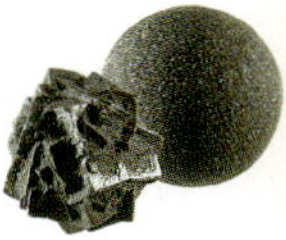

Pop Rocks

Erscheinungsbild Kugelige oder linsenförmige Konkretionen mit Pyritkern und dünnem Limonitüberzug, die entweder grobkristallin mit erkennbaren würfeligen Pyritkristallen (sog. „männliche Boji's") oder feinkristallin mit rauer, poröser Oberfläche (sog. „weibliche Boji's") auftreten.
Entstehung, Vorkommen Entstehen sedimentär als Pyritknollen in Meeresablagerungen durch Schwefelfreisetzung aus organischem Material (sekundär). Später durch Verwitterung aus dem Gestein gelöst, entsteht der Limonitmantel durch oberflächliche Oxidation. Vorkommen sind in Dakota, Nebraska und Kansas/USA.
Anwendungen Tragen/Auflegen, Meditation, Steinkreis, Aufstellen in der Umgebung, energetische Behandlungen.

Steinheilkunde Pop Rocks fördern den Energiefluss, wodurch leichtere Blockaden gelöst und stärkere bewusst werden. Dadurch verstärken sich Emotionen und Stimmungen, zugleich werden Gedanken- und Verhaltensmuster bewusst. Körperlich wirken Pop Rocks schmerzlindernd. Sie fördern die Reinigung und Ausscheidung.

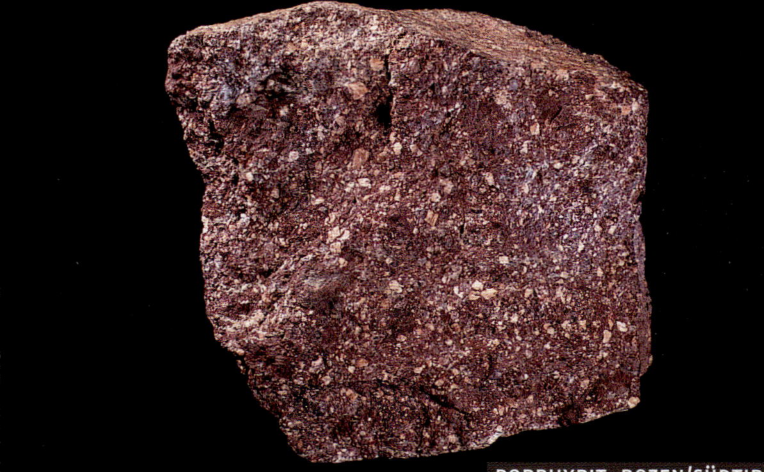

PORPHYRIT, BOZEN/SÜDTIR

P

Porphyrit

Silikatreiches Vulkangestein mit Kristallen aus Feldspat (Gerüstsilikat), Epidot oder Klinozoisit (Gruppensilikate)

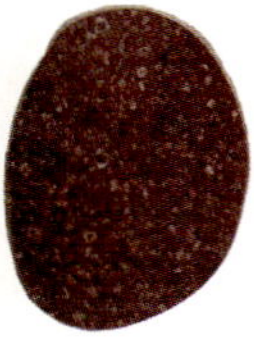

Porphyrit

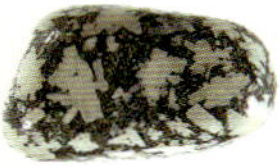

Blütenporphyr mit Feldspatkristallen

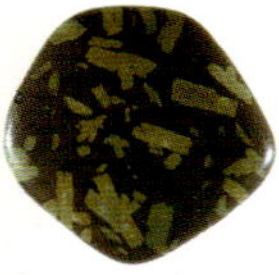

Blütenporphyr mit Kristallen aus Epidot und Klinozoisit

Farbe weiße oder grünliche Kristalle in grauer bis rotbrauner Matrix · **Transparenz** undurchsichtig · **Glanz** matt · **Dichte** 2,56–3,30 · **Kristallform** triklin (Feldspat), monoklin (Epidot, Klinozoisit) · **Mohs-Härte** 5–6 · **Spaltbarkeit** uneinheitlich, unebener bis körniger Bruch

Erscheinungsbild Gesteine mit größeren Kristallindividuen in feinkörniger Matrix. Im „Blütenporphyr" an Blüten oder runenähnliche Schriftzeichen erinnernd. Weiße Kristalle sind Feldspat, grünliche Epidot oder Klinozoisit.
Entstehung, Vorkommen Vulkangestein, bei dem größere Feldspäte schon vor dem Vulkanausbruch gebildet waren (primär). Sind diese in grünlichen Epidot bzw. Klinozoisit umgewandelt, wurde das Gestein metamorph überprägt (tertiär). Weltweite Vorkommen; Blütenporphyr stammt aus Griechenland, Peru, Mexiko oder Kalifornien/USA.
Anwendungen Tragen/Auflegen, Edelsteinwasser/-elixier, Meditation, Steinkreis, Aufstellen in der Umgebung.

Steinheilkunde Porphyrit regt an, eigene Ideen reifen zu lassen und bedachtsam umzusetzen. Er macht geduldig und hilft, den rechten Zeitpunkt abzuwarten, dann aber unverzüglich zu handeln. Porphyrit wirkt meist beruhigend (nur rotbraune Varietäten sind eher anregend) und stärkt die Nerven. Er fördert die Sinne und hält die Muskeln beweglich.

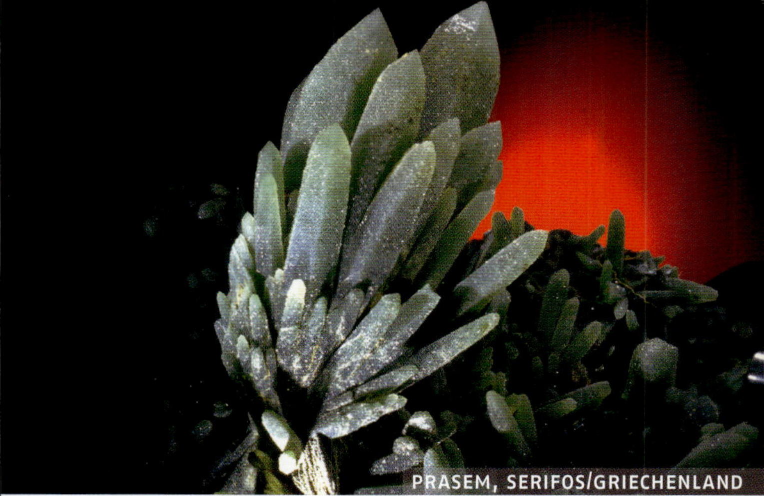

Prasem

SiO_2 + grüne Silikate
Quarz, Oxid/Gerüstsilikat + diverse Silikate

△

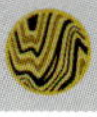

P

Farbe hellgrün, grasgrün bis lauchgrün · **Transparenz** durchscheinend bis undurchsichtig · **Glanz** Glasglanz · **Dichte** 2,63–2,65 · **Kristallform** trigonal, langprismatische Kristalle · **Mohs-Härte** 6½–7 · **Spaltbarkeit** keine, muscheliger Bruch

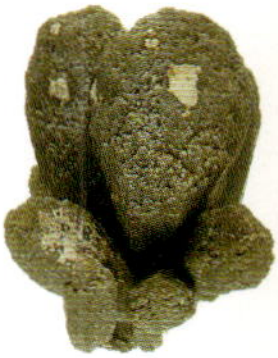

Prasem kristallin

Erscheinungsbild Prasem bildet meist derbe, mitunter faserige Massen mit Einschlüssen grüner Silikate (z. B. Aktinolith) im Quarz. Nur selten Kristalle mit fließendem Übergang vom Prisma zur Spitze. Prasemquarz ist ein feinkörniges, häufig geschwungen-gebändertes Gestein.
Entstehung, Vorkommen Prasem entsteht bei der Metamorphose magmatischer Gesteine (tertiär). Prasemquarz ist ein metamorphes Gestein mit Quarz, Feldspat und grünem Fuchsit. Prasem gibt es in Serifos/Griechenland, Australien und Pennsylvania/USA, Prasemquarz in Südafrika.
Anwendungen Tragen/Auflegen, Edelsteinwasser/-elixier, Meditation, Steinkreis, Aufstellen in der Umgebung, Edelsteinmassage, energetische Behandlungen.

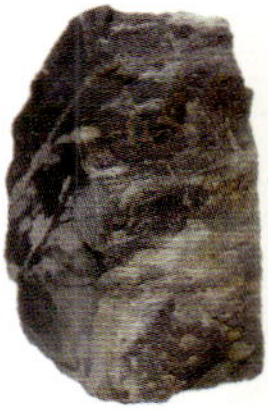

Prasem derb

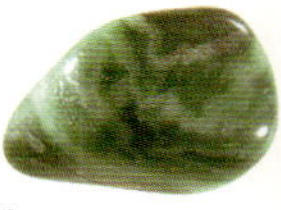

Prasemquarz

Steinheilkunde Prasem macht sanftmütig, Prasemquarz fördert die Beherrschung. Beide wirken emotional beruhigend. Körperlich helfen sie bei Blasenbeschwerden, Fieber, Schmerzen, Prellungen, Schwellungen, Strahleneinflüssen, Sonnenbrand, Sonnenstich und Insektenstichen.

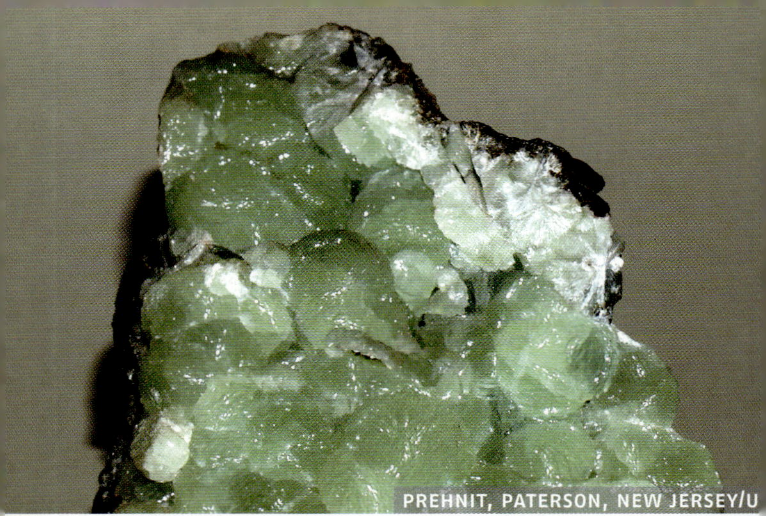
PREHNIT, PATERSON, NEW JERSEY/U

P

Prehnit

$Ca_2Al[(OH)_2/AlSi_3O_{10}]$
Gruppensilikat

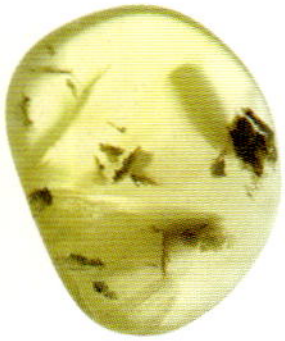
Prehnit gelb

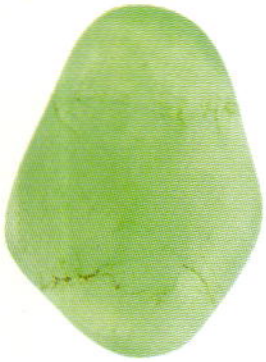
Prehnit grün

Farbe farblos, blassgrün, gelb · **Transparenz** durchscheinend · **Glanz** Fettglanz bis Glasglanz, seltener Perlmuttglanz · **Dichte** 2,87–2,93 · **Kristallform** rhombisch, kurzsäulige, tafelige Kristalle · **Mohs-Härte** 6–6½ · **Spaltbarkeit** sehr gut (vollkommen), unebener Bruch

Erscheinungsbild Nur selten als Kristall, häufiger als Spaltenfüllung, derbe Massen oder knollige, stalaktitische Aggregate. Oft erkennbare radialstrahlig-faserige Textur, dadurch manchmal mondsteinähnlicher Schimmer.
Entstehung, Vorkommen Kann magmatisch (primär) durch hydrothermale Bildung in Gängen und Drusen entstehen (Indien, Australien, Südafrika). Häufiger jedoch metamorph (tertiär), z. B. in alpinen Klüften, bei der Kontaktmetamorphose von unreinem Kalk (Mali) sowie gesteinsbildend bei Tieftemperatur-Metamorphosen (weltweit).
Anwendungen Tragen/Auflegen, Edelsteinwasser/-elixier, Meditation, Steinkreis, Aufstellen in der Umgebung.

Steinheilkunde Prehnit fördert die Achtung, Akzeptanz und den Respekt sich selbst und anderen gegenüber. Er verbessert die Aufnahmefähigkeit und hilft, unangenehme Wahrheiten anzunehmen. Körperlich regt Prehnit Erneuerungsprozesse und Fettstoffwechsel an. Er fördert die Entgiftung fettlöslicher Stoffe und hilft bei Übergewicht.

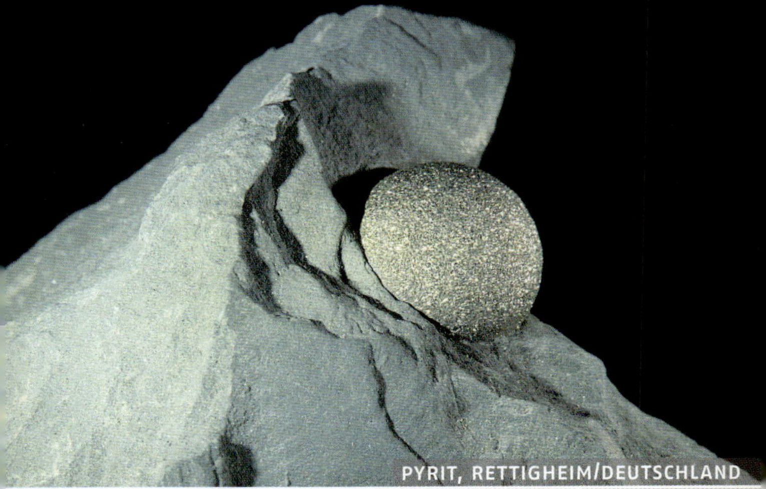

PYRIT, RETTIGHEIM/DEUTSCHLAND

Pyrit

FeS_2

Sulfid

P

Farbe gelb, grünlich gelb, grau · **Transparenz** undurchsichtig · **Glanz** Metallglanz bis matt · **Dichte** 5,02–5,21 · **Kristallform** kubisch, gut ausgebildete Würfel, Oktaeder und Pentagondodekaeder · **Mohs-Härte** 6–6½ · **Spaltbarkeit** gut (unvollkommen), spröde, muscheliger Bruch

Erscheinungsbild Gut ausgebildete Kristalle, Zwillinge und Kristallgruppen sowie körnige, dichte, krustige, knollige, stängelige und radialstrahlige Aggregate. Flache, radialstrahlige Scheiben werden „Pyritsonnen" genannt.

Entstehung, Vorkommen Magmatisch (primär) in Plutoniten, Pegmatiten und Erzgängen (weltweit, u.a. Erzgebirge, Siegerland, Italien, Griechenland, Türkei, Peru); sedimentär (sekundär) in Meeresablagerungen (z.B. Pyritwürfel aus Navajún/Spanien oder Pyritsonnen aus Illinois/USA); metamorph (tertiär) in Klüften (Alpen) und Lagerstätten (Elba).

Anwendungen Tragen/Auflegen, Meditation, Steinkreis, Aufstellen in der Umgebung.

Steinheilkunde Pyrit fördert die Selbsterkenntnis und konfrontiert mit den eigenen Schattenseiten. Er deckt Verborgenes auf und hilft, mit sich selbst ins Reine zu kommen. Entsprechend regt Pyrit körperliche Reinigungsprozesse an und fördert Leber, Darm, Entgiftung und Ausscheidung. Pyritsonnen wirken schmerzlindernd und krampflösend.

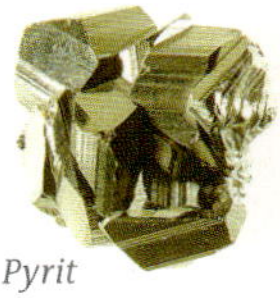

Pyrit

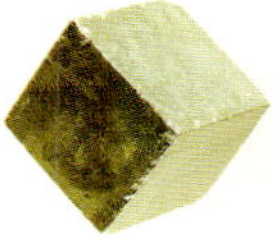

Pyritwürfel

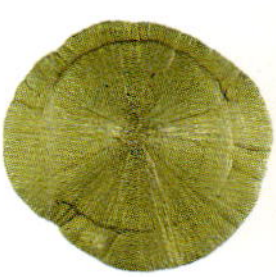

Pyritsonne

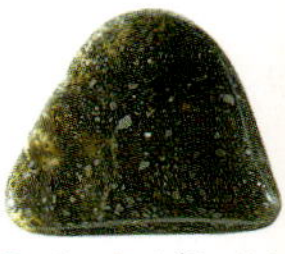

Pyritachat (Pyrit in Chalcedon, Mexiko)

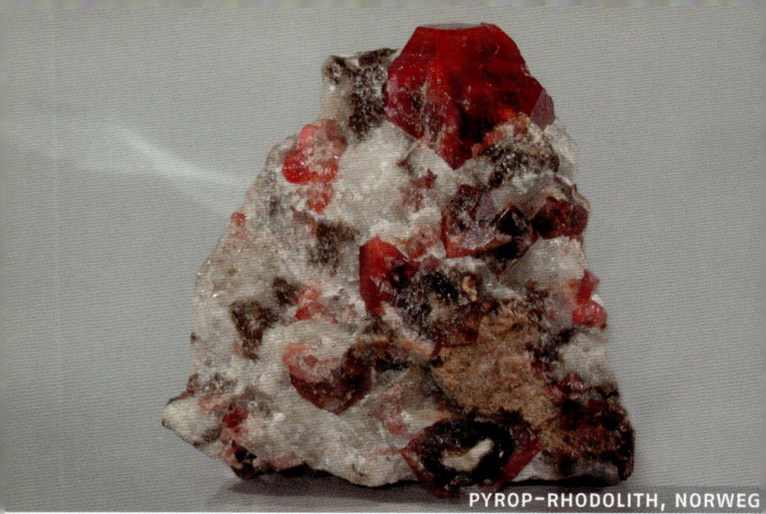

P

Pyrop

$Mg_3Al_2[SiO_4]_3$
Granat, Inselsilikat

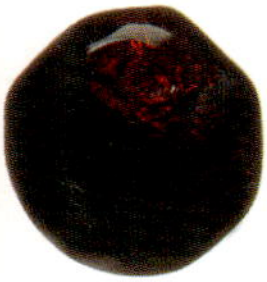

Pyrop

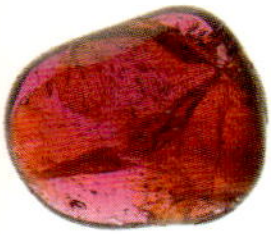

***Rhodolith**: Almandin-Pyrop-Mischkristall*

Farbe dunkelrot, rotviolett · **Transparenz** durchsichtig bis undurchsichtig · **Glanz** Glas- bis Fettglanz · **Dichte** 3,65–3,87 · **Kristallform** kubisch, meist als Rhombendodekaeder (Kristall mit zwölf Rautenflächen) · **Mohs-Härte** 7–7½ · **Spaltbarkeit** gut (unvollkommen), muscheliger Bruch

Erscheinungsbild Oft gut ausgebildete rundliche Kristalle, eingewachsen im Muttergestein. Mischkristalle mit Almandin (s. S. 61), die oft eine schöne rote bis rotviolette Farbe zeigen, werden „Rhodolith“ genannt.
Entstehung, Vorkommen In metamorphen Gesteinen (tertiär) wie Eklogit, Peridotit, Granulit, Gneis, z. B. in den Alpen, Russland, Indien, Sri Lanka, China, Australien und Madagaskar. Auch magmatisch (primär), z. B. in Böhmen/Tschechien, Südafrika und Arizona/USA.
Anwendungen Tragen/Auflegen, Edelsteinwasser/-elixier, Meditation, Steinkreis, Aufstellen in der Umgebung, energetische Behandlungen.

Steinheilkunde Pyrop hilft, Krisen zu bewältigen und die Lebensqualität zu verbessern. Er fördert Zuversicht, Mut und Ausdauer, baut Hemmungen ab und regt die Sexualität an. Körperlich stärkt Pyrop die Potenz. Er fördert die Durchblutung, regt Kreislauf und Stoffwechsel an, verbessert die Blutqualität und hilft bei Blasenbeschwerden.

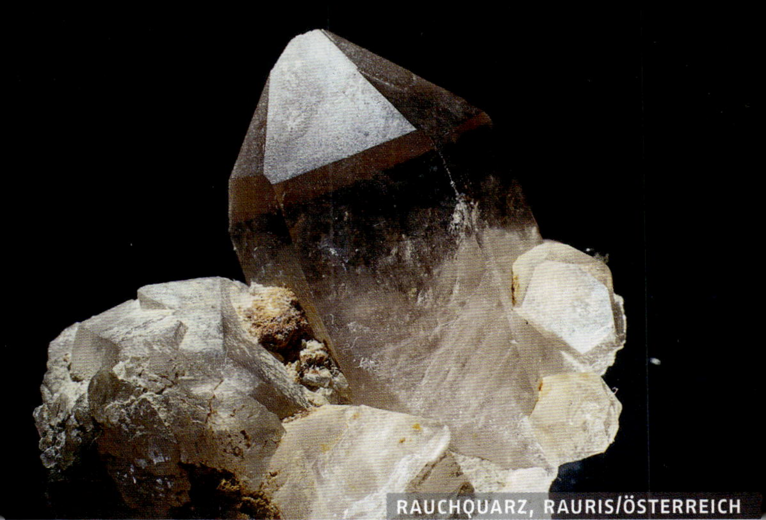

RAUCHQUARZ, RAURIS/ÖSTERREICH

Rauchquarz

SiO_2

Quarz, Oxide/Gerüstsilikate

R

Farbe gelblich braun bis dunkelbraun, schwärzlich grau oder schwarz (Morion) · **Transparenz** durchsichtig bis undurchsichtig · **Glanz** Glasglanz · **Dichte** 2,63–2,65 · **Kristallform** trigonal, prismatische Kristalle · **Mohs-Härte** 7 · **Spaltbarkeit** keine, muscheliger Bruch

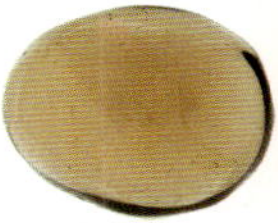

Rauchquarz

Erscheinungsbild Oft schöne sechsseitige, mitunter flächenreiche Kristalle, auch als Skelettquarze, Phantomquarze oder Gwindel (vgl. Bergkristall S. 75ff.). Sehr dunkle Rauchquarze werden „Morion" genannt.
Entstehung, Vorkommen Entsteht in Pegmatiten oder magmatisch-hydrothermal (primär), u. a. in Brasilien, Namibia und Madagaskar. Auch in metamorph-hydrothermalen Klüften (tertiär) der Alpen, im Ural/Russland, in Pakistan oder in New Mexico/USA. Farbgebend ist enthaltenes Aluminium unter Einwirkung von Radioaktivität oder Höhenstrahlung.
Anwendungen Tragen/Auflegen, Edelsteinwasser/-elixier, Meditation, Steinkreis, Aufstellen in der Umgebung, Edelsteinmassage, energetische Behandlungen.

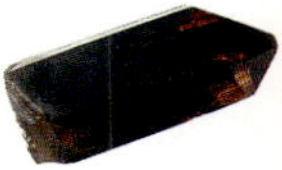

Morion

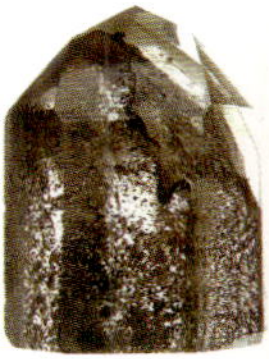

Rauchquarz mit Phantom

Steinheilkunde Rauchquarz baut Spannungen ab und hilft bei Stress. Er verbessert die eigene Belastbarkeit und macht realistisch und pragmatisch. Rauchquarz stärkt die Nerven, löst Krämpfe und lindert Schmerzen, insbesondere bei Kopfschmerzen, Nacken- und Rückenverspannungen.

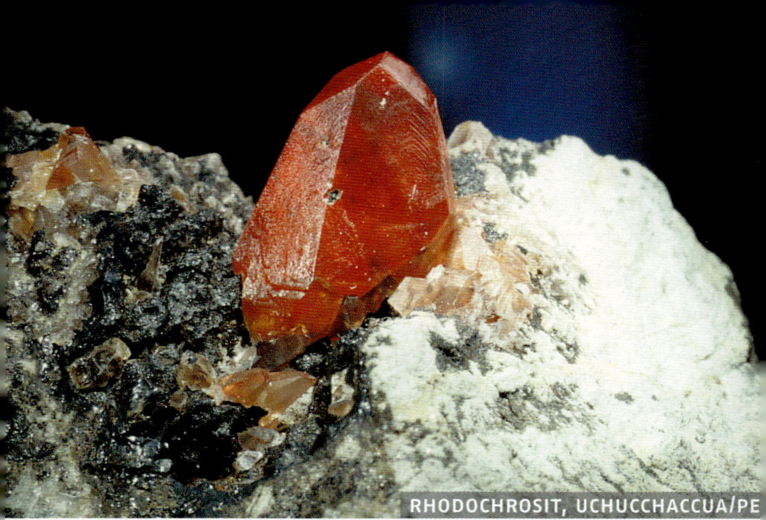

RHODOCHROSIT, UCHUCCHACCUA/PE

R

Rhodochrosit

$MnCO_3$

Carbonat

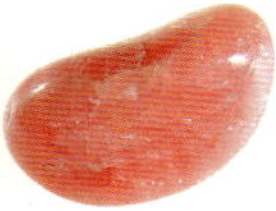

Rhodochrosit

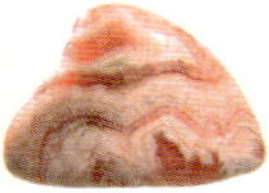

Rhodochrosit

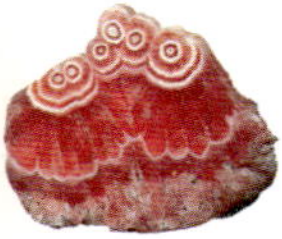

Rhodochrosit

Farbe rosa bis himbeerrot · **Transparenz** durchsichtig bis undurchsichtig · **Glanz** Glasglanz bis matt (Aggregate) · **Dichte** 3,30–3,72 · **Kristallform** trigonal, Rhomboeder oder Skalenoeder · **Mohs-Härte** 4 · **Spaltbarkeit** sehr gut (vollkommen), unebener Bruch

Erscheinungsbild Kleine Kristalle, oft von intensiver Farbe, sowie spätige Aggregate und derbe bis dichte Massen. Auch krustige Überzüge, nierig-traubige oder stalaktitische Aggregate, häufig von hellen Bänderungen durchzogen.
Entstehung, Vorkommen Magmatisch (primär) aus hydrothermalen Lösungen (Deutschland, Südafrika, Peru, Colorado/USA); in der Oxidationszone (sekundär) von Manganerz-Lagerstätten (Argentinien); oder metamorph (tertiär), meist in Verbindung mit Rhodonit (Aosta-Tal/Italien, Graubünden/Schweiz).
Anwendungen Tragen/Auflegen, Edelsteinwasser/-elixier, Meditation, Steinkreis, Aufstellen in der Umgebung.

Steinheilkunde Rhodochrosit macht lebendig, aktiv, munter, fröhlich und beschwingt. Er intensiviert die Gefühle und fördert Erotik und Sexualität. Rhodochrosit macht dynamisch und geschäftig, so dass die Arbeit leicht von der Hand geht. Körperlich wirkt er blutdrucksteigernd, kreislaufanregend und hilft bei Migräne und Unterleibsbeschwerden.

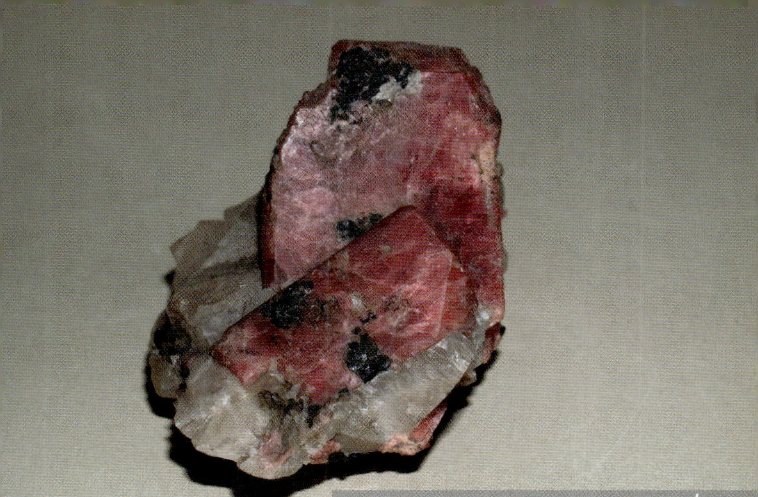

RHODONIT, FRANKLIN, NEW JERSEY/USA

Rhodonit

$CaMn_4[Si_5O_{15}]$
Kettensilikat

R

Farbe rosa, selten himbeerrot · **Transparenz** durchscheinend bis undurchsichtig · **Glanz** Glasglanz · **Dichte** 3,57–3,76 · **Kristallform** triklin, rhomboedrische bis prismatische Kristalle · **Mohs-Härte** 5½–6½ · **Spaltbarkeit** sehr gut (vollkommen), unebener Bruch

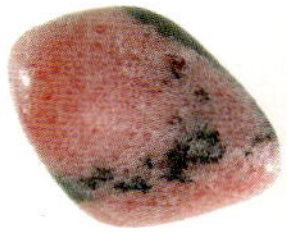

Rhodonit

Erscheinungsbild Sehr selten nur Kristalle mit rauen Flächen und gerundeten Kanten. Meist derbe, körnige und dichte Massen, teilweise mit schwarzem Manganoxid.
Entstehung, Vorkommen Selten magmatisch (primär) in hydrothermalen Prozessen (Huanuco/Peru), häufiger durch die Metamorphose (tertiär) sedimentärer Manganerze (Tansania, Madagaskar, Australien) bzw. ozeanischer Manganknollen, die in eine Gebirgsbildung geraten sind (westliche Alpen, Ligurien/Italien, Russland, Kalifornien/USA).
Anwendungen Tragen/Auflegen, Edelsteinwasser/-elixier, Meditation, Steinkreis, Aufstellen in der Umgebung, Edelsteinmassage.

Steinheilkunde Rhodonit hilft, zu verzeihen und seelische Verletzungen zu heilen. Auch bei Unfall, Schock und Panik hilft er, geistig klar und bewusst zu bleiben. Rhodonit stoppt Blutungen, fördert die Wundheilung und lindert Insektenstiche. Er stärkt Muskeln, Herz und Kreislauf und hilft bei Magengeschwüren und Autoimmunerkrankungen.

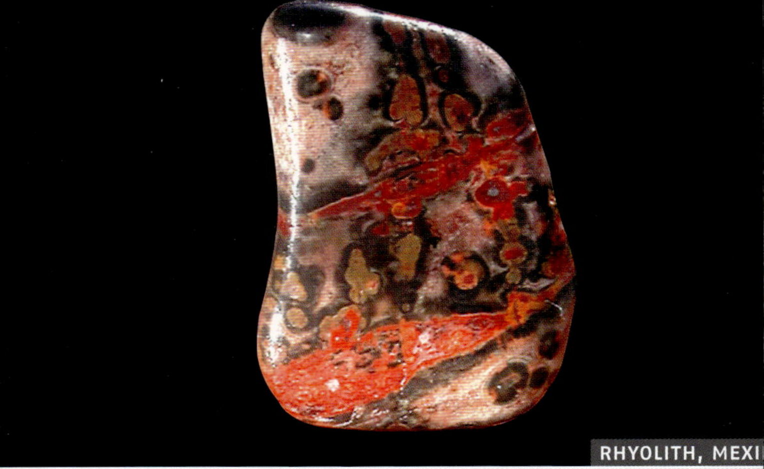

R

Rhyolith

Vulkangestein mit verschiedenen Silikaten, u. a. Feldspäte, Biotit, Quarz und Vulkanglas

Verschiedene Rhyolithe:

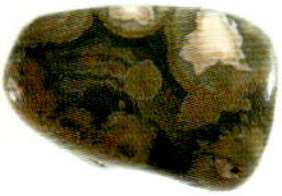

Regenwaldstein

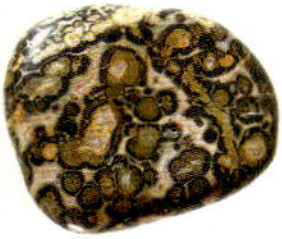

Leopardenstein

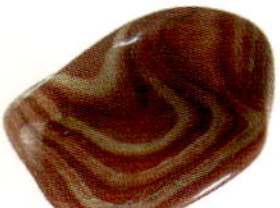

Dr. Liesegang-Stein

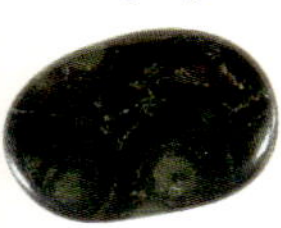

Eldarit „Nebulastein“

Farbe grau, braun, beige, gelblich, rötlich, grün · **Transparenz** undurchsichtig · **Glanz** matt · **Dichte** 2,66–2,92 · **Kristallform** triklin (Feldspäte), monoklin (Biotit), trigonal (Quarz), amorph (Vulkanglas) · **Mohs-Härte** 5½–7 · **Spaltbarkeit** uneinheitlich, unebener, körniger Bruch

Erscheinungsbild Vulkangestein mit unterschiedlichen Texturen, bekannt z. B. grünbraun mit sphärolithischer Textur (Regenwaldstein); in verschiedenen Grau-, Braun- und Rottönen mit Leopardenfellzeichnung (Leopardenstein); mit geschwungenen, unscharf begrenzten Bänderungen in Beige, Gelb, Braun und Rot (Dr. Liesegang-Stein); oder mit grau-grünen runden Flecken (Eldarit, s. S. 106).

Entstehung, Vorkommen Silikatreiches Vulkangestein (primär) aus Australien (Regenwaldstein), Mexiko (Leopardenstein, Eldarit), USA (Dr. Liesegang-Stein), Madagaskar (Eldarit) und anderen Vulkangebieten weltweit.

Anwendungen Tragen/Auflegen, Edelsteinwasser/-elixier, Meditation, Steinkreis, Aufstellen in der Umgebung, Edelsteinmassage.

Steinheilkunde Rhyolith wirkt stärkend und festigend. Er hilft, die Dinge so zu sehen, wie sie sind, und sich so anzunehmen, wie man ist. Rhyolith stärkt die Widerstandskraft, das Immunsystem und hilft bei Grippe und Infektionen.

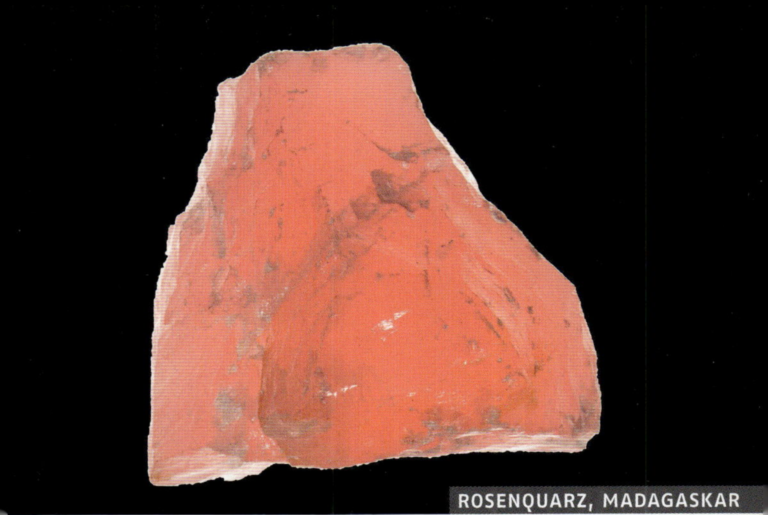

ROSENQUARZ, MADAGASKAR

Rosenquarz

SiO_2
Quarz, Oxid/Gerüstsilikat

△ **R**

Farbe rosa · **Transparenz** durchscheinend bis fast durchsichtig · **Glanz** Fett- bis Glasglanz · **Dichte** 2,64–2,66 · **Kristallform** trigonal, jedoch keine Kristallbildung · **Mohs-Härte** 7 · **Spaltbarkeit** keine, muscheliger, splittriger Bruch

Erscheinungsbild Derbe Stücke, z. T. in großen Massen. Blass- bis kräftigrosa, selten mit fliederfarbenem Hauch. Geschliffen manchmal mit sechsstrahligem Lichtstern (Sternrosenquarz).
Entstehung, Vorkommen Entsteht magmatisch in Pegmatiten (primär). Wichtige Vorkommen sind in Brasilien, Madagaskar, Namibia, Norwegen und den USA.
Anwendungen Tragen/Auflegen, Edelsteinwasser/-elixier, Meditation, Steinkreis, Aufstellen in der Umgebung, Edelsteinmassage, energetische Behandlungen.

Steinheilkunde Rosenquarz steigert Empfindsamkeit, Einfühlungsvermögen, Liebesfähigkeit, Herzenskraft und Romantik. Er verdeutlicht die eigenen Bedürfnisse und macht offen für die Wünsche anderer. Rosenquarz hilft daher auch bei sexuellen Schwierigkeiten. Körperlich stärkt er das Herz und harmonisiert den Herzrhythmus. Er verbessert die Gewebsdurchblutung, hilft bei Blutkrankheiten, bei Erkrankungen der Geschlechtsorgane und fördert bei Frauen die Fruchtbarkeit.

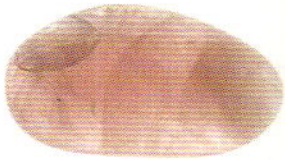

Rosenquarz

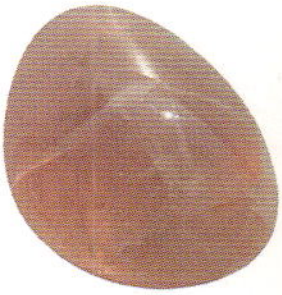

Sternrosenquarz

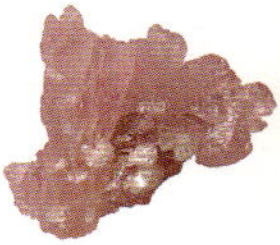

Kristalliner Rosaquarz wird oft mit Rosenquarz gleichgesetzt, ist jedoch ein eigenständiges Mineral. Rosenquarz selbst bildet nie Kristalle!

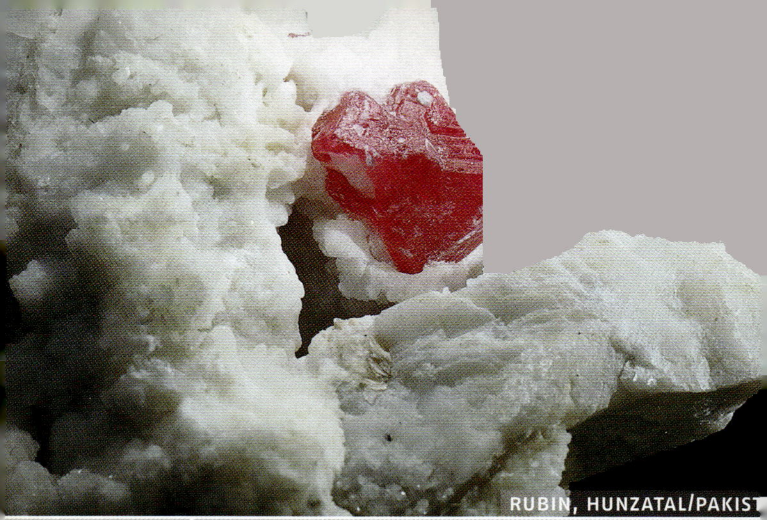

R

Rubin

Al_2O_3

Korund, Oxid

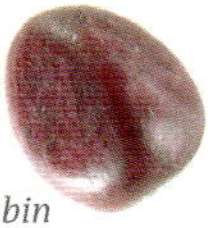

Rubin

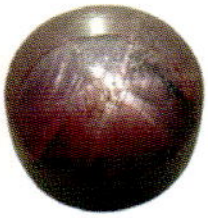

Sternrubin

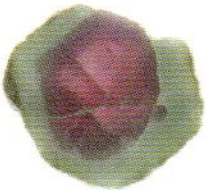

Rubin mit Disthen

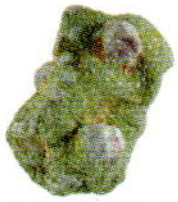

Rubin mit Disthen in Fuchsit

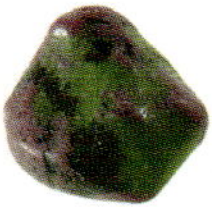

Rubin in Zoisit

Farbe rot bis rotviolett · **Transparenz** durchsichtig bis undurchsichtig · **Glanz** Glasglanz, Seidenglanz oder matt · **Dichte** 3,97–4,05 · **Kristallform** trigonal, tönnchenförmige Kristalle · **Mohs-Härte** 9 · **Spaltbarkeit** schlecht, kleinmuscheliger, unebener, splittriger Bruch

Erscheinungsbild Meist im Gestein eingebettet, selten frei aufgewachsene Kristalle. Auch als derbe Massen oder abgerollte Körnchen (in Flussseifen). Manchmal mit Lichtstern durch orientiert eingelagerte Rutilnädelchen (Sternrubin), selten von einem blauen Saum aus Disthen ummantelt.
Entstehung, Vorkommen Als Gemengteil aluminiumreicher Magmatite und Pegmatite (primär), z. B. in Norwegen, Sri Lanka, Burma, Thailand, Australien. Häufiger jedoch in metamorphen Gesteinen (tertiär), z. B. in Indien, Kenia, Tansania, Tessin/Schweiz. Da Rubin sehr verwitterungsbeständig ist, wird er oft in Flussablagerungen gefunden.
Anwendungen Tragen/Auflegen, Edelsteinwasser/-elixier, Meditation, Steinkreis, Aufstellen in der Umgebung, Edelsteinmassage, energetische Behandlungen.

Steinheilkunde Rubin fördert die Leidenschaft, Lebensfreude, Sinnlichkeit und Sexualität. Er macht tapfer und mutig. Rubin regt Kreislauf, Nebennieren und Geschlechtsorgane an, erhöht den Blutdruck und wirkt fiebertreibend.

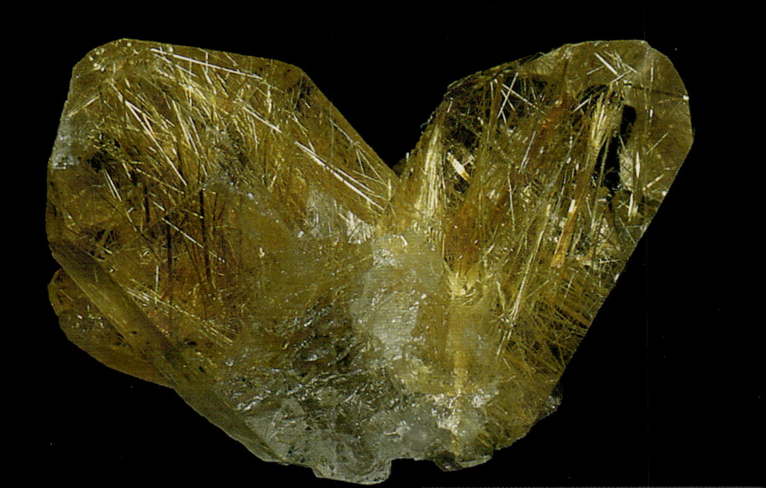

RUTILQUARZ, BAHIA/BRASILIEN

Rutilquarz

SiO_2 (Quarz) + TiO_2 (Rutil)
Oxid/Gerüstsilikat (Quarz) + Oxid (Rutil)

△ ▭ *R*

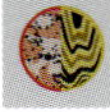

Farbe farblos bis rauchbraun mit gelben bis rotbraunen Fasern · **Transparenz** durchsichtig bis durchscheinend · **Glanz** Glasglanz (Quarz), Metallglanz (Rutil) · **Dichte** 2,65–2,72 · **Kristallform** trigonal (Quarz), tetragonal (Rutil) · **Mohs-Härte** 6–7 · **Spaltbarkeit** keine, muscheliger Bruch

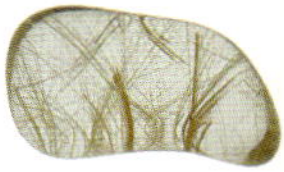

Rutilquarz mit goldgelben Fasern

Erscheinungsbild Lange Rutilfasern in Quarz (Bergkristall oder Rauchquarz), manchmal so dicht, dass sie als kompakte, verfilzte Masse erscheinen.

Entstehung, Vorkommen Entsteht aus titanhaltigen Kieselsäure-Lösungen, in denen zuerst Rutilfasern entstehen, die anschließend vom Quarz umschlossen werden. Rutilquarz entsteht meist magmatisch (primär) in Pegmatiten, z. B. in Brasilien und Madagaskar; seltener metamorph-hydrothermal (tertiär), z. B. in alpinen Klüften (Schweiz).

Anwendungen Tragen/Auflegen, Edelsteinwasser/-elixier, Meditation, Steinkreis, Aufstellen in der Umgebung, Edelsteinmassage, energetische Behandlungen.

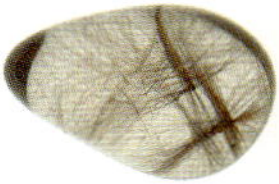

Rutilquarz mit rotbraunen Fasern

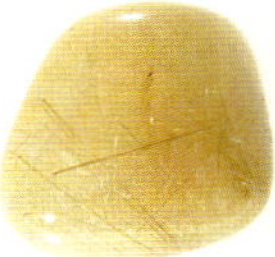

Rutilquarz mit dichten, verfilzten Fasern

Steinheilkunde Rutilquarz weckt Hoffnung und neue Visionen. Er bringt geistige Größe sowie das Gefühl von Weite und Freiheit. Daher hilft er auch bei Beklemmungen, Ängsten, Depressionen und sexuellen Problemen. Körperlich hilft Rutilquarz bei Allergien, Asthma, chronischer Bronchitis, Husten, Atem- und Herzbeschwerden.

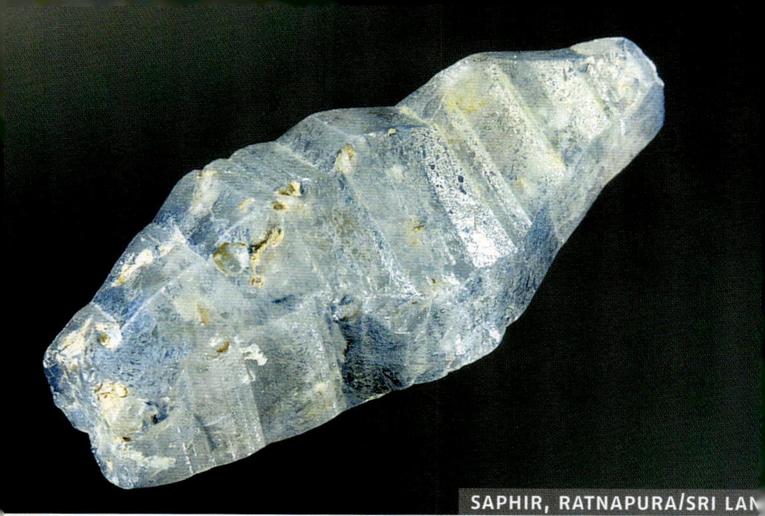

SAPHIR, RATNAPURA/SRI LAN

S

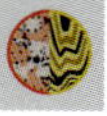

Saphir

Al_2O_3
Korund, Oxid

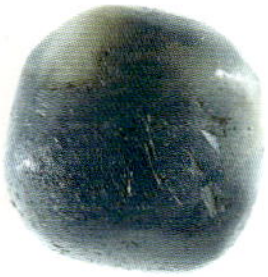

Saphir blau

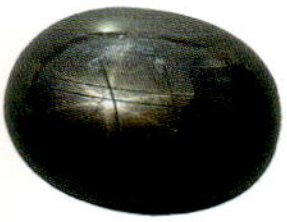

Sternsaphir schwarz

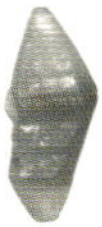

Saphir farblos

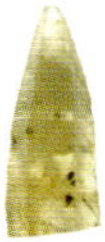

Saphir gelb

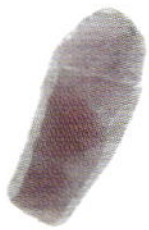

Saphir rosa

Farbe blau, schwarz, farblos, gelb, rosa · **Transparenz** durchsichtig bis undurchsichtig · **Glanz** Glasglanz, Seidenglanz oder matt · **Dichte** 3,97–4,05 · **Kristallform** trigonal, tönnchenförmige Kristalle · **Mohs-Härte** 9 · **Spaltbarkeit** schlecht, kleinmuscheliger, unebener, splittriger Bruch

Erscheinungsbild Meist im Gestein eingebettet, selten frei aufgewachsene Kristalle. Auch als derbe Massen oder gerundete Körnchen (in Flussseifen oder Basalten). Manchmal mit Lichtstern durch orientiert eingelagerte Rutilnädelchen (Sternsaphir), mitunter auch mehrfarbige Kristalle.
Entstehung, Vorkommen Als Gemengteil aluminiumreicher Magmatite und Basalte (primär), z. B. in China, Burma, Thailand, Madagaskar, USA, Australien; sowie in metamorphen Gesteinen (tertiär), z. B. in Indien, Sri Lanka, Tansania, Malawi, Nigeria. Da Saphir sehr verwitterungsbeständig ist, wird er oft in Flussablagerungen gefunden.
Anwendungen Tragen/Auflegen, Edelsteinwasser/-elixier, Meditation, Steinkreis, Aufstellen in der Umgebung, energetische Behandlungen.

Steinheilkunde Saphir stärkt die Geisteskraft. Er macht innerlich ruhig und hilft, die Gedanken zu fokussieren. Saphir hilft bei Darm-, Gehirn- und Nervenerkrankungen und wirkt schmerzlindernd, fieber- und blutdrucksenkend.

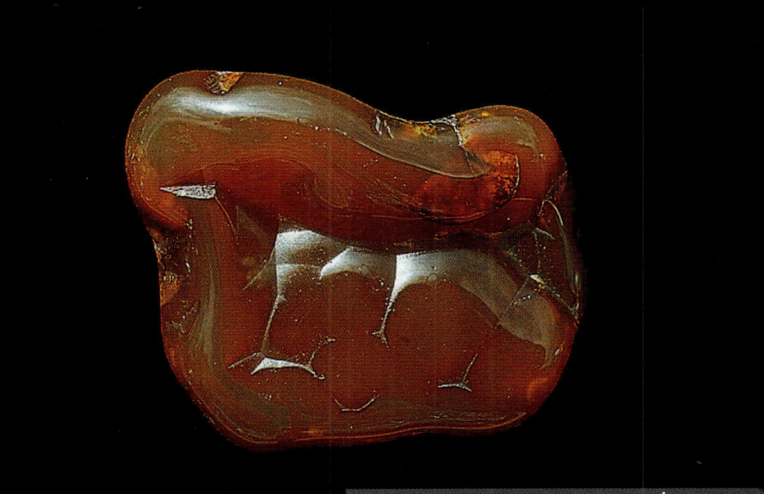

SARDER, KHAMBHAT, GUJARAT/INDIEN

Sarder

SiO_2
Chalcedon, Quarz, Oxid/Gerüstsilikat

△ **S**

Farbe hellbraun, dunkelbraun bis rotbraun · **Transparenz** durchscheinend **Glanz** Wachsglanz · **Dichte** 2,58–2,64 · **Kristallform** trigonal, mikrokristallin · **Mohs-Härte** 6½–7 · **Spaltbarkeit** keine, unebener, muscheliger Bruch

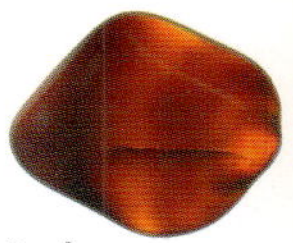

Sarder

Erscheinungsbild Meist als knollige, nierig-traubige, glaskopfige oder stalaktitische Aggregate sowie als dichte Massen, Spalten- und Gangfüllungen. Gelegentlich auch mit typischen Achatbänderungen.
Entstehung, Vorkommen Entsteht magmatisch (primär) aus hydrothermalen Kieselsäurelösungen, die beim Eindringen ins Vulkangestein die farbgebenden Eisenoxide aufnehmen und in Gesteinshohlräumen auskristallisieren. Wichtige Vorkommen sind in Brasilien und Indien.
Anwendungen Tragen/Auflegen, Edelsteinwasser/-elixier, Meditation, Steinkreis, Aufstellen in der Umgebung.

Steinheilkunde Sarder macht beherzt, standfest und stabil. Er hilft, schwierige und belastende Situationen zu meistern, Enttäuschungen zu verarbeiten und regt an, anderen mit Rat und Tat zu helfen. Sarder stärkt die Herzenskraft, geistig wie körperlich. Er verbessert die Durchblutung des Herzens und hilft bei Herzschwäche und Herzrhythmusstörungen. Darüberhinaus regt er Verdauung und Dünndarm an und verbessert die Nährstoffaufnahme.

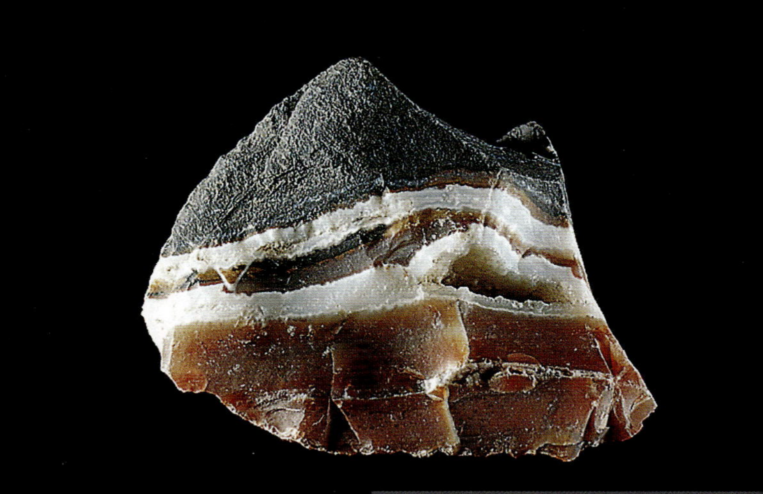

SARDONYX, KHAMBHAT, GUJARAT/IND

S

Sardonyx

SiO_2

Chalcedon, Quarz, Oxid/Gerüstsilikat

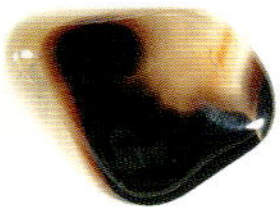

Sardonyx

Farbe schwarz, weiß und rötlich braun · **Transparenz** durchscheinend **Glanz** Wachsglanz bis Seidenglanz · **Dichte** 2,58–2,64 · **Kristallform** trigonal, mikrokristallin · **Mohs-Härte** 6½–7 · **Spaltbarkeit** keine, unebener, muscheliger Bruch

Erscheinungsbild Meist als dichte Massen, Spalten- und Gangfüllungen mit schwarzem Onyx, farblosem Chalcedon und rötlich braunem Sarder. Im engeren Sinne muss Sardonyx alle drei Farben aufweisen, manchmal wird jedoch auch nur schwarz-weißer Chalcedon so benannt.
Entstehung, Vorkommen Entsteht magmatisch (primär) aus hydrothermalen Kieselsäurelösungen, die sich partiell durch Eisenoxide rötlich braun sowie durch Mangan- und Eisenoxide schwarz färben und in Gesteinshohlräumen auskristallisieren. Wichtige Vorkommen sind in Indien.
Anwendungen Tragen/Auflegen, Edelsteinwasser/-elixier, Meditation, Steinkreis, Aufstellen in der Umgebung, Edelsteinmassage, energetische Behandlungen.

Steinheilkunde Sardonyx fördert Aufrichtigkeit und Hilfsbereitschaft. Er verbessert die Wahrnehmung, stärkt alle Sinnesorgane, hilft bei Ohrenbeschwerden und Tinnitus, stärkt die Milz, verbessert die Versorgung und Entschlackung der Gewebe und verhindert Krankheitsrückfälle.

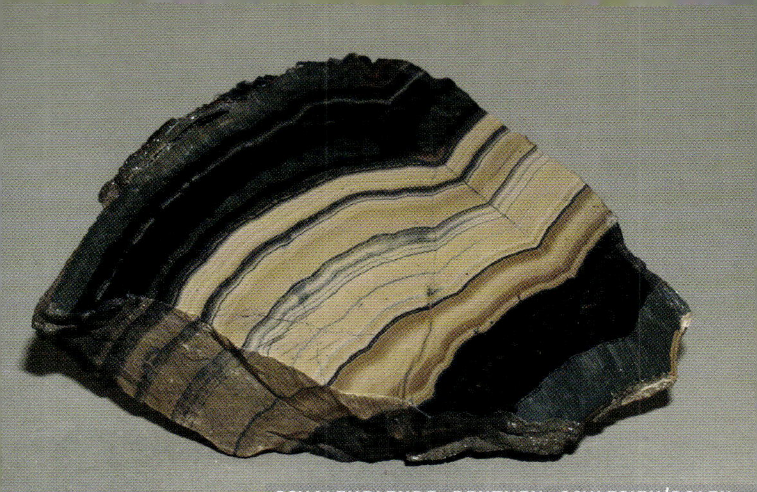

SCHALENBLENDE, BENTHEN, SCHLESIEN/POLEN

Schalenblende und Sphalerit

ZnS
Sulfide

S

Farbe farblos, gelb, rotbraun bis schwarz (Sphalerit), gelbgraue Lagen (Schalenblende) · **Transparenz** durchsichtig bis undurchsichtig · **Glanz** Diamantglanz bis Fettglanz (Sphalerit), Metallglanz/matt (Schalenblende) · **Dichte** 4,08–4,10 · **Kristallform** kubisch (Sphalerit), kubisch/hexagonal (Schalenblende) · **Mohs-Härte** 3½–4 · **Spaltbarkeit** sehr gut (vollkommen), unebener, spröder Bruch

Erscheinungsbild Sphalerit bildet verzwillingte, verzerrte Kristalle oder spätige und körnige Aggregate, Schalenblende nierige Aggregate mit grau-gelben Bänderungen aus Sphalerit mit Wurtzit sowie Galenit, Markasit oder Pyrit.
Entstehung, Vorkommen Sphalerit kann in Pegmatiten sowie magmatisch-hydrothermal (primär) entstehen, ebenso sedimentär (sekundär) oder metamorph (tertiär), Vorkommen gibt es weltweit. Schalenblende entsteht sedimentär-hydrothermal (sekundär), Vorkommen sind in Polen, Belgien, USA, Peru, Australien.
Anwendungen Tragen/Auflegen, Meditation, Steinkreis, Aufstellen in der Umgebung.

Steinheilkunde Schalenblende und Sphalerit erleichtern Veränderungen im Leben. Sie helfen bei Erschöpfung, unruhigen Beinen und Diabetes, stärken Gehirn, Haut und Immunabwehr und sind gut für Keimdrüsen und Prostata.

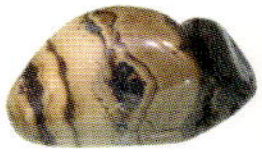

Schalenblende

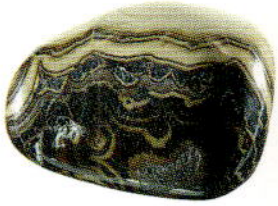

Schalenblende

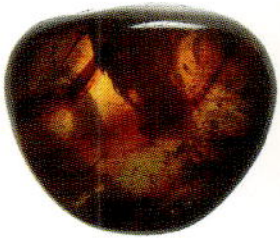

*Sphalerit (wird honigfarben-transparent auch **Honigblende** genannt)*

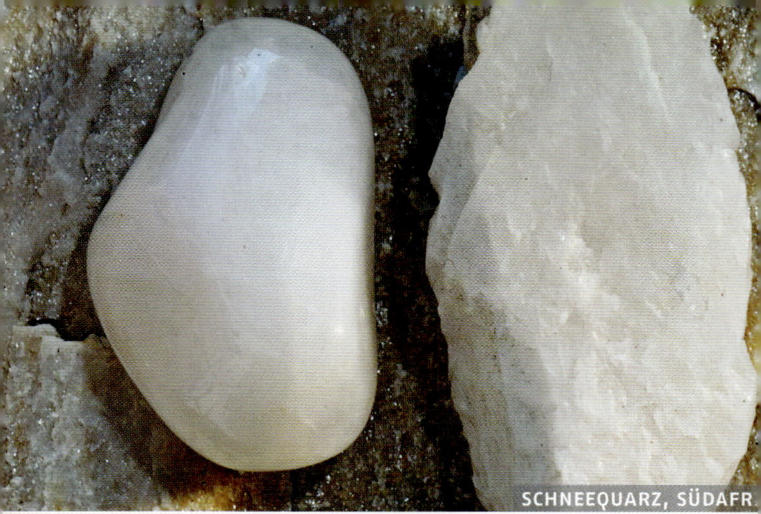

S

Schneequarz

SiO_2
Quarz, Oxid/Gerüstsilikat

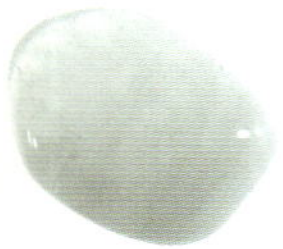
Schneequarz

Farbe schneeweiß · **Transparenz** durchscheinend · **Glanz** Fett- bis Glasglanz · **Dichte** 2,64–2,66 · **Kristallform** trigonal, jedoch keine Kristallbildung · **Mohs-Härte** 7 · **Spaltbarkeit** keine, muscheliger, splittriger Bruch

Erscheinungsbild Derbe Stücke von schneeweißer Farbe, z. T. in großen Massen, oder als Gang- und Spaltenfüllungen, den typischen weißen Quarzadern im Gestein. Häufig auch als Gerölle (weiße Quarzkiesel) in Flüssen oder an Stränden.
Entstehung, Vorkommen Kann aus relativ reiner Kieselsäurelösung sowohl in magmatischen (primär), sedimentären (sekundär) als auch metamorphen Gesteinen (tertiär) entstehen. Sehr weit verbreitet, daher finden sich Schneequarz-Vorkommen weltweit.
Anwendungen Tragen/Auflegen, Edelsteinwasser/-elixier, Meditation, Steinkreis, Aufstellen in der Umgebung, Edelsteinmassage, energetische Behandlungen.

Steinheilkunde Schneequarz ist neutral und fördert daher die eigenen Anlagen und Fähigkeiten, so wie sie sind. Er stärkt den eigenen Standpunkt, hilft das eigene Potenzial zu entwickeln und fördert den Selbstausdruck. Schneequarz bringt Energie in taube, gefühllose, kühle und geschwächte Körperbereiche, regt den Stoffwechsel an und aktiviert Lunge, Darm, Haut und Nerven.

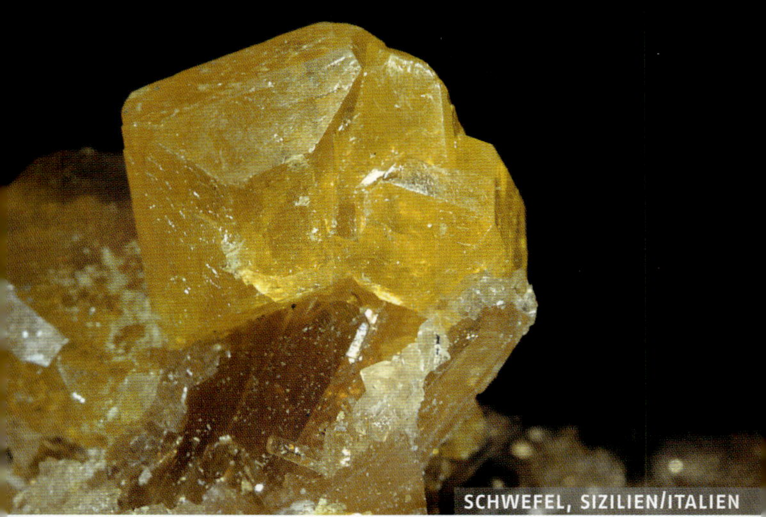

SCHWEFEL, SIZILIEN/ITALIEN

Schwefel

S_8

Natürliches Element

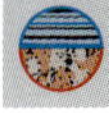

S

Farbe schwefelgelb bis honiggelb · **Transparenz** durchscheinend bis undurchsichtig · **Glanz** Harz- bis Fettglanz · **Dichte** 2,05–2,08 · **Kristallform** rhombisch, pyramidale Kristalle · **Mohs-Härte** 1½–2 · **Spaltbarkeit** keine, muscheliger Bruch, sehr spröde

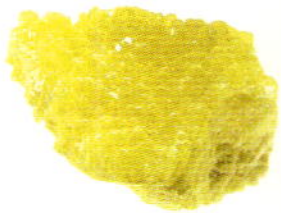

Schwefel

Erscheinungsbild Kleine, aufgewachsene Kristalle sowie erdige, dichte und körnige Massen oder pulverige und krustige Überzüge. Erkennbar am typischen Schwefelgeruch beim Reiben über harte Oberflächen.

Entstehung, Vorkommen Entsteht weltweit bei vulkanischen Aktivitäten (primär) aus schwefelhaltigen Dämpfen oder in heißen Schwefelquellen (u. a. in Süditalien und Mexiko). Seltener in der Oxidationszone (sekundär) von Sulfid-Lagerstätten (Ural/Russland, Mazedonien), häufiger in biogenen Sedimenten (sekundär) durch sulfatabbauende Bakterien (Sizilien/Italien, USA).

Anwendungen Tragen/Auflegen, Edelsteinwasser/-elixier, Meditation, Steinkreis, Aufstellen in der Umgebung.

Steinheilkunde Schwefel hilft, mit sich selbst ins Reine zu kommen. Dazu deckt er Verborgenes auf und macht grundlegende Motivationen bewusst. Körperlich intensiviert Schwefel die Reinigung von Haut, Binde- und Fettgewebe und fördert die Schwermetallentgiftung.

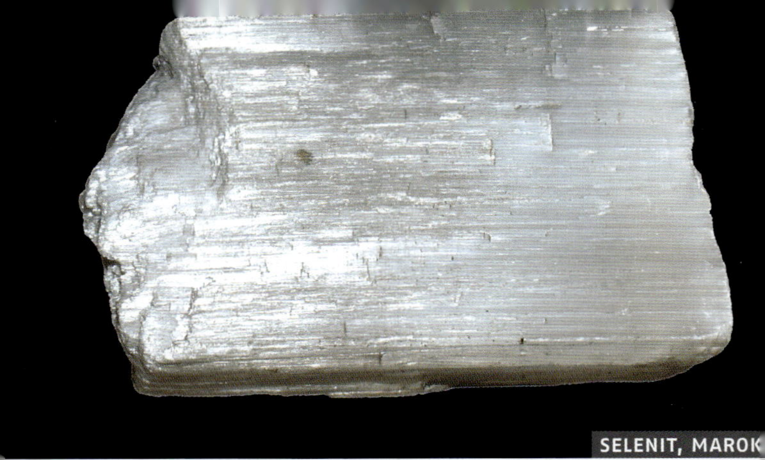

S

Selenit (Fasergips)

$CaSO_4 \cdot 2\,H_2O$

Gips, Sulfat

Selenit (Fasergips)

Farbe weiß · **Transparenz** durchscheinend · **Glanz** Seidenglanz · **Dichte** 2,20–2,40 · **Kristallform** monoklin, faserige Aggregate ohne erkennbare Kristallformen; **Mohs-Härte** 1½–2 · **Spaltbarkeit** sehr gut (vollkommen), faseriger Bruch

Erscheinungsbild Derbe Aggregate, auch große Massen, mit deutlicher parallelfaseriger Textur (an Glasfasern erinnernd) und ausgeprägtem Seidenglanz.

Entstehung, Vorkommen Entsteht in sedimentären Gipsschichten (sekundär), wenn darunter liegende Salzlagen durch zirkulierendes Wasser gelöst werden. Dadurch erfolgt eine Streckung, die zur parallelfaserigen Textur führt. Das wichtigste Vorkommen liegt in Marokko.

Anwendungen Tragen/Auflegen, Edelsteinwasser/-elixier, Meditation, Steinkreis, Aufstellen in der Umgebung, Edelsteinmassage.

Steinheilkunde Selenit hilft, sich gegen äußere Einflüsse abzuschirmen und festen inneren Halt zu gewinnen.
Er fördert die bewusste Wahrnehmung und Auflösung blockierender Gedanken- und Verhaltensmuster, beruhigt bei Gereiztheit und Hyperaktivität und schützt vor Kontrollverlust. Körperlich festigt Selenit das Gewebe. Er wirkt schmerzlindernd, beruhigt die Nerven und löst Muskelverhärtungen.

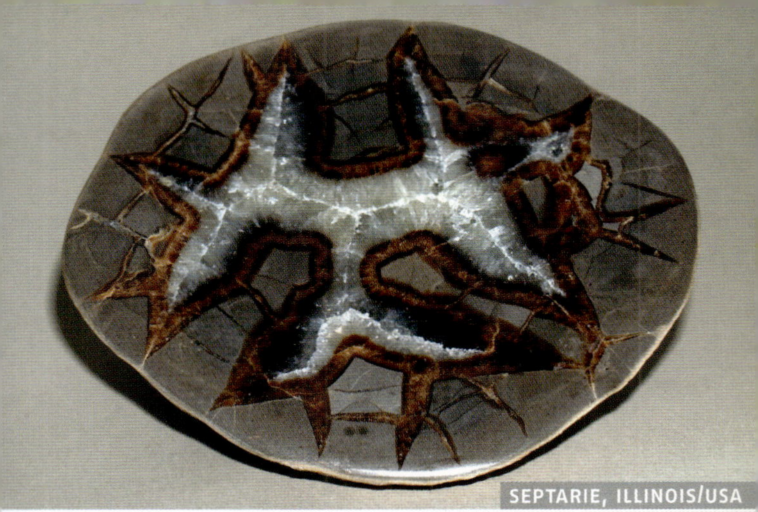

SEPTARIE, ILLINOIS/USA

Septarie

$Al_4[(OH)_8/Si_4O_{10}] \cdot n\ H_2O$ (Tonmineralien) + $CaCO_3$ (Calcit)
Schichtsilikate (Ton) + Carbonat (Calcit)

S

Farbe braun, grau (Ton), gelb (Calcit) · **Transparenz** undurchsichtig (Ton), durchscheinend (Calcit) · **Glanz** matt (Ton), Fettglanz (Calcit) · **Dichte** 2,60–2,70 · **Kristallform** überwiegend monoklin und triklin (Ton), trigonal (Calcit) · **Mohs-Härte** 3–4 (Calcit) · **Spaltbarkeit** keine, unebener Bruch (Ton), sehr gut (vollkommen) beim Calcit

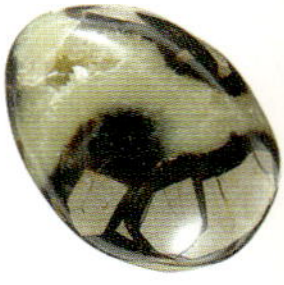

Septarie

Erscheinungsbild Hohlraumfüllungen aus gelbem Calcit mit dunkelbraunem Rand (Calcit-Ton-Mischung) in hellbraun-grauen Tonknollen. Freie Hohlräume sind meist mit Kristallrasen kleiner, pyramidaler Calcite ausgekleidet.
Entstehung, Vorkommen Entsteht bei der Bildung von Tongesteinen (sekundär), wenn Konkretionen durch Wasserverlust schrumpfen und Hohlräume bilden, in denen sich Calcit aus carbonathaltigen Flüssigkeiten bildet. Wichtige Vorkommen sind in Utah/USA und Madagaskar.
Anwendungen Tragen/Auflegen, Edelsteinwasser/-elixier, Meditation, Steinkreis, Aufstellen in der Umgebung, Edelsteinmassage.

Steinheilkunde Septarien helfen, in Konflikten oder Schwierigkeiten standfest zu bleiben, ohne sich zu verschließen. Körperlich helfen sie bei Übersäuerung, Darm- und Hautproblemen sowie bei Geschwulstbildungen als Folge „eingekapselter" seelischer Probleme.

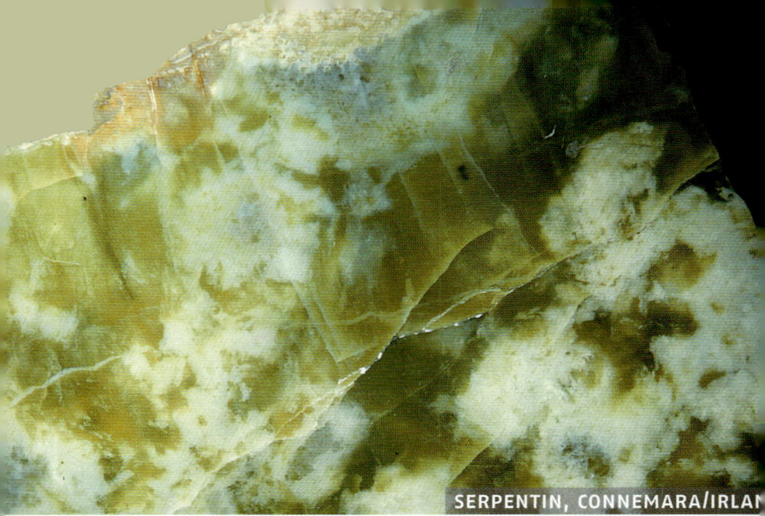

SERPENTIN, CONNEMARA/IRLAN

S Serpentin

$Mg_6[(OH)_8/Si_4O_{10}]$
Schichtsilikate

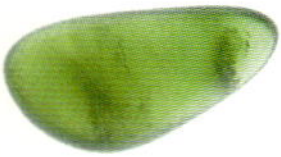

Edelserpentin

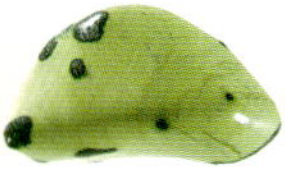

Chytha

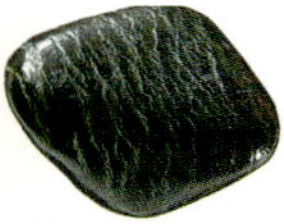

Silberauge

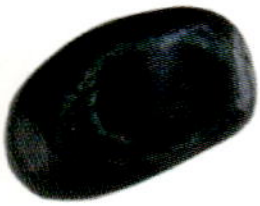

Serpentin schwarz

Farbe gelbgrün, grün, olivgrün bis schwarz · **Transparenz** undurchsichtig bis durchscheinend · **Glanz** Fettglanz · **Dichte** 2,52–2,68 · **Kristallform** monoklin (Antigorit), rhombisch (Chrysotil), trigonal (Lizardit) · **Mohs-Härte** 3–4 · **Spaltbarkeit** keine, splittriger, muscheliger Bruch

Erscheinungsbild Die Serpentine Antigorit und Lizardit bilden blättrige bis dichte, Chrysotil bildet faserige Aggregate. Transparenter Antigorit heißt im Handel Edelserpentin, gelbgrüner mit dunklen Flecken heißt Chytha. Silberauge besteht aus dunklem Lizardit mit hellem Chrysotil.
Entstehung, Vorkommen Serpentin ist oft gesteinsbildend. Er entsteht durch die Metamorphose (tertiär) magnesiumreicher Silikate. Vorkommen gibt es weltweit, u.a. in China und Afghanistan (Edelserpentin), Tansania (Chytha), Australien (Silberauge), Neuseeland, Mexiko, USA, Schweiz, Österreich, Deutschland, Norwegen, Russland.
Anwendungen Tragen/Auflegen, Edelsteinwasser/-elixier, Meditation, Steinkreis, Aufstellen in der Umgebung, Edelsteinmassage.

Steinheilkunde Serpentin bewirkt Schutz durch Abgrenzung und lindert Stress, Anspannung und Aggressivität. Er hilft bei Muskelkrämpfen sowie Herz-, Leber-, Nieren-, Magen-, Darm- und Menstruationsbeschwerden.

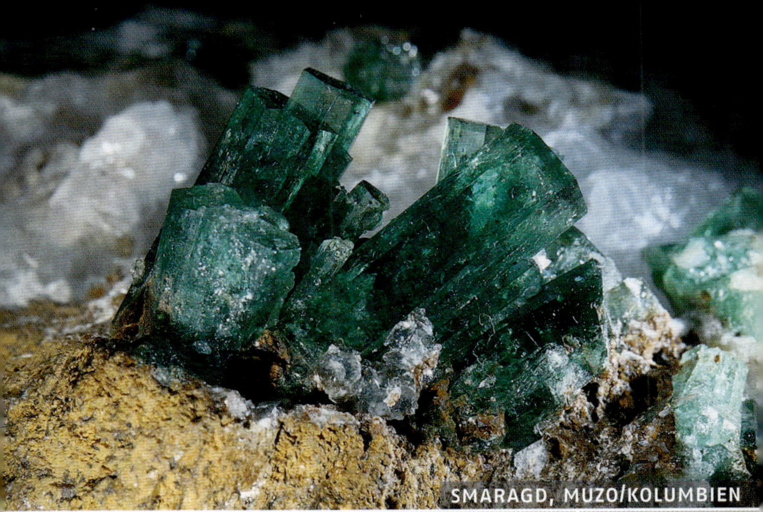

SMARAGD, MUZO/KOLUMBIEN

Smaragd

$Al_2Be_3[Si_6O_{18}]$
Beryll, Ringsilikat

S

Farbe graugrün bis intensiv smaragdgrün · **Transparenz** durchsichtig bis undurchsichtig · **Glanz** Glasglanz · **Dichte** 2,67–2,78 · **Kristallform** hexagonal, prismatische Kristalle · **Mohs-Härte** 7½–8 · **Spaltbarkeit** gut (unvollkommen), unebener oder spröder Bruch

Erscheinungsbild Oft im Gestein eingewachsene, sechsseitige Kristalle, meist sehr einschlussreich und rissig.
Entstehung, Vorkommen Entsteht meist metamorph (tertiär) in der Kontaktzone aluminium- und berylliumhaltiger Gesteine mit chromhaltigen Gesteinen (Ural/Russland, Europa, West- und Südafrika, Madagaskar, Afghanistan, Pakistan, Indien, Australien, Brasilien). Seltener sedimentär-hydrothermal (sekundär) in Tonschiefer (Kolumbien) sowie magmatisch (primär) in Pegmatiten (Nigeria, USA).
Anwendungen Tragen/Auflegen, Edelsteinwasser/-elixier, Meditation, Steinkreis, Aufstellen in der Umgebung, Edelsteinmassage, energetische Behandlungen.

Steinheilkunde Smaragd fördert die Orientierung im Leben sowie den Sinn für Ästhetik, Harmonie und Gerechtigkeit. Er hilft, Ziele zu verwirklichen, Vorhaben zu vollenden, und bringt Erholung und Regeneration. Smaragd hilft bei Nebenhöhlenentzündungen, Kopfschmerzen, Epilepsie, Augen-, Herz- und Darmerkrankungen.

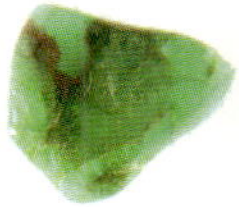

Smaragd

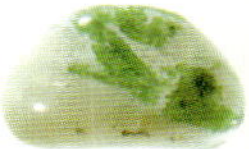

Smaragd in Quarzit

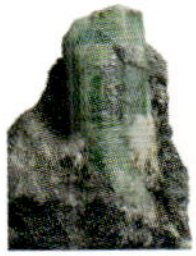

Smaragd in Glimmerschiefer

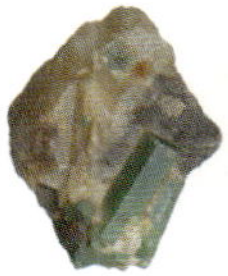

Smaragd in der Kontaktzone zweier Gesteine

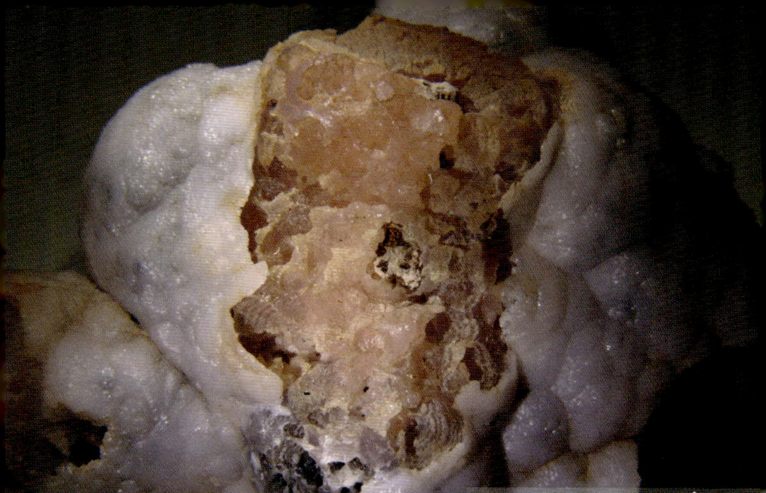

SMITHSONIT, TSUMEB/NAMIB

S Smithsonit

$ZnCO_3$
Carbonat

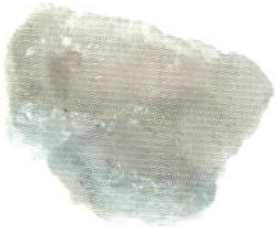

Smithsonit hellblau-weiß

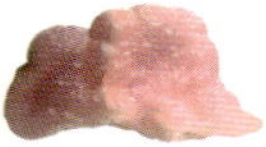

Smithsonit rosa

Farbe weiß, hellblau, grün, gelb, rosa bis rot · **Transparenz** durchscheinend bis undurchsichtig · **Glanz** Glasglanz, Wachsglanz bis Perlmuttglanz · **Dichte** 4,10–4,65 · **Kristallform** trigonal, selten gerundete Kristalle · **Mohs-Härte** 4–5 · **Spaltbarkeit** sehr gut (vollkommen), unebener Bruch

Erscheinungsbild Nur selten reiskornähnliche Kristalle, häufiger derbe, körnige und dichte Massen sowie schalige, gebänderte Aggregate, manchmal auch mit verschiedenfarbigen Lagen.
Entstehung, Vorkommen Entsteht in der Oxidationszone von Zinkerzlagerstätten (sekundär). Aus zinkhaltigen Lösungen wird bei der Reaktion mit Dolomit oder Kalkstein Zinkcarbonat in Form von Smithsonit ausgefällt. Wichtige Vorkommen sind in Russland, Namibia, Sambia, den USA, Mexiko, Iran und Australien.
Anwendungen Tragen/Auflegen, Edelsteinwasser/-elixier, Meditation, Steinkreis, Aufstellen in der Umgebung.

Steinheilkunde Smithsonit weckt das Interesse am Leben. Er fördert die Intelligenz, macht extrovertiert, nimmt Befangenheit und verbessert den Schlaf. Körperlich hilft Smithsonit bei Diabetes. Er fördert Wundheilung, Immunsystem und Fruchtbarkeit, ist gut für Haut und Nerven und hilft in der Nacht bei unruhigen Beinen.

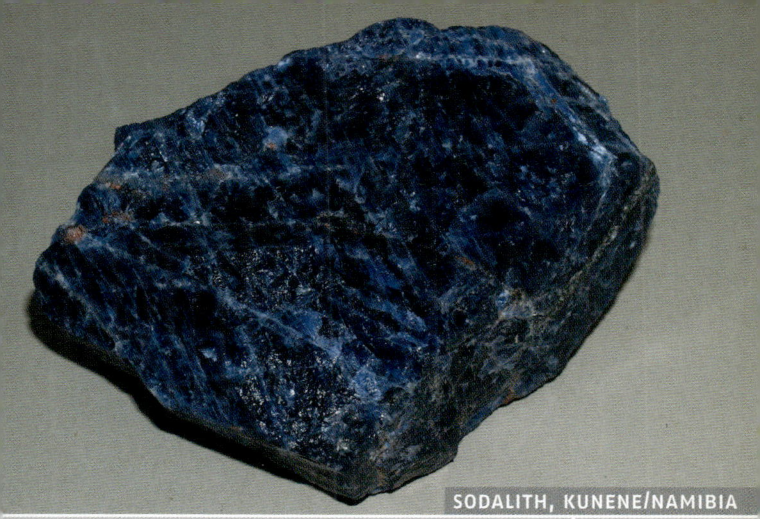

SODALITH, KUNENE/NAMIBIA

Sodalith

$Na_8[Cl_2/(AlSiO_4)_6]$
Gerüstsilikat

S

Farbe dunkelblau · **Transparenz** undurchsichtig, selten durchscheinend · **Glanz** Fett- bis Glasglanz · **Dichte** 2,13–2,29 · **Kristallform** kubisch, selten Rhombendodekaeder · **Mohs-Härte** 5½–6 · **Spaltbarkeit** gut (unvollkommen), unebener Bruch

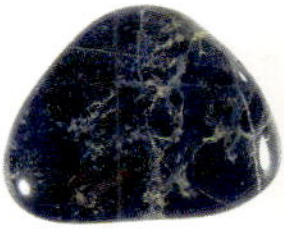

Sodalith

Erscheinungsbild Sehr selten Kristalle, meist derbe oder körnige Massen, oft von weißen Adern durchzogen. Geschliffen manchmal mit seidigem Schimmer.
Entstehung, Vorkommen Entsteht in kieselsäurearmen Vulkaniten (Basanit, Tephrit, Phonolith), Plutoniten (Syenit) und deren Pegmatiten (primär), wobei nur Letztere abbauwürdige Mengen bieten. Vorkommen dieser Art sind in Namibia, Brasilien, Kanada, Norwegen und Russland. Seltener metamorph (tertiär) in Marmor, z. B. in Afghanistan.
Anwendungen Tragen/Auflegen, Edelsteinwasser/-elixier, Meditation, Steinkreis, Aufstellen in der Umgebung, Edelsteinmassage.

Steinheilkunde Sodalith fördert Bewusstheit, Idealismus und Wahrheitsstreben. Er löst Schuldgefühle auf und hilft, zu sich selbst zu stehen. Körperlich bringt Sodalith das natürliche Durstgefühl wieder. Er verbessert den Flüssigkeitshaushalt und hilft bei Heiserkeit, Stimmverlust, Fieber, Bluthochdruck und Übergewicht.

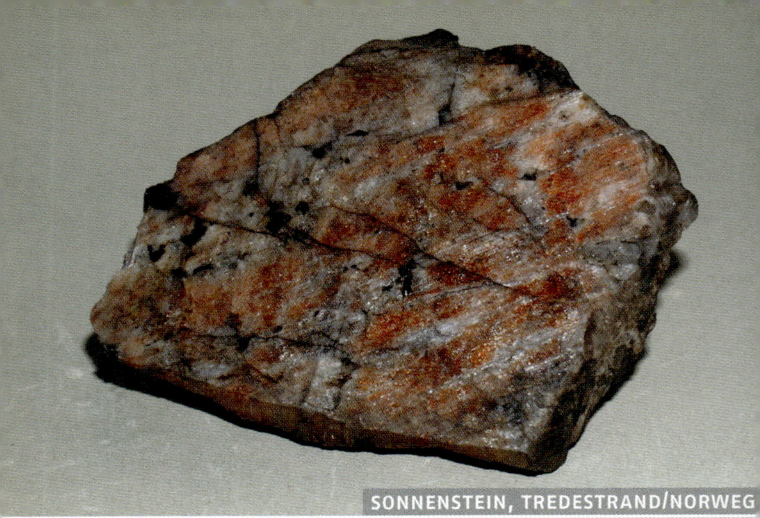

SONNENSTEIN, TREDESTRAND/NORWEG

S

Sonnenstein

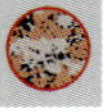

Mischkristall aus $Na[AlSi_3O_8]$ und $Ca[Al_2Si_2O_8]$
Plagioklas-Feldspat, Gerüstsilikat

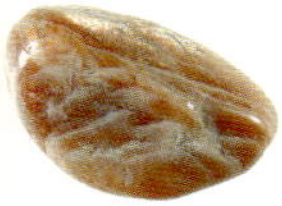

Sonnenstein

Farbe kupferrot bis orangebraun · **Transparenz** durchscheinend bis undurchsichtig · **Glanz** Pech- bis Glasglanz · **Dichte** 2,65–2,69 · **Kristallform** triklin, jedoch keine Kristallbildung · **Mohs-Härte** 6–6½ · **Spaltbarkeit** sehr gut (vollkommen), körniger Bruch

Erscheinungsbild Derbe bis spätige Aggregate, meist orangebraun mit kupferroten glitzernden Einschlüssen.
Entstehung, Vorkommen Entsteht meist in kieselsäurereichen Pegmatiten (primär), wenn feine Hämatitplättchen in Feldspat eingeschlossen werden. Vorkommen dieser Art sind in Indien, Madagaskar, Malawi, Tansania, Russland und Norwegen. Sonnenstein aus China und Oregon/USA entsteht vulkanisch (primär) in Basalten. Oregon-Sonnenstein enthält Einschlüsse von gediegenem Kupfer.
Anwendungen Tragen/Auflegen, Edelsteinwasser/-elixier, Meditation, Steinkreis, Aufstellen in der Umgebung, Edelsteinmassage, energetische Behandlungen.

Steinheilkunde Sonnenstein macht optimistisch. Er hilft, das Leben zu bejahen, bringt eine positive Selbstwahrnehmung und lindert Ängste, Sorgen und Depressionen. Dadurch begünstigt er auch die Heilung psychischer Erkrankungen. Sonnenstein harmonisiert das vegetative Nervensystem und das Zusammenspiel aller inneren Organe.

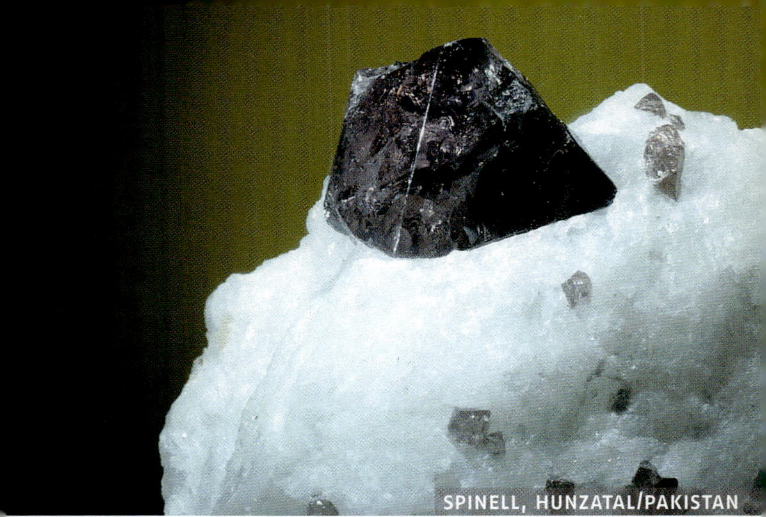

SPINELL, HUNZATAL/PAKISTAN

Spinell

$Mg(Al_2O_4)$
Oxid

S

Farbe schwarz, rot, violett, blau · **Transparenz** durchsichtig bis undurchsichtig · **Glanz** Glasglanz · **Dichte** 3,55–3,63 · **Kristallform** kubisch, meist Oktaeder · **Mohs-Härte** 8 · **Spaltbarkeit** gut (unvollkommen), unebener Bruch

Erscheinungsbild Meist im Gestein eingewachsene Kristalle, überwiegend Oktaeder, seltener Würfel oder Rhombendodekaeder, auch Zwillinge. Häufig als Geröll in Flussseifen, seltener als körnige Massen.
Entstehung, Vorkommen Kann in Pegmatiten und Vulkaniten (primär) entstehen (Thailand, Kambodscha, Australien). Häufiger jedoch durch Kontaktmetamorphose (tertiär) in Marmor, kristallinen Schiefern und Gneis (Russland, Ukraine, Tadschikistan, Afghanistan, Pakistan, Sri Lanka, Burma, Tansania, Nigeria, Brasilien, USA, Kanada). Da Spinell sehr verwitterungsbeständig ist, wird er oft in Flussablagerungen gefunden.
Anwendungen Tragen/Auflegen, Edelsteinwasser/-elixier, Meditation, Steinkreis, energetische Behandlungen.

Steinheilkunde Spinell hilft, sich im Leben zu behaupten. Er bringt Mut und Zuversicht, Struktur im Denken und Beständigkeit im Handeln. Spinell kräftigt die Muskulatur, belebt gefühllose und gelähmte Gliedmaßen und reinigt Blutgefäße, Darm und Haut.

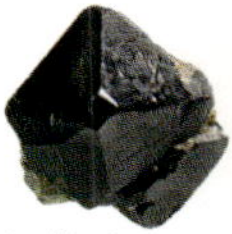

Spinell schwarz

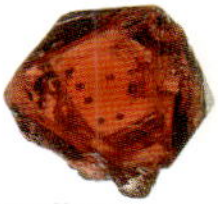

Spinell rot

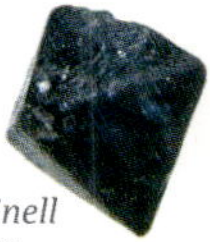

Spinell blau

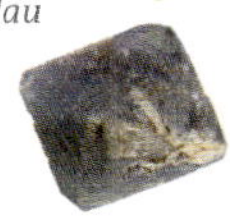

Spinell violett

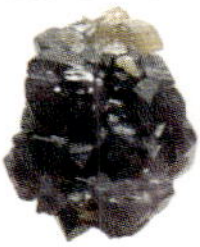

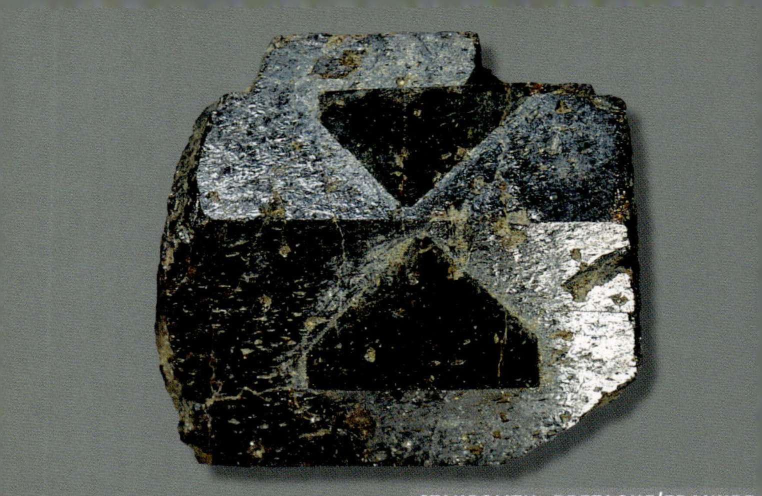

STAUROLITH, BRETAGNE/FRANKRE

S

Staurolith

$Fe_2Al_9O_6(SiO_4)_4(O,OH)_2$
Andalusit, Inselsilikat

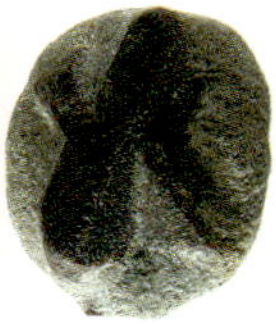

Staurolith

Farbe braun · **Transparenz** undurchsichtig bis kantendurchscheinend · **Glanz** matt, selten Glasglanz · **Dichte** 3,65–3,77 · **Kristallform** rhombisch, meist kurz- und dicksäulige Kristalle · **Mohs-Härte** 7–7½ · **Spaltbarkeit** gut (unvollkommen), unebener Bruch

Erscheinungsbild Meist im Gestein eingewachsene, rissige Kristalle mit kurzen, dicken Prismen und rauer Oberfläche, mitunter auch feine Nadeln. Häufig typische X-förmige Durchwachsungszwillinge.
Entstehung, Vorkommen Entsteht bei der Metamorphose (tertiär) tonhaltiger Sedimente zu kristallinen Schiefern. Vorkommen finden sich vielerorts in den Alpen, Frankreich, Tschechien, Skandinavien, Russland (Halbinsel Kola), den USA (Appalachen, New Mexiko), Madagaskar, Indien und Australien.
Anwendungen Tragen/Auflegen, Meditation, Steinkreis, Aufstellen in der Umgebung.

Steinheilkunde Staurolith fördert Wandlungen im Leben und hilft, die eigene Identität zu wahren. Er regt das Erkennen von Sinn und Unsinn im Leben an und hilft, festgefahrene Muster aufzulösen. Körperlich fördert Staurolith ein gesundes Milieu der Körperflüssigkeiten und entzieht damit Bakterien-, Viren- und Pilzinfektionen den Nährboden.

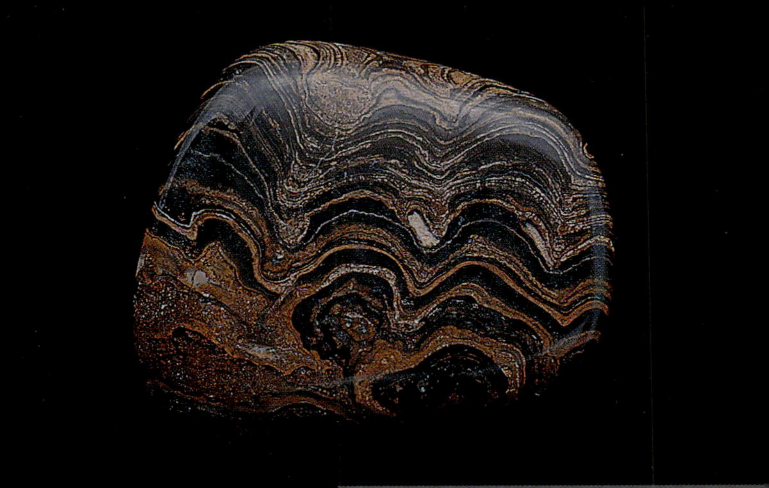

STROMATOLITH, COCHABAMBA/BOLIVIEN

Stromatolith

Sediment mit Carbonaten, Silikaten und Oxiden, u. a. Calcit, Quarz, Tonmineralien, Eisenoxide

S

Farbe braun marmoriert oder gebändert · **Transparenz** undurchsichtig · **Glanz** matt · **Dichte** 2,70–2,90 · **Kristallform** trigonal (Calcit, Quarz, Hämatit), monoklin/triklin (Tonmineralien) · **Mohs-Härte** 3–7 · **Spaltbarkeit** keine, unebener Bruch

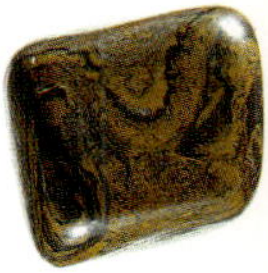

Stromatolith

Erscheinungsbild Knollige bis keulenförmige Formationen sowie große Massen, oft gelbbraun bis dunkelbraun marmoriert oder mit geschwungen-gefalteten Bänderungen.
Entstehung, Vorkommen Biogenes Sediment (sekundär), gebildet durch Blaugrünalgen, die Kalk ausfällen, in welchen sich Sand (Quarz), Tonpartikel und Eisenoxide einlagern. Wichtige Vorkommen sind in den USA, Kanada, Bolivien und Australien.
Anwendungen Tragen/Auflegen, Edelsteinwasser/-elixier, Meditation, Steinkreis, Aufstellen in der Umgebung, Edelsteinmassage.

Steinheilkunde Stromatolith verbessert die Anpassungsfähigkeit an sich verändernde Lebenssituationen. Er ermöglicht, nachzugeben, ohne den eigenen Standpunkt zu verleugnen. Stromatolith hilft, gesammelte Erfahrungen zu verarbeiten und daran zu wachsen. Er löst Spannungen im Bauch, reinigt Bindegewebe und Darm, verbessert die Darmflora und fördert Stoffwechsel und Ausscheidung.

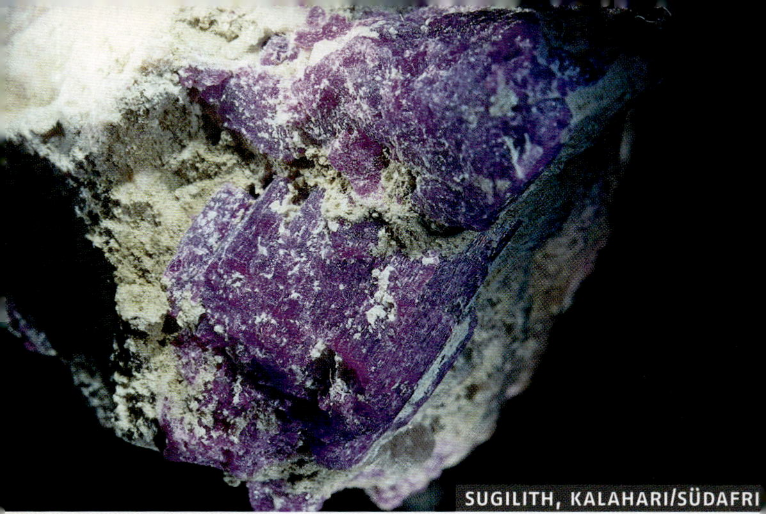

SUGILITH, KALAHARI/SÜDAFRI

S

Sugilith

$KNa_2(Fe,Mn,Al)_2Li_3[Si_{12}O_{30}]$

Ringsilikat

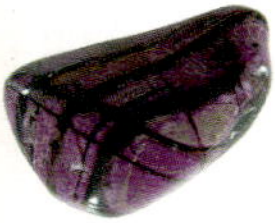

Sugilith

Farbe blass- bis intensivviolett · **Transparenz** durchscheinend bis undurchsichtig · **Glanz** Seidenglanz bis matt · **Dichte** 2,69–2,78 · **Kristallform** hexagonal, äußerst selten kleine Kristalle · **Mohs-Härte** 5½–6½ · **Spaltbarkeit** gut (unvollkommen), unebener Bruch

Erscheinungsbild Derbe bis feinkörnige Massen, Gesteinsadern oder Spaltenfüllungen, oft gebändert, gesprenkelt oder von dunklen Stellen durchsetzt.
Entstehung, Vorkommen Kann in Magmatiten und magmatisch-hydrothermalen Prozessen (primär) entstehen (Indien, Japan). Das größte Vorkommen in Südafrika entstand durch die Einwirkung hydrothermaler Lösungen auf sedimentäre Manganerze. Der Ursprung dieser Lösungen lässt sich jedoch nicht eindeutig sedimentären (sekundären) oder metamorphen (tertiären) Prozessen zuordnen.
Anwendungen Tragen/Auflegen, Edelsteinwasser/-elixier, Meditation, Steinkreis, Aufstellen in der Umgebung, energetische Behandlungen.

Steinheilkunde Sugilith bringt Konsequenz und regt an, kompromisslos Konflikte zu lösen und sich selbst treu zu bleiben. Er hilft bei Ängsten und Paranoia, lindert Schmerzen, harmonisiert Nerven und Gehirn und ist gut bei Epilepsie, Legasthenie und motorischen Störungen.

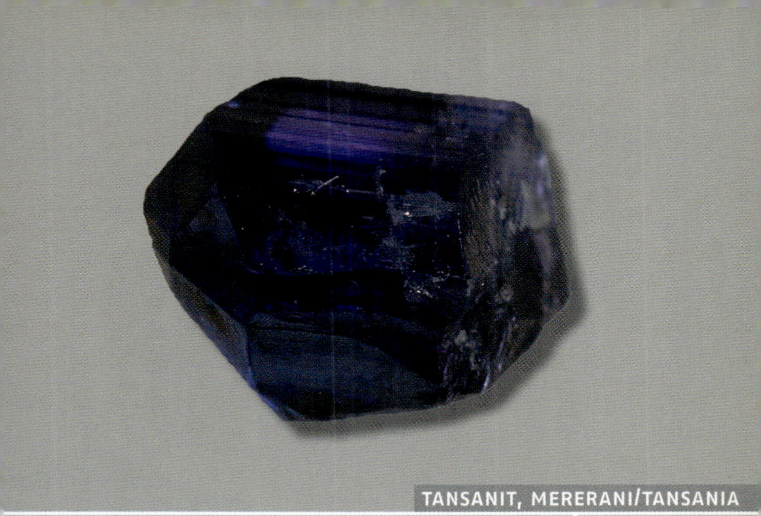

TANSANIT, MERERANI/TANSANIA

Tansanit

$Ca_2Al_3[O/OH/SiO_4/Si_2O_7]$
Zoisit, Gruppensilikat

T

Farbe blau, blaugrau · **Transparenz** durchsichtig bis durchscheinend · **Glanz** Glasglanz · **Dichte** 3,33–3,36 · **Kristallform** rhombisch, prismatische Kristalle · **Mohs-Härte** 6–6½ · **Spaltbarkeit** sehr gut (vollkommen), unebener Bruch

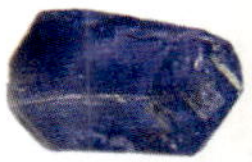

Tansanit, Kristall

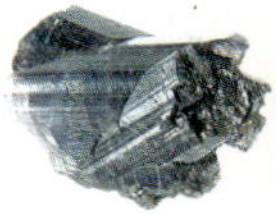

Tansanit, Aggregat

Erscheinungsbild Vertikal gestreifte, stängelige Kristalle oder stängelige Aggregate, oft rissig und verbogen im Gestein eingewachsen. Mitunter auch kleine, gut ausgebildete, kurzprismatische und flächenreiche, in Klüften aufgewachsene Kristalle.
Entstehung, Vorkommen Entsteht bei der Metamorphose (tertiär) basischer Magmatite zu Kalksilikaten und wird in deformierten Kalksilikatlinsen gefunden, die von einem graphithaltigen Gneis umgeben sind. Das einzige Vorkommen liegt in den Merelani Hills bei Arusha/Tansania.
Anwendungen Tragen/Auflegen, Edelsteinwasser/-elixier, Meditation, Steinkreis, Aufstellen in der Umgebung.

Steinheilkunde Tansanit unterstützt die Orientierung im Leben und ermöglicht, die eigene innere Berufung zu erkennen. Er hilft, Ängste und Krisen zu überwinden, Vertrauen zu entwickeln, Sinnfragen zu klären und mit sich selbst ins Reine zu kommen. Körperlich fördert Tansanit die Nierenfunktion. Er stärkt die Nerven und wirkt kräftigend und aufbauend.

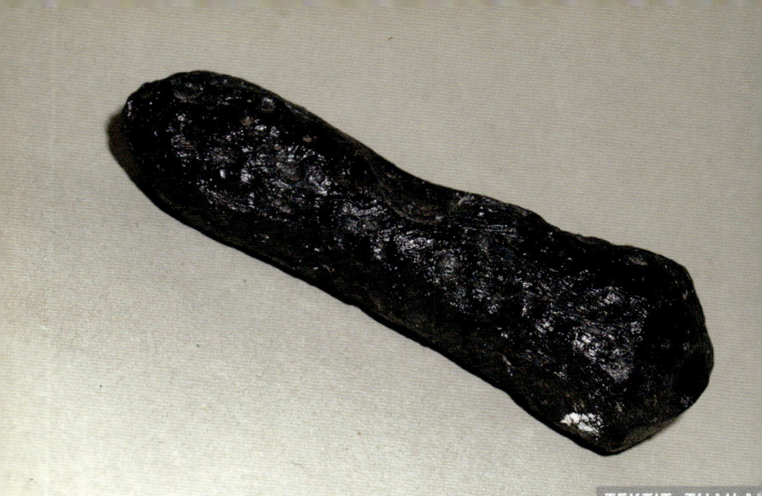
TEKTIT, THAILA

T

Tektit

$SiO_2 + Al_2O_3$ u. a. (Gesteinsglas)
Silikate/Oxide

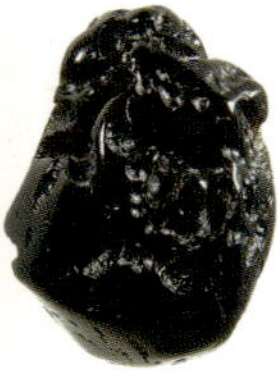
Tektit rundlich

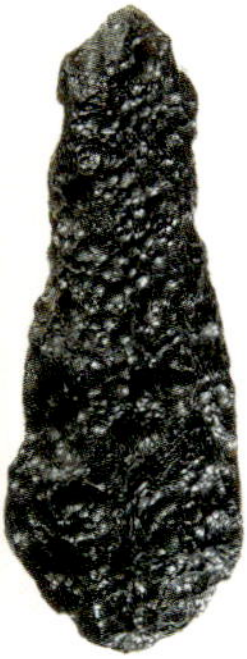
Tektit Tropfen

Farbe schwarz · **Transparenz** undurchsichtig bis kantendurchscheinend · **Glanz** Glasglanz · **Dichte** 2,27–2,52 · **Kristallform** amorph · **Mohs-Härte** 5–5½ · **Spaltbarkeit** keine, muscheliger Bruch

Erscheinungsbild Rundliche, manchmal tropfenförmige oder splittrige Gläser mit rauer, narbiger bis tief gefurchter Oberfläche.
Entstehung, Vorkommen Durch Einschlag von Riesenmeteoriten geschmolzenes Gestein, als Spritzer im Flug erkaltet und erstarrt. Vorkommen gibt es in China, Vietnam, Kambodscha, Thailand, Malaysia, Indonesien, den Philippinen, Australien, den USA und der Elfenbeinküste.
Anwendungen Tragen/Auflegen, Edelsteinwasser/-elixier, Meditation, Steinkreis, Aufstellen in der Umgebung, Edelsteinmassage, energetische Behandlungen.

Steinheilkunde Tektit fördert die Erkenntnis, ein geistiges Wesen zu sein und hilft daher, Verhaftungen an Geld, Besitz und materielle Güter loszulassen. Er stärkt das Einfühlungsvermögen und die Hellsichtigkeit, macht spontan und impulsiv, bringt neue Ideen und befreit von Sorgen und Zukunftsängsten. Tektit beschleunigt Heilungsprozesse und hilft bei Infektionskrankheiten sowie Belastungen durch hochfrequente Strahlungen.

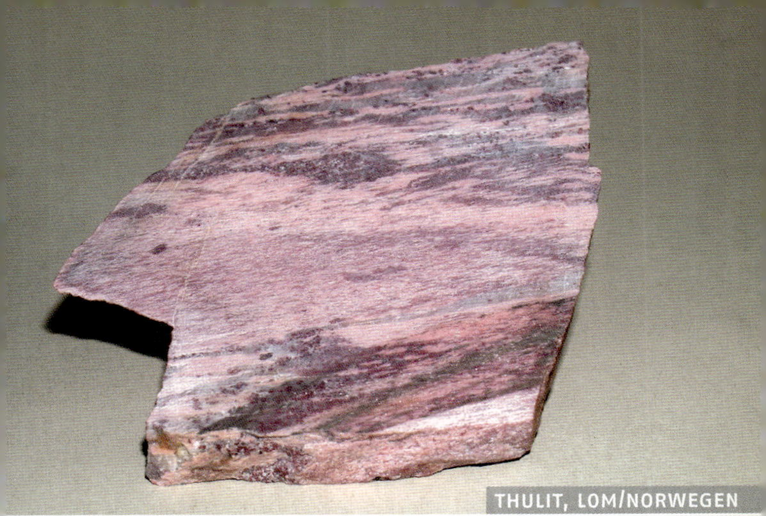

THULIT, LOM/NORWEGEN

Thulit

$(Ca,Mn)_2Al_3[O/OH/SiO_4/Si_2O_7]$
Zoisit, Gruppensilikat

T

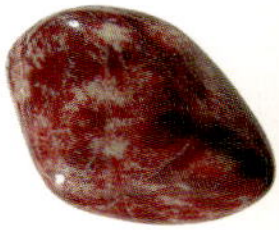

Thulit

Farbe altrosa, rot bis brombeerrot · **Transparenz** durchscheinend bis undurchsichtig · **Glanz** Perlmutt- oder Glasglanz · **Dichte** 3,09–3,36 · **Kristallform** rhombisch, jedoch keine erkennbaren Kristalle · **Mohs-Härte** 6–7 · **Spaltbarkeit** sehr gut (vollkommen), unebener Bruch

Erscheinungsbild Körnige bis feinkörnig-dichte Massen, oft mit fleckiger Farbverteilung in verschiedenen Rottönen sowie manchmal auch vermengt mit farblosem Quarz.
Entstehung, Vorkommen Entsteht metamorph (tertiär) durch die Umwandlung von Manganerz und Feldspat zu Manganzoisit (Thulit). Vorkommen gibt es in Norwegen, Italien, Australien und den USA .
Anwendungen Tragen/Auflegen, Edelsteinwasser/-elixier, Meditation, Steinkreis, Aufstellen in der Umgebung, Edelsteinmassage.

Steinheilkunde Thulit macht Lust aufs Leben. Er inspiriert, sich neuen Herausforderungen zu stellen, regt Kreativität, Romantik, Sinnlichkeit und Sexualität an und motiviert, die eigenen Wünsche, Fantasien und Ideen auszuleben. Thulit fördert die Fruchtbarkeit, hilft bei Erkrankungen der Hoden, Eierstöcke und Geschlechtsorgane, stärkt Herz, Nieren und Nerven, hilft bei Schwächezuständen und fördert die Regenerationskraft des ganzen Organismus.

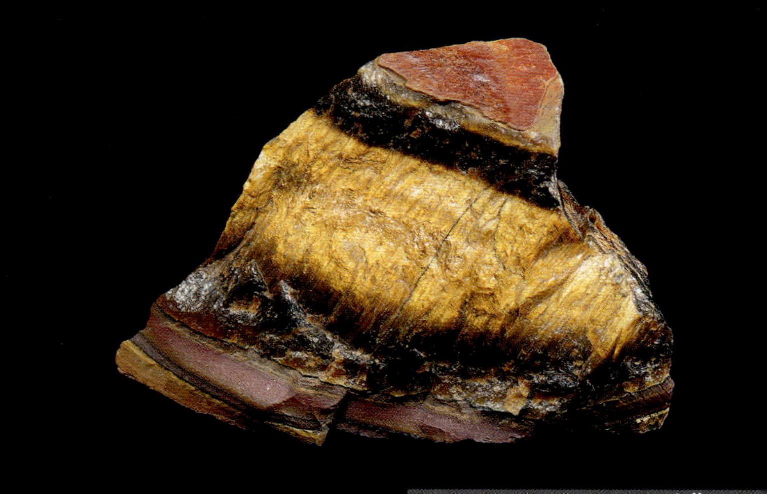

TIGERAUGE, GRIQUALAND/SÜDAFRI

T

Tigerauge

SiO_2 (Quarz) + FeOOH (Limonit u. Ä.)
Oxide/Gerüstsilikate + Oxide

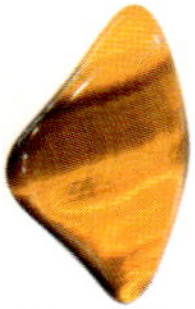

Tigerauge gelb

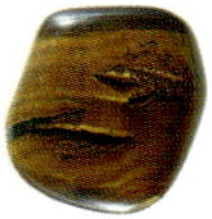

Tigerauge braun

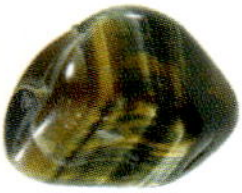

Tigerauge mit Falkenauge

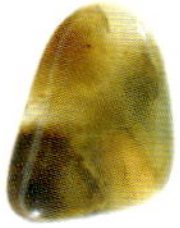

Durch sehr hohen Quarzanteil transparentes Tigerauge (Goldquarz)

Farbe goldgelb bis braun · **Transparenz** undurchsichtig · **Glanz** Seidenglanz · **Dichte** 2,64–2,71 · **Kristallform** trigonal, jedoch keine erkennbaren Kristalle · **Mohs-Härte** 6½–7 · **Spaltbarkeit** keine, muscheliger Bruch

Erscheinungsbild Massive Spaltenfüllung mit faseriger Textur, durch die ein seidiger Schimmer und geschliffen der typische Katzenaugen-Effekt (Chatoyance) entsteht.
Entstehung, Vorkommen Entsteht aus Falkenauge, dessen Krokydolithfasern während oder nach der Verkieselung oxidieren und sich zu Brauneisen (Limonit u. ä. Eisenmineralien) umwandeln (sekundär). Findet sich daher auch vermengt mit Falkenauge (vgl. S. 108). Vorkommen gibt es in Südafrika und Westaustralien.
Anwendungen Tragen/Auflegen, Edelsteinwasser/-elixier, Meditation, Steinkreis, Aufstellen in der Umgebung, Edelsteinmassage.

Steinheilkunde Tigerauge ermöglicht, in komplizierten Situationen den Durchblick zu finden. Es schärft die Sinne und hilft, bei Stress, Belastungen, Zweifeln und verwirrenden Gefühlen durch innere Distanz ruhig zu bleiben und überlegt zu handeln. Tigerauge hilft bei Schmerzen, überreizten Nerven und hormonellen Überfunktionen. Es reguliert die Nebennieren und hilft bei akuten Asthmaanfällen.

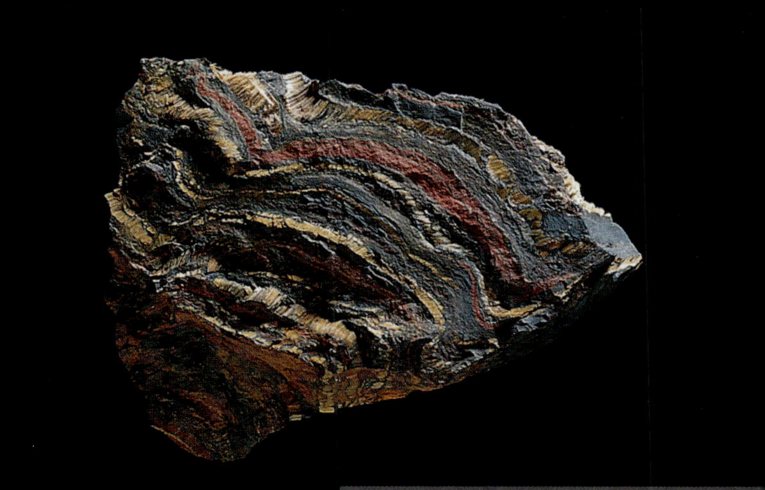

TIGEREISEN, PILBARA/WESTAUSTRALIEN

Tigereisen

SiO_2 (Jaspis) + $SiO_2/FeOOH$ (Tigerauge) + Fe_2O_3 (Hämatit)
Oxide/Gerüstsilikate + Oxide

T

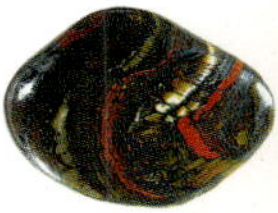

Tigereisen

Farbe grau (Hämatit), gelb-braun (Tigerauge), rot bis gelb gebändert (Jaspis) · **Transparenz** undurchsichtig · **Glanz** Metallglanz (Hämatit), Seidenglanz (Tigerauge), Glasglanz (Jaspis) · **Dichte** 3,40–4,60 · **Kristallform** trigonal · **Mohs-Härte** 6½–7 · **Spaltbarkeit** keine, unebener Bruch

Erscheinungsbild Massives Gestein mit oft geschwungen-gefalteten Bänderungen aus metallisch grauem Hämatit, gelb-braunem Tigerauge und rotem oder gelbem Jaspis.
Entstehung, Vorkommen Entsteht durch metamorphe Überprägung (tertiär) limonit- und quarzhaltiger Sedimente (eisenreicher Sandsteine). Die wichtigsten Vorkommen liegen in Westaustralien.
Anwendungen Tragen/Auflegen, Edelsteinwasser/-elixier, Meditation, Steinkreis, Aufstellen in der Umgebung, Edelsteinmassage, energetische Behandlungen.

Steinheilkunde Tigereisen stärkt die Lebenskraft. Es verbindet die geistige Distanz des Tigerauges mit dem seelischen Durchhaltevermögen des Jaspis und der körperlichen Vitalität des Hämatit. Dadurch wirkt es schnell gegen Müdigkeit und Erschöpfung. Tigereisen erhöht die Leistungsfähigkeit, hilft, Schwierigkeiten zu überwinden, und stimuliert die Eisenaufnahme, die Blutbildung, den Kreislauf, die Durchblutung und den Sauerstofftransport.

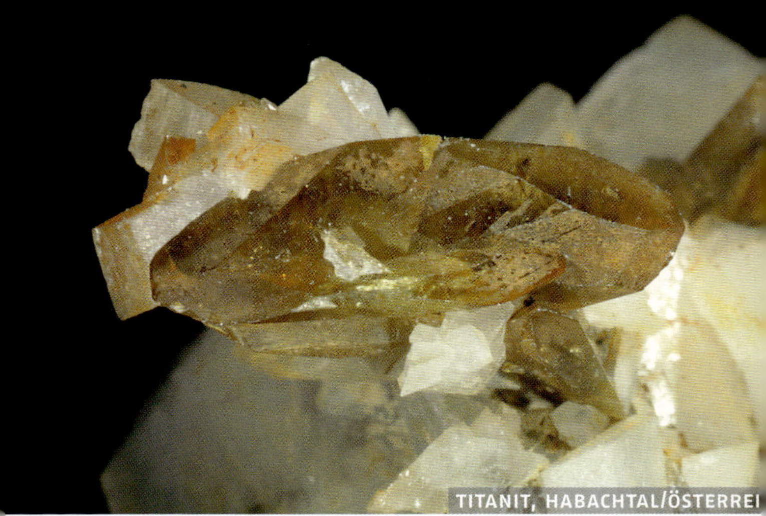

T

Titanit (Sphen)

$CaTi[O/SiO_4]$

Inselsilikat

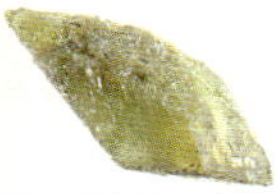

Titanit (Sphen)

Farbe bräunlich gelb bis grünlich gelb · **Transparenz** durchsichtig bis durchscheinend · **Glanz** Diamantglanz, Glasglanz oder Harzglanz · **Dichte** 3,45–3,54 · **Kristallform** monoklin, tafelige oder flache Kristalle · **Mohs-Härte** 5–5½ · **Spaltbarkeit** sehr gut (vollkommen), muscheliger Bruch

Erscheinungsbild Tafelige, keilförmige oder flache, „briefkuvertförmige" Kristalle, auch Zwillingsbildungen. Seltener derbe, körnige oder radialstrahlige Aggregate.
Entstehung, Vorkommen Entsteht als späte liquidmagmatische Bildung in Magmatiten und Pegmatiten (primär; Deutschland, Madagaskar). Auch metamorph-hydrothermal (tertiär) in alpinen Klüften (Schweiz, Österreich, Brasilien, Pakistan) sowie kontaktmetamorph (tertiär) bei der Bildung von Amphiboliten, Skarnen und Marmor (Deutschland, Russland, Kanada, USA).
Anwendungen Tragen/Auflegen, Edelsteinwasser/-elixier, Meditation, Steinkreis, Aufstellen in der Umgebung.

Steinheilkunde Titanit (Sphen) hilft, die eigene Integrität zu wahren. Er fördert die Selbstbeherrschung und hilft, sich durch Widerstände hindurchzubeißen. Titanit (Sphen) fördert die Regeneration, stärkt das Immunsystem und hilft bei hartnäckigen Entzündungen wie Bronchitis, Nebenhöhlen- und Zahnwurzelentzündungen.

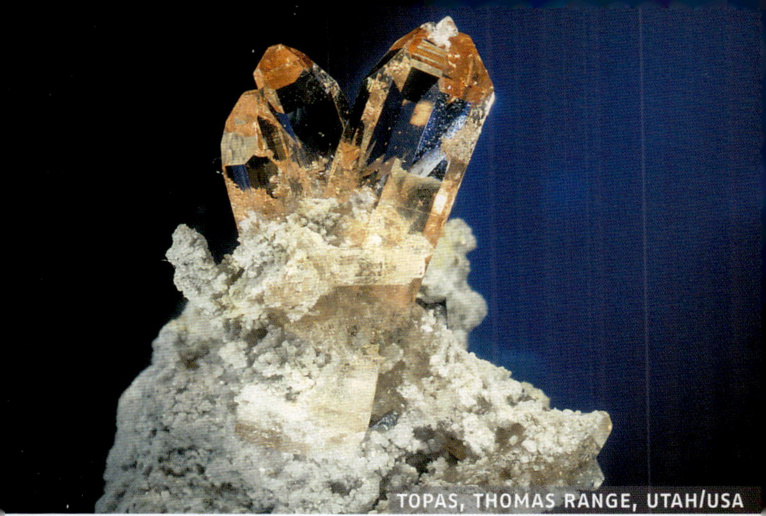
TOPAS, THOMAS RANGE, UTAH/USA

Topas

$Al_2[(F,OH)_2/SiO_4]$
Inselsilikat

T

Farbe farblos, hellblau, hellbraun, hellgelb, goldgelb, rosa · **Transparenz** durchsichtig bis durchscheinend · **Glanz** Glasglanz · **Dichte** 3,53–3,56 · **Kristallform** rhombisch, dipyramidale und prismatische Kristalle · **Mohs-Härte** 8 · **Spaltbarkeit** sehr gut (vollkommen), unebener Bruch

Erscheinungsbild In Gängen und Klüften aufgewachsene Kristalle mit typisch rautenförmigem Grundriss und längsgestreiften Prismen, die in flächenreiche Enden, keilförmige Spitzen oder achtseitige Endflächen auslaufen. Meist helle Farben (dunkelblaue Topase sind künstlich bestrahlt!) von Farblos (Silbertopas), Hellblau (Blautopas), zartem Braun oder Rauchgrau (Rauchtopas), hellem Gelb, Goldgelb (Goldtopas), Gelbbraun mit Pinkton (Topas Imperial), kräftigem Pink (Pinktopas) bis sehr selten auch Violett.
Entstehung, Vorkommen Topas entsteht magmatisch-pneumatolytisch (primär) in Klüften und Gängen kieselsäurereicher Plutonite durch die Einwirkung heißer fluorhaltiger Gase auf Aluminiumsilikate. Vorkommen sind in Norwegen, Brasilien (u. a. Goldtopas, Topas Imperial, Pinktopas), Mexiko, den USA, Russland, der Ukraine, Pakistan (u. a. Rauchtopas), Sri Lanka und Australien. Aufgrund der Verwitterungsbeständigkeit findet sich Topas auch in Flussseifen.
Anwendungen Tragen/Auflegen, Edelsteinwasser/-elixier, Meditation, Steinkreis, Aufstellen in der Umgebung.

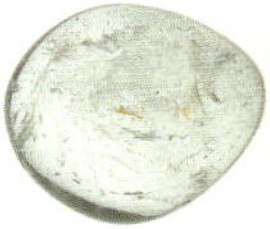
Topas farblos (Silbertopas)

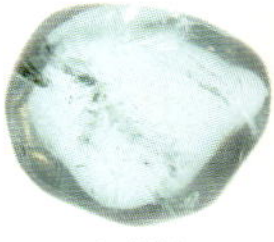
Topas hellblau (Blautopas)

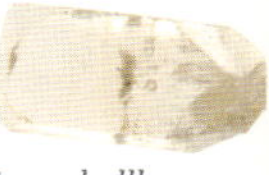
Topas hellbraun (Rauchtopas)

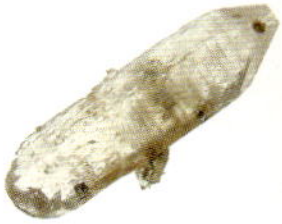
Topas hellgelb

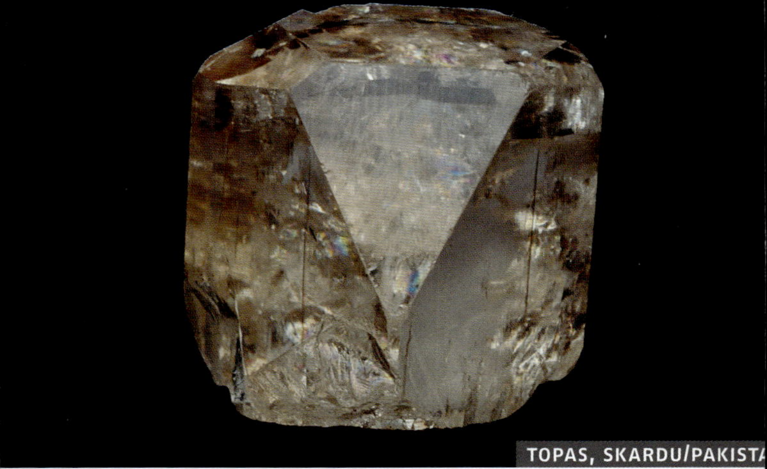

TOPAS, SKARDU/PAKISTA

T

Topas

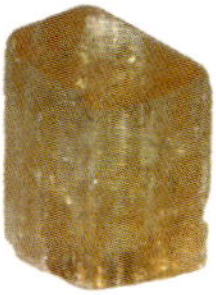

Topas goldgelb (Goldtopas)

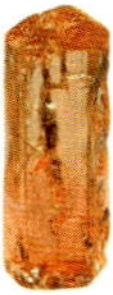

Topas gelbpink (Topas Imperial)

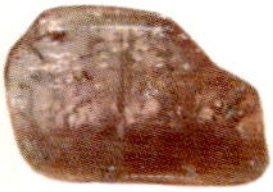

Topas pink (Pinktopas)

Steinheilkunde Topas fördert die Selbstverwirklichung. Er regt an, den eigenen inneren Reichtum zu entdecken, die eigenen Ziele klar zu erkennen und selbstbestimmt das eigene Leben zu leben. Topas stärkt die Nerven, fördert Verdauung und Stoffwechsel und hilft bei Magersucht.
Farbloser Topas (Silbertopas) fördert die geistige Entwicklung und hilft bei Sehschwäche und Augenleiden.
Hellblauer Topas (Blautopas) fördert eine auf Wissen und Erfahrung beruhende Autorität und hilft bei Nervosität.
Hellbrauner Topas (Rauchtopas) bringt Selbstsicherheit durch die Gewissheit des eigenen Könnens. Er fördert das Verarbeiten von Erfahrungen und stärkt die Verdauung.
Gelber Topas stärkt den Selbstwert durch das Würdigen eigener Erfolge. Er regt Magen, Pankreas und Dünndarm an.
Goldtopas stärkt das Selbstbewusstsein durch das Erkennen der persönlichen Einzigartigkeit. Er hilft bei Depressionen, Nervenleiden, Verdauungs- und Essstörungen und fördert die Fruchtbarkeit der Frau.
Topas Imperial macht großmütig und großzügig. Er regt an, die eigenen Talente ins richtige Licht zu stellen und aus der eigenen Fülle zu geben. Auch er wirkt antidepressiv, nervenstärkend und fruchtbarkeitsfördernd.
Pinktopas fördert die Selbstliebe sowie Charisma, Herzlichkeit und Seelenwärme. Er hilft bei Nervenleiden, Herzbeschwerden und Unfruchtbarkeit.

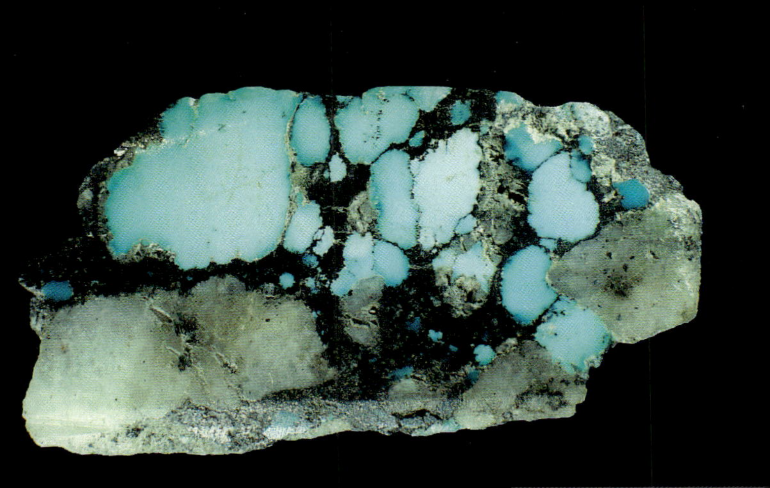

TÜRKIS, ISFAHAN/IRAN

Türkis

$CuAl_6[(OH)_2/PO_4]_4 \cdot 4H_2O$

Phosphat

T

Farbe grün, türkis, hellblau · **Transparenz** undurchsichtig · **Glanz** Wachsglanz bis matt · **Dichte** 2,60–2,80 · **Kristallform** triklin, mikrokristallin, daher keine sichtbaren Kristal-le · **Mohs-Härte** 5–6 · **Spaltbarkeit** keine, unebener Bruch

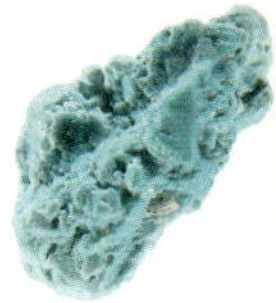

Türkis

Erscheinungsbild Meist Knollen (Nuggets), traubige, gelartige Gesteinsüberzüge oder feinkörnig-dichte Massen als Gang- und Spaltenfüllungen. Oft von feinen Äderchen durchzogen, mitunter auch goldene Einsprengsel aus Pyrit. **Entstehung, Vorkommen** Entsteht in der Oxidationszone von Kupferlagerstätten durch Einwirkung phosphathaltigen Sickerwassers oder in aluminium- und phosphathaltigen Gesteinen durch die Einwirkung kupferhaltiger Lösungen (sekundär). Vorkommen gibt es in den USA (Arizona, New Mexico), Mexiko, Israel, Iran, Afghanistan und China. **Anwendungen** Tragen/Auflegen, Edelsteinwasser/-elixier, Meditation, Steinkreis, Aufstellen in der Umgebung.

Steinheilkunde Türkis schützt vor Fremdeinflüssen und Angriffen und hilft, das eigene Schicksal selbst in die Hand zu nehmen. Er ermöglicht, Ursachen für Glück und Unglück zu erkennen und zu meistern. Türkis wirkt stimmungsausgleichend, aufmunternd und hilft bei Erschöpfung, Übersäuerung, Rheuma, Gicht, Magenbeschwerden, Entzündungen, Schmerzen und Krämpfen aller Art.

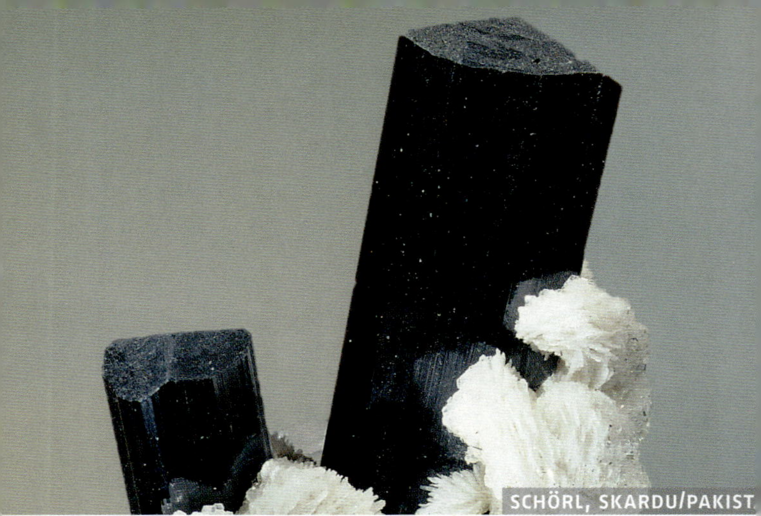
SCHÖRL, SKARDU/PAKIST

T

Turmalin

$(Na,Ca)(Li,Mg,Fe)_3(Al,Fe,Cr,Mn,V)_6[(OH,O,F)_4(BO_3)_3Si_6O_{18}]$

Ringsilikat

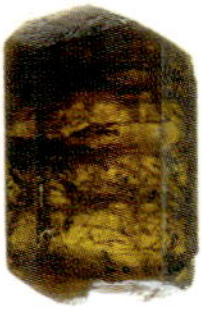
Dravit

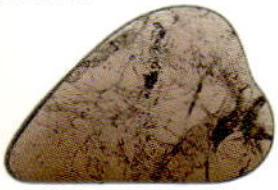
Apyrit

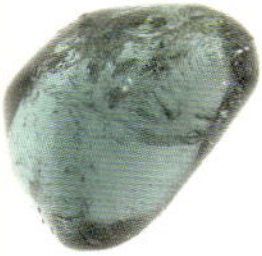
Indigolith

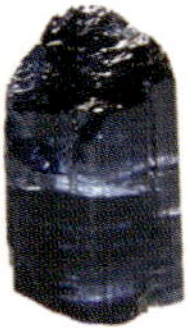
Indigolith

Farbe farblos, blau, türkis, grün, gelb, rosa, rot, violett, braun, schwarz, auch mehrfarbig · **Transparenz** durchsichtig bis undurchsichtig · **Glanz** Glasglanz bis Fettglanz · **Dichte** 3,02–3,26 · **Kristallform** trigonal, meist prismatische Kristalle · **Mohs-Härte** 7–7½ · **Spaltbarkeit** keine, kleinmuscheliger, unebener Bruch, spröde

Erscheinungsbild Prismatische, selten nur tafelige Kristalle mit dreieckigem Querschnitt, nach außen gewölbten, längsgestreiften Seiten sowie dreiflächiger Spitze (Pyramide), glatter Endfläche (Pedion) oder faserigem Abschluss. Auch stängelige, büschelige, radialstrahlige, zapfenförmige Aggregate und körnig-dichte Massen. Turmaline werden nach ihrer Zusammensetzung unterschieden in Dravit (Natrium-Magnesium-Aluminium-Turmalin), Elbait (Lithium-Natrium-Aluminium-Turmalin), Liddicoatit (Lithium-Calcium-Aluminium-Turmalin), Schörl (Natrium-Eisen-Aluminium-Turmalin), Uvit (Calcium-Magnesium-Aluminium-Turmalin) und andere Mineralarten. Dravit ist meist braun bis schwarz, Uvit braun bis olivgrün, Schörl erscheint schwarz. Elbait und Liddicoatit können in allen Farben des Regenbogens auftreten, einige Farbvarietäten tragen dabei eigene Namen: Achroit ist farblos, Apyrit violett, Indigolith blau, Rubellit rosa oder rot und Verdelith grün. Paraiba-Turmalin ist ein kupferhaltiger, grün bis grell türkisfarbener Elbait.

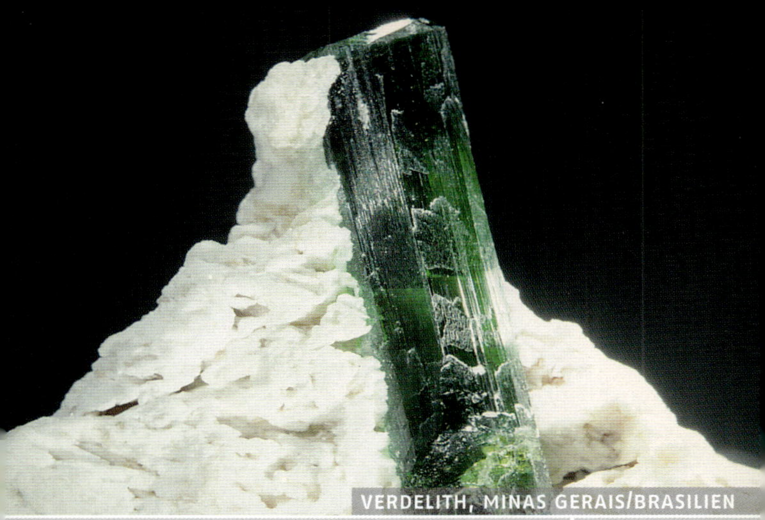
VERDELITH, MINAS GERAIS/BRASILIEN

Turmalin

T

Oft tritt Turmalin mehrfarbig auf, wobei polychrome Turmaline mitunter verschiedene Mineralarten und Farbvarietäten in einem Kristall vereinen. Ein solcher mehrfarbiger Turmalin ist z. B. der Wassermelonen-Turmalin mit einem rosafarbenen Kern und grüner Hülle.

Entstehung, Vorkommen Turmaline können aus kieselsäurereichem, borhaltigem Magma (primär) entstehen. In Plutoniten (Tiefengesteinen) und deren Pegmatiten finden sich vor allem Schörl, Dravit und Uvit, da hier meist viel Eisen (Schörl) und Magnesium (Dravit, Uvit) vorliegt. Im pneumatolytischen Bereich treten bunte Elbaite und Liddicoatite auf, wenn genügend Lithium angereichert ist. Ihre Vollendung in Farbenpracht und Transparenz finden diese jedoch bei der Bildung aus hydrothermalen Lösungen. Magmatischer Turmalin tritt weltweit auf. Wichtige Vorkommen sind u. a. in Australien (Dravit), Brasilien (Elbait, Schörl, Uvit), Kalifornien/USA (Elbait), Afghanistan (Elbait, Schörl), Madagaskar (Liddicoatit, Schörl) und Sri Lanka (Uvit). Auch bei der Metamorphose borhaltiger Gesteine (tertiär) kann Turmalin entstehen. Metamorphe Vorkommen von Schörl und Dravit gibt es in den Alpen, Nepal und Russland. Metamorpher Uvit stammt aus Burma.

Anwendungen Tragen/Auflegen, Edelsteinwasser/-elixier, Meditation, Steinkreis, Aufstellen in der Umgebung, Edelsteinmassage, energetische Behandlungen.

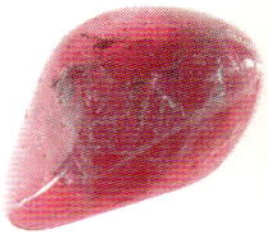
Rubellit rosa

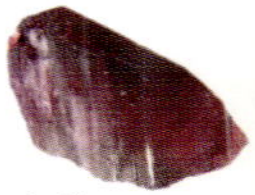
Rubellit rot

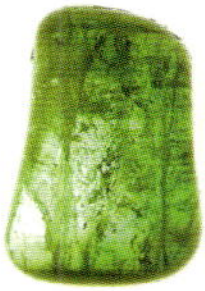
Verdelith

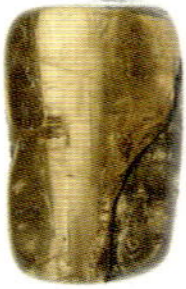
Turmalin gelb (Elbait)

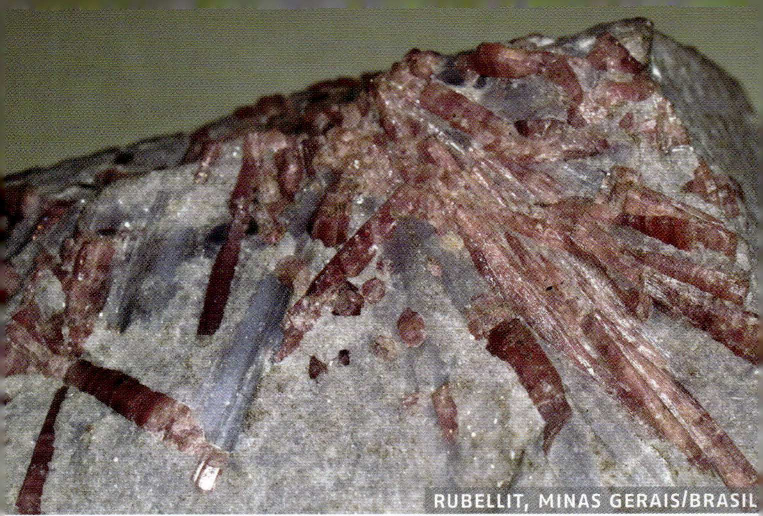

RUBELLIT, MINAS GERAIS/BRASIL

T

Turmalin

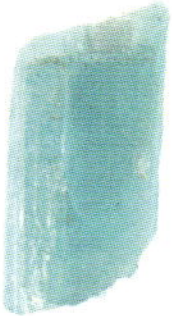

Paraiba-Turmalin

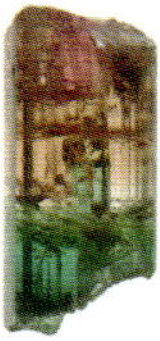

Turmalin polychrom

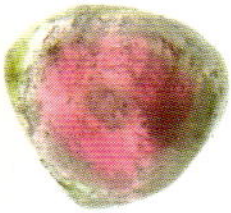

Wassermelonen-Turmalin

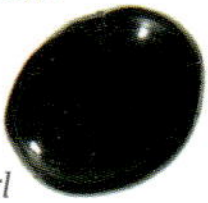

Schörl

Steinheilkunde Turmalin fördert eine gute Verbindung von Körper, Seele, Verstand und Geist. Er hilft, die eigene innere Mitte zu finden und das eigene Potential zu entwickeln. Körperlich regt er den Stoffwechsel, die Nervenleitung und den Energiefluss der Meridiane an.
Schörl hilft daher bei Belastung und Stress. Er lindert Schmerzen, entstört Narben und schützt vor Strahlung.
Dravit und Uvit fördern den Gemeinschaftssinn sowie die Reinigung und Regeneration von Zellen und Geweben.
Apyrit bringt Seelenfrieden und weise Problemlösungen. Er harmonisiert Atem, Nerven, Gehirn und Hormone.
Gelber Turmalin bringt Glück, Zufriedenheit und Vertrauen. Er regt Sinne, Nerven, Verdauung und Stoffwechsel an.
Indigolith stärkt Treue, Ethik und Verantwortung. Er reguliert den Wasserhaushalt und hilft bei Brandwunden.
Rubellit macht kontaktfreudig und lebendig. Er stärkt Nerven, Blut, Milz, Leber, Herz und Geschlechtsorgane.
Verdelith bringt Interesse an Mitmenschen und Umwelt. Er hilft bei Entzündungen, Gewebsdegeneration und Tumoren.
Paraiba-Turmalin stärkt die Liebe zur Welt und allen Wesen und stimuliert Hormone, Leber, Nerven und Gehirn.
Polychromer Turmalin regt Fantasie und Träume an und harmonisiert die Regulationsfunktionen des Organismus.
Wassermelonen-Turmalin fördert Liebe, Freundschaft und Verständnis und verbessert die Nervenregeneration.

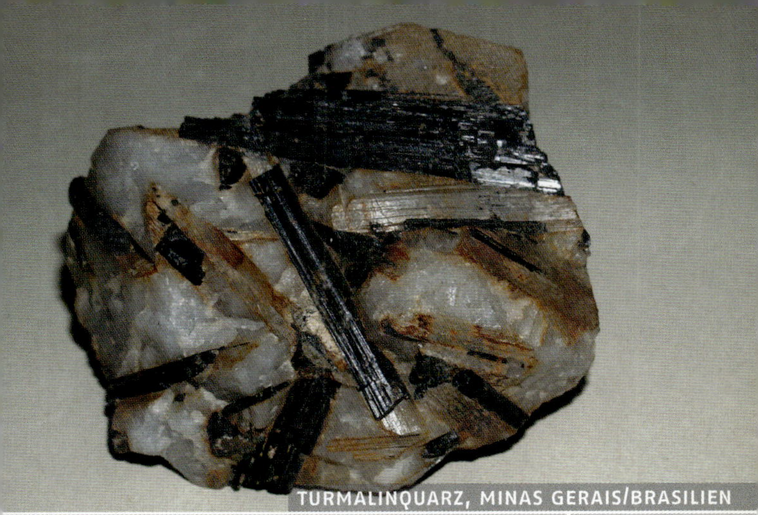

TURMALINQUARZ, MINAS GERAIS/BRASILIEN

Turmalinquarz

SiO_2 (Quarz) + $NaFe_3(Al,Fe)_6[(OH)_4(BO_3)_3Si_6O_{18}]$ (Schörl)
Oxid/Gerüstsilikat + Ringsilikat

△ T

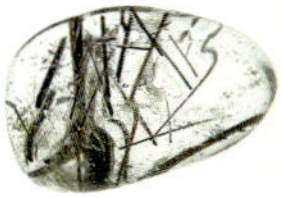

Turmalinquarz

Farbe farblos (Quarz), schwarz (Turmalin) · **Transparenz** durchsichtig bis durchscheinend · **Glanz** Glasglanz · **Dichte** 2,65–2,87 · **Kristallform** trigonal, prismatische Kristalle · **Mohs-Härte** 7 · **Spaltbarkeit** keine, muscheliger Bruch

Erscheinungsbild Stängelige bis nadelige schwarze Turmalinkristalle (Schörl) mit dreieckigem Querschnitt und gewölbten Seiten in klarem, farblosem oder milchigweißem Quarz. Der Quarz selbst bildet selten prismatische Kristalle, häufiger erscheint er in Form derber Aggregate.
Entstehung, Vorkommen Bei der Entstehung wird zuerst gebildeter Turmalin im später entstehenden Quarz eingeschlossen. Turmalinquarz ist meist pegmatitischer Bildung (primär). Vorkommen dieser Art sind in Brasilien und Madagaskar. Er kann jedoch auch metamorph-hydrothermal (tertiär) entstehen, z. B. in alpinen Klüften.
Anwendungen Tragen/Auflegen, Edelsteinwasser/-elixier, Meditation, Steinkreis, Aufstellen in der Umgebung, Edelsteinmassage, energetische Behandlungen.

Steinheilkunde Turmalinquarz hilft, Gegensätze in Harmonie zu bringen sowie innere Kämpfe und Konflikte zu lösen. Er macht unempfindlicher gegen Computerstrahlung, löst Spannungen, hält vital und beweglich, fördert Reinigung und Ausscheidung und stärkt die Nerven.

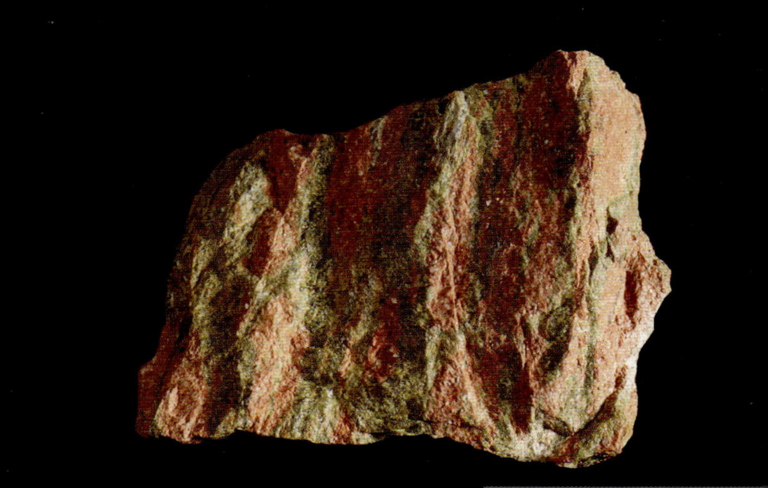

UNAKIT, LONSDALE/SÜDAFR

U

Unakit

$Ca_2(Fe,Al)Al_2[O/OH/SiO_4/Si_2O_7] + KAlSi_3O_8$
Epidot (Gruppensilikat) + Orthoklas (Gerüstsilikat)

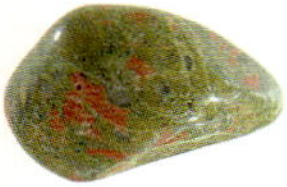

Unakit

Farbe hellgrün-rosa gefleckt · **Transparenz** undurchsichtig, evtl. kantendurchscheinend · **Glanz** Glasglanz bis matt · **Dichte** 3,35–3,50 · **Kristallform** monoklin, jedoch nur körnige Erscheinung · **Mohs-Härte** 6–7 · **Spaltbarkeit** uneinheitlich (Gestein), unebener Bruch

Erscheinungsbild Gestein aus hellgrünem Epidot und rosa Orthoklas-Feldspat, meist derbe bis körnige Massen mit unregelmäßigen Farbflecken. Enthält manchmal auch grauen Quarz.
Entstehung, Vorkommen Unakit entsteht aus metasomatisch umgewandeltem Granit (tertiär). Dessen Mineralgehalt wird durch die Einwirkung wässriger Lösungen verändert, was zur Bildung hellgrünen Epidots führt. Vorkommen gibt es in den USA, Simbabwe, Madagaskar und Südafrika.
Anwendungen Tragen/Auflegen, Edelsteinwasser/-elixier, Meditation, Steinkreis, Aufstellen in der Umgebung, Edelsteinmassage.

Steinheilkunde Unakit fördert die Erholung nach Anstrengungen und schwierigen Zeiten. Er wirkt aufbauend und stärkend, hilft Frustrationen durch Fehlschläge zu überwinden und sich wegen Fehlern nicht abzuwerten. Unakit beschleunigt Heilungsprozesse und führt zu einer vollständigen Genesung. Er stärkt Leber, Galle und Immunsystem.

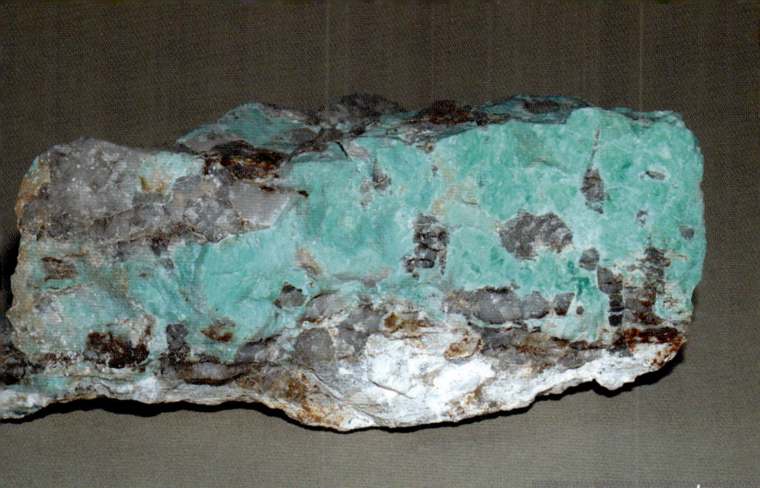

VARISCIT, UTAH/USA

Variscit

$Al[PO_4] \cdot 2H_2O$
Phosphat

V

Farbe blassgrün bis grasgrün · **Transparenz** undurchsichtig bis durchscheinend · **Glanz** Wachsglanz bis matt · **Dichte** 2,20–2,60 · **Kristallform** rhombisch, sehr selten tafelige oder pseudooktaedrische Kristalle · **Mohs-Härte** 3½–4½ · **Spaltbarkeit** sehr gut (vollkommen), muscheliger, spröder Bruch

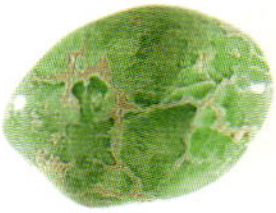

Variscit

Erscheinungsbild Kristallbildungen sind äußerst selten, häufiger sind feinkörnig-dichte, faserige bis radialstrahlige Massen als Knollen, Gang- und Spaltenfüllungen. Außerdem traubige und gelartige Gesteinsüberzüge.
Entstehung, Vorkommen Entsteht in der Oxidationszone aluminiumhaltiger Gesteine durch die Einwirkung phosphathaltiger Flüssigkeiten (sekundär). Vorkommen gibt es in Utah/USA und Australien.
Anwendungen Tragen/Auflegen, Edelsteinwasser/-elixier, Meditation, Steinkreis, Aufstellen in der Umgebung.

Steinheilkunde Variscit ist ein „Muntermacher". Er macht wach, aufmerksam, hilft gegen chronische Müdigkeit und wirkt belebend und stimmungsaufhellend. Variscit lindert innere Unruhe, macht nüchtern und rational und hilft, sich klar auszudrücken. Körperlich mobilisiert er Energiereserven und hilft bei Übersäuerung, Sodbrennen, Gastritis, Magengeschwüren, Rheuma und Gicht.

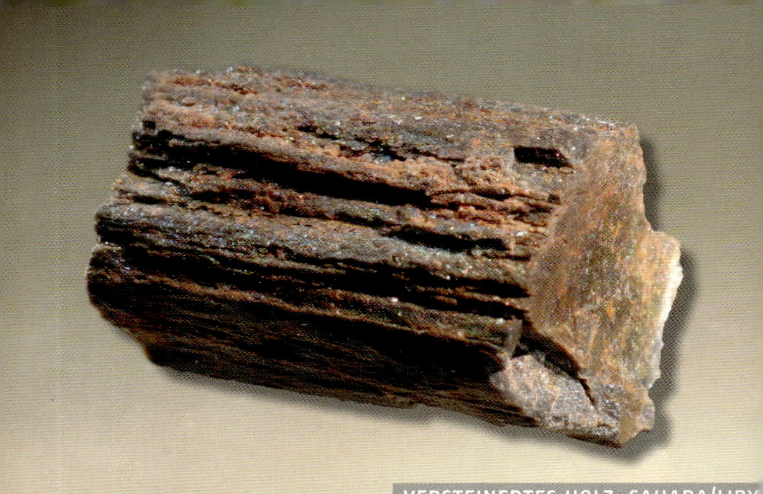

VERSTEINERTES HOLZ, SAHARA/LIBY

V △ ◯

Versteinertes Holz

SiO_2
Quarz, Oxid/Gerüstsilikat

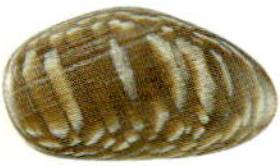

Versteinertes Holz (Quarz)

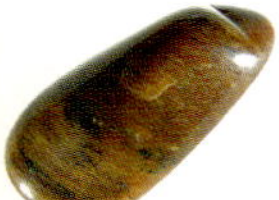

Versteinertes Holz (opalisiert)

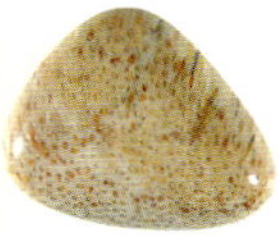

Versteinertes Palmholz

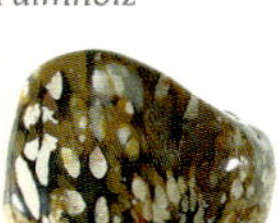

Versteinertes Holz (Peanut-Wood)

Farbe gelbbraun, rotbraun, braungrau · **Transparenz** undurchsichtig bis durchscheinend · **Glanz** Wachsglanz bis matt · **Dichte** 2,60–2,65 · **Kristallform** trigonal (verquarztes Holz) oder amorph (opalisiertes Holz) · **Mohs-Härte** 6½–7 · **Spaltbarkeit** keine, unebener, splittriger Bruch

Erscheinungsbild Quarz oder Opalith mit erkennbaren Strukturen des ehemaligen Holzes (Rinde, Zellgewebe, Leitbahnen). Palmholz zeigt ausgeprägte Leitbündel (Poren und Fasern), das sog. „Peanut-Wood" weist mit hellem Ton verfüllte Bohrgänge auf. Mitunter finden sich auch Partien mit Chalcedon, selten sogar buntem Edelopal.
Entstehung, Vorkommen Entsteht im Sediment (sekundär), wenn Kieselsäure unter Luftabschluss die ursprüngliche Holzsubstanz ersetzt und dabei bestehende Strukturen erhält. Vorkommen gibt es weltweit, u. a. in den USA (Petrified Forest/Arizona), Brasilien, Madagaskar und Australien.
Anwendungen Tragen/Auflegen, Edelsteinwasser/-elixier, Meditation, Steinkreis, Aufstellen in der Umgebung, Edelsteinmassage.

Steinheilkunde Versteinertes Holz bringt innere Sammlung, Bodenständigkeit und Zufriedenheit. Es stärkt Verdauung, Stoffwechsel und Nerven, opalisiertes Holz regt zudem die Entschlackung und Ausscheidung an.

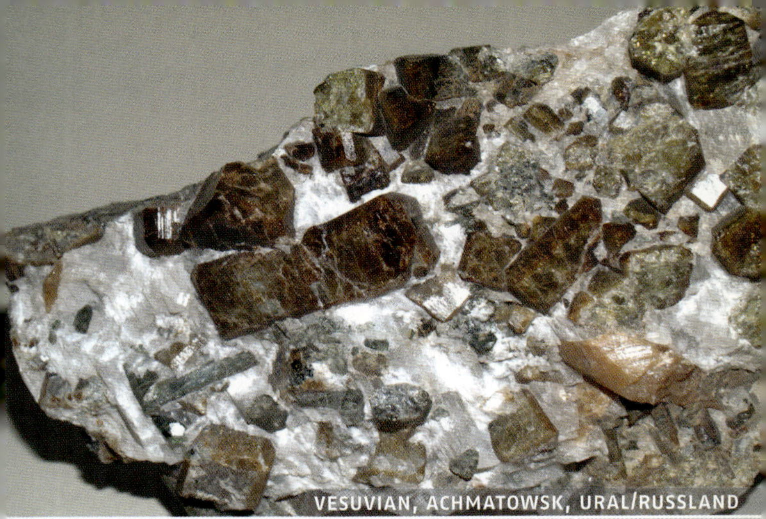

VESUVIAN, ACHMATOWSK, URAL/RUSSLAND

Vesuvian (Idokras)

$Ca_{10}(Mg,Fe)_2Al_4[(OH)_4/(SiO_4)_5/(Si_2O_7)_2]$
Gruppensilikat

V

Farbe braun, grün, altrosa, rotviolett · **Transparenz** durchsichtig bis durchscheinend · **Glanz** Glas- oder Fettglanz · **Dichte** 3,32–3,42 (Vesuvianit 3,40) · **Kristallform** tetragonal, prismatische oder tafelige Kristalle · **Mohs-Härte** 6½ (Vesuvianit 5½) · **Spaltbarkeit** gut (unvollkommen), unebener, splittriger Bruch

Erscheinungsbild Kurz- bis dicksäulige, tafelige, seltener nadelige Kristalle. Manchmal granatähnlich, jedoch mit gestreiften Prismenflächen. Auch unregelmäßig verwachsene Kristalle sowie derbe, dichte, körnige oder strahlige Aggregate. Dichte vesuvianhaltige Gesteine heißen Vesuvianit.
Entstehung, Vorkommen Entsteht meist metamorph (tertiär) in Marmor, Rodingit, Serpentinit, Kalksilikatfels und Skarnen (Alpen, Norwegen, Kanada, Kalifornien/USA, Mexiko, Südafrika). Auch magmatisch (primär) in Nephelinsyenit, hier eher unscheinbar (Skandinavien, Russland).
Anwendungen Tragen/Auflegen, Edelsteinwasser/-elixier, Meditation, Steinkreis, Aufstellen in der Umgebung.

Steinheilkunde Vesuvian regt an, sich offen und ehrlich so zu zeigen, wie man ist. Er ermöglicht, Gewohnheiten, Verhaftungen und Ängste zu überwinden und weckt den Drang nach tieferem Verstehen. Vesuvian fördert die Regeneration, stärkt Leber und Nerven und hilft bei Entzündungen.

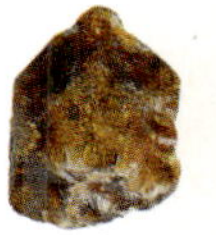

Vesuvian braun

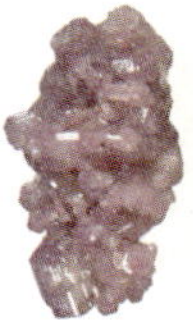

Vesuvian violett

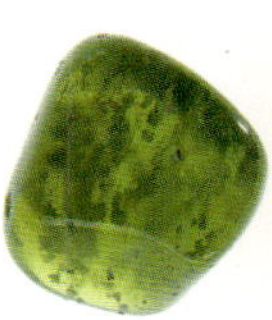

Vesuvianit

Vesuvianit

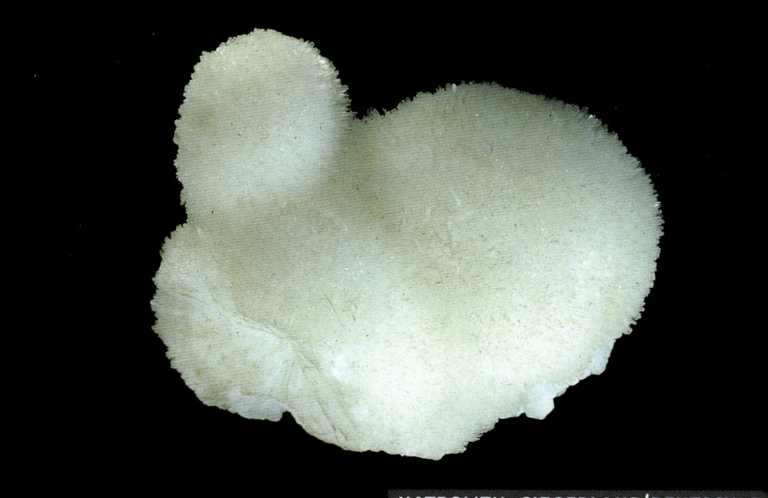

NATROLITH, SIEGERLAND/DEUTSCHLA

Z

Zeolithe

$(Na,K)(Mg,Ca,Sr,Ba)[Al_xSi_yO_z] \cdot n\,H_2O$

Gerüstsilikate

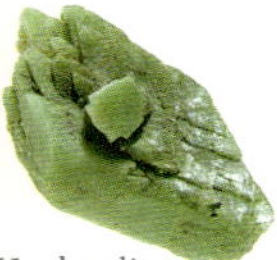

Heulandit

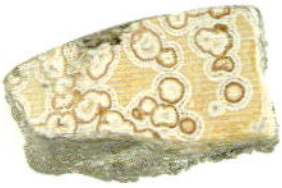

Natrolith

Skolezit

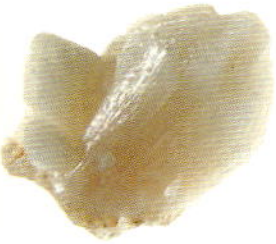

Stilbit

Farbe weiß, gelb, orange, braun, grün · **Transparenz** durchsichtig bis undurchsichtig · **Glanz** Glas-, Seiden- und Perlmuttglanz (Bruchflächen) · **Dichte** 2,09–2,26 · **Kristallformen** monoklin (Heulandit, Skolezit, Stilbit), rhombisch (Natrolith), trigonal (Chabasit), kubisch (Analcim) · **Mohs-Härte** 3½–4 · **Spaltbarkeit** meist sehr gut (vollkommen)

Erscheinungsbild Zeolithe umfassen über 45 Mineralien. Sie werden unterschieden in **Faserzeolithe** mit langprismatischen Kristallen und faserigen Aggregaten (u. a. Natrolith, Skolezit), **Würfelzeolithe** mit isometrischen Kristallen (u. a. Analcim, Chabasit) und **Blätterzeolithe** mit tafeligen Kristallen und blättrigen Aggregaten (u. a. Heulandit, Stilbit). Sie können auch in körnigen bis dichten Massen auftreten. **Entstehung, Vorkommen** Magmatisch-hydrothermal (primär) in Vulkaniten, sedimentär (sekundär) in Sand- und Siltsteinen sowie bei niedriggradiger Metamorphose (tertiär). Zeolithe gibt es weltweit, als Heilsteine dominieren primäre Zeolithe aus Poona/Indien, den USA und Brasilien. **Anwendungen** Tragen/Auflegen, Edelsteinwasser/-elixier, Meditation, Steinkreis, Edelsteinmassage.

Steinheilkunde Zeolithe fördern die Sinneswahrnehmung und machen flexibel und kooperativ. Sie sind gut für Ohren, Nieren, Wasser- und Hormonhaushalt, Gewebe und Haut.

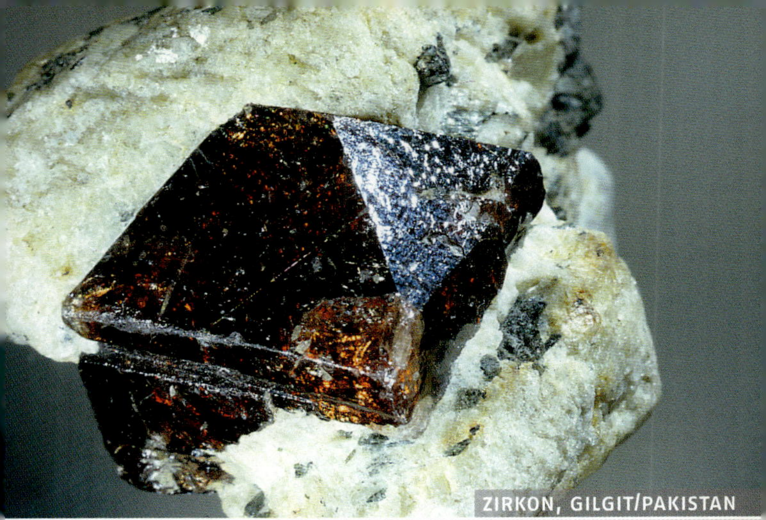

Zirkon

$Zr[SiO_4]$
Inselsilikat

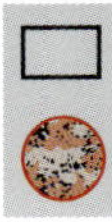

Z

Farbe braun, rotbraun, rotorange · **Transparenz** durchsichtig bis undurchsichtig · **Glanz** Diamant- bis Fettglanz · **Dichte** 3,90–4,81 · **Kristallform** tetragonal, meist Doppelpyramiden · **Mohs-Härte** 6½–7½ · **Spaltbarkeit** gut (unvollkommen), muscheliger Bruch, spröde

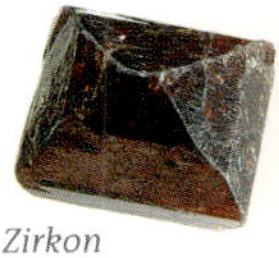

Zirkon

Erscheinungsbild Kristalle mit gedrungenen Prismen und pyramidalen Spitzen oder Doppelpyramiden mit gebogenen Kanten, auch Zwillinge. Meist im Gestein eingewachsen oder als Gerölle in Flussseifen. Häufig rissig, klare Steine jedoch mit starkem „Feuer" (hohe Lichtbrechung).

Entstehung, Vorkommen Entsteht liquidmagmatisch (primär) in Graniten, Syeniten und deren Pegmatiten. Aufgrund seiner Verwitterungsresistenz findet sich Zirkon auch in Flussablagerungen, Sandsteinen und kristallinen Schiefern. Vorkommen gibt es in Brasilien, den USA, Norwegen, Russland, Madagaskar, Pakistan, Sri Lanka und Australien.

Anwendungen Tragen/Auflegen, Edelsteinwasser/-elixier, Meditation, Steinkreis.

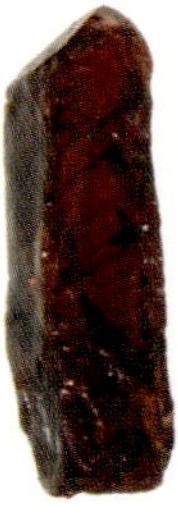

Zirkon prismatisch

Steinheilkunde Zirkon richtet die Aufmerksamkeit auf den Sinn des Daseins. Er bringt die Erkenntnis, was vergänglich und was wirklich wichtig ist, und hilft, Verluste zu überwinden und „Festhaltenwollen" loszulassen. Zirkon wirkt leberanregend, schmerzlindernd und krampflösend.

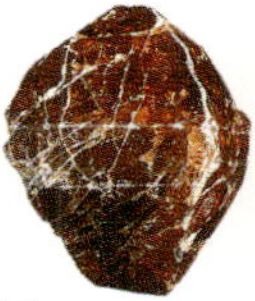

Zirkon Doppelpyramide

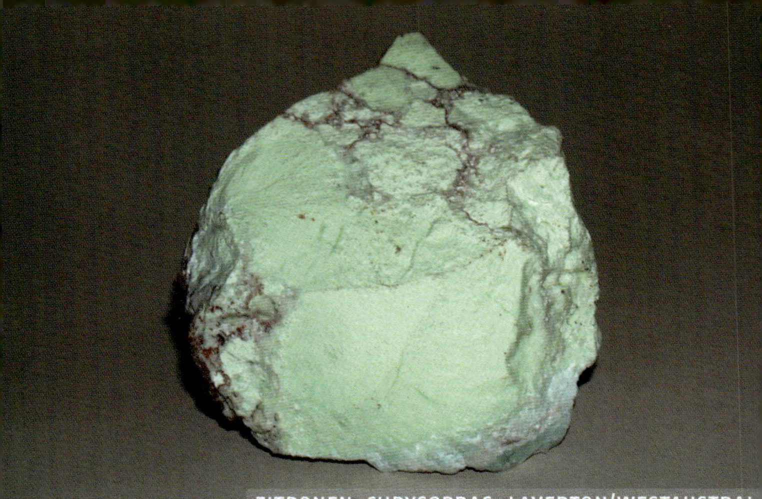

ZITRONEN-CHRYSOPRAS, LAVERTON/WESTAUSTRAL

Z

Zitronenchrysopras

$(Mg,Ni)CO_3$ (Nickelmagnesit) + SiO_2 (Chalcedon)
Carbonat + Oxid/Gerüstsilikat

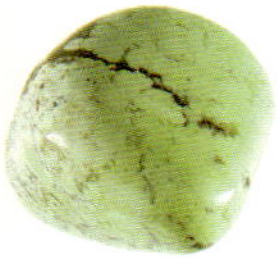

Zitronen-chrysopras

Farbe gelbgrün · **Transparenz** undurchsichtig · **Glanz** Wachsglanz oder matt · **Dichte** 2,50–3,12 · **Kristallform** trigonal, mikrokristallin – keine erkennbaren Kristalle · **Mohs-Härte** 4–4½ (mit Chalcedon bis zu 7) · **Spaltbarkeit** keine, unebener Bruch

Erscheinungsbild Dichte Massen als Gang- und Spaltenfüllungen, oft mit braunen Adern. Die gelbgrüne Färbung ist eher blass und auch polierte Steine erscheinen eher stumpf. **Entstehung, Vorkommen** Entsteht in der Oxidationszone nickelführender Gesteine (sekundär) aus kohlensäure- und kieselsäurehaltigen Lösungen. Dadurch kann reines Carbonat oder ein Gemenge aus Carbonat und Quarz (Chalcedon) entstehen. Die Einlagerung von Nickel führt hierbei zur grünen Farbe. Vorkommen gibt es in Westaustralien. **Anwendungen** Tragen/Auflegen, Edelsteinwasser/-elixier, Meditation, Steinkreis, Aufstellen in der Umgebung.

Steinheilkunde Zitronenchrysopras fördert Selbstkritik, Witz und Schlauheit und hilft, das Leben zu bejahen. Er muntert auf und ermöglicht, Einsamkeit, Mutlosigkeit und Hemmungen zu überwinden. Zitronenchrysopras fördert die Entschlackung und hilft bei Übersäuerung, Muskelkater sowie Erschöpfungszuständen und anderen Folgen von Überanstrengung.

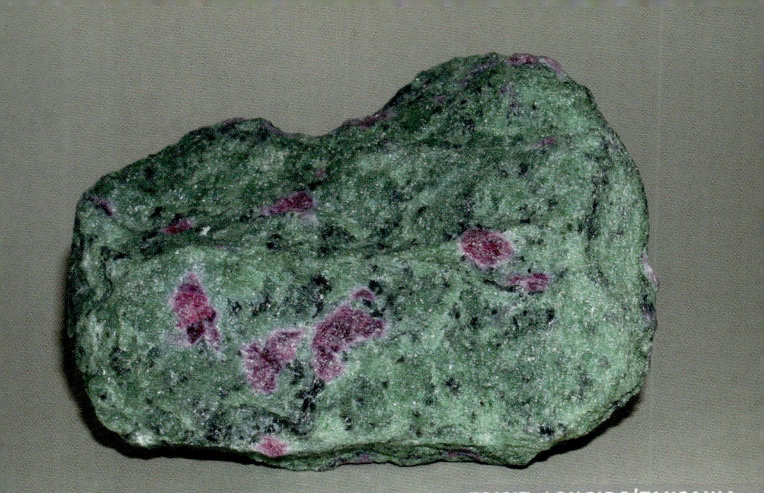

ZOISIT, LONGIDO/TANSANIA

Zoisit

$Ca_2Al_3[O/OH/SiO_4/Si_2O_7]$
Gruppensilikat

Z

Farbe braun, grau, grün · **Transparenz** durchsichtig bis undurchsichtig · **Glanz** Glasglanz · **Dichte** 3,25–3,36 (Anyolith 3,50–3,90) · **Kristallform** rhombisch, prismatische Kristalle · **Mohs-Härte** 6–6½ (Anyolith 6–9*) · **Spaltbarkeit** sehr gut (vollkommen), unebener Bruch

Erscheinungsbild Selten gestreifte stängelige Kristalle, oft rissig und verbogen im Gestein eingewachsen, häufiger derbe oder strahlige Aggregate. Meist jedoch als körniges Gestein, oft mit schwarzen Amphibol- und Chromiteinschlüssen sowie roten Rubinkristallen (Anyolith).
Entstehung, Vorkommen Entsteht bei der Metamorphose (tertiär) basischer Magmatite zu Kalksilikaten, Grünschiefer oder Eklogit. Vorkommen gibt es weltweit, das wichtigste liegt bei Longido/Tansania.
Anwendungen Tragen/Auflegen, Edelsteinwasser/-elixier, Meditation, Steinkreis, Aufstellen in der Umgebung, Edelsteinmassage.

Steinheilkunde Zoisit fördert Regeneration und Erholung. Er hilft, eigene Ideen zu entwickeln und verschüttete Gefühle freizulegen. Zoisit stärkt Leber und Nieren und fördert die Regeneration der Zellen und Gewebe. Grüner Zoisit hemmt Entzündungen, Anyolith fördert die Fruchtbarkeit und ist gut für Milz, Prostata, Hoden und Eierstöcke.

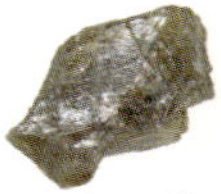

Zoisitkristalle

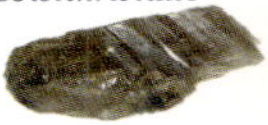

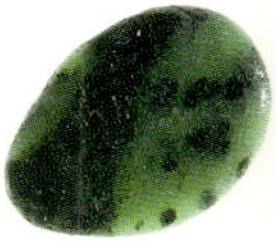

Zoisitgestein mit Chromit

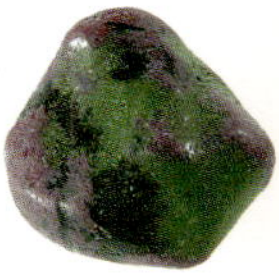

Zoisit mit Rubin (Anyolith)

** Nur der Rubin im Anyolith besitzt Härte 9.*

Register

Impressum

Mit 962 Farbfotos von
Karola Sieber, www.makrogalerie.de: Seite 1, 3, 10, 52; große Fotos auf Seite 59, 61, 64, 65, 78, 81, 86, 90, 92, 93, 98, 105, 106, 116, 132, 135, 141, 144, 146, 150, 153, 160, 168, 172, 186, 208; kleine Fotos auf Seite 15 (9), 16 (2, 7), 17 (1, 6–8), 18 (9), 19 (3, 6, 9), 20 (4, 9), 21 (7), 22 (4, 6, 7, 10), 23 (5, 8), 24 (1, 2), 26 (1, 2, 5), 27 (1, 2, 9), 30 (6, 8), 31 (2, 3), 32 (3, 4), 33 (2, 9, 10), 34 (2, 4, 5), 35 (2, 5), 36 (4, 6, 7), 37 (9), 38 (2, 5–9), 39 (2, 3), 40 (8), 44 (4), 46 (10), 48 (7, 9), 50 (1, 3), 51 (7), 54 (2, 3), 60 (2), 65 (1, 2), 67 (1), 71 (2), 79 (3, 4), 82 (1, 3), 83 (1, 3), 84 (2), 94 (1), 95 (1, 2), 97 (1), 100 (1–3, 5–7), 103 (3), 110 (1), 111 (1), 116 (1), 117 (1,2), 118 (3–5), 119 (4), 121 (3), 131 (1), 133 (3), 138 (1), 142 (1), 148 (1, 3), 149 (1), 155 (2), 156 (3), 159 (3), 170 (2), 179 (1), 184 (4), 186 (2), 189 (1, 3, 4), 193 (1), 196 (1), 200 (1–3), 202 (4), 203 (2), 211 (2). **Ines Blersch, www.inesblersch.de:** Große Fotos auf Seite 60, 72, 79, 95, 108, 111, 123, 130, 133, 134, 147, 149, 162, 163, 173, 175, 177, 178, 191, 196, 197, 200, 206; alle kleinen Fotos außer den o. g. **Rupert Hochleitner:** Große Fotos auf Seite 54, 55, 56, 57, 58, 62, 63, 66, 67, 68, 69, 70, 73, 74, 75, 76, 77, 80, 82, 83, 84, 85, 87, 88, 89, 91, 94, 96, 97, 99, 100, 101, 102, 103, 104, 107, 109, 110, 112, 113, 114, 115, 117, 118, 119, 120, 121, 122, 124, 125, 126, 127, 128, 129, 131, 136, 137, 138, 139, 140, 142, 143, 145, 148, 151, 152, 154, 155, 156, 157, 158, 159, 161, 164, 165, 166, 167, 169, 170, 171, 174, 176, 179, 181, 182, 183, 184, 185, 187, 188, 189, 190, 192, 193, 194, 195, 198, 199, 201, 202, 203, 204, 205, 207, 209, 210, 211, 212, 213. **Wolfgang Dengler, www.weltimstein.de:** Große Fotos auf Seite 71, 180.

Mit 7 farbigen Symbolen von Wolfgang Lang.

Umschlaggestaltung von eStudio Calamar unter Verwendung eines Fotos von Rupert Hochleitner (Quarz) und drei Fotos auf der Rückseite von Karola Sieber.

Das Foto auf S. 1 zeigt Bergkristall und Hämatitquarz, das auf S. 10 einen Edelopal aus Honduras und das auf S. 52 Bergkristall, Aquamarin und Lapislazuli.

Unser gesamtes lieferbares Programm und viele weitere Informationen zu unseren Büchern, Spielen, Experimentierkästen, DVDs, Autoren und Aktivitäten finden Sie unter **www.kosmos.de**

Gedruckt auf chlorfrei gebleichtem Papier

ISBN: 978-3-440-11435-3
Projektleitung: Carsten Vetter
Redaktion: Bärbel Oftring, Böblingen
Produktion und Gestaltung: Siegfried Fischer/Markus Schärtlein
Printed in Italy/Imprimé en Italie

Die Autoren

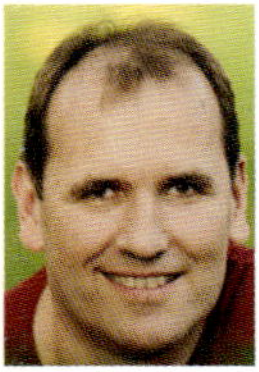

Michael Gienger ist seit seiner Kindheit begeisterter Mineraliensammler und seit 1985 in der Steinheilkunde aktiv. Er ist Mitbegründer der Forschungsgruppe Steinheilkunde Stuttgart (1988), des Steinheilkunde e.V. (1995) und der Cairn Elen Lebensschulen (1997). Seine Bücher zählen zu den Standardwerken der Steinheilkunde und sind inzwischen in zwölf Sprachen übersetzt. 2005 gründete er die Initiative „Fair Trade Minerals", die sich für Verbesserungen der Arbeits- und Lebensbedingungen beim Abbau und der Verarbeitung von Mineralien und Edelsteinen einsetzt. Mehr zu Michael Gienger und seinen Projekten erfahren Sie im Internet unter www.michael-gienger.de, www.fairtademinerals.de und www.steinheilkunde.de.

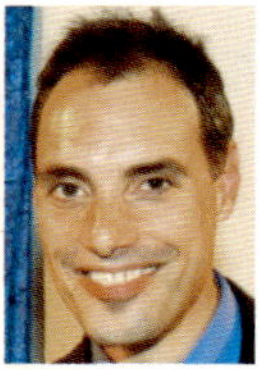

Bernhard Bruder gründete 1998 das unabhängige Institut für Edelsteinprüfung (EPI), nachdem er nach seinem abgeschlossenen Studium der Mineralogie, Geologie und Gemmologie zunächst als Edelsteinprüfer bei einem renommierten schweizerischen gemmologischen Institut angestellt war. Er veröffentlichte zahlreiche Fachartikel und gibt sein Wissen als Referent von Vorträgen zu verschiedenen Themen der Edelsteinkunde weiter. Darüber hinaus hält er Wochenendseminare mit praktischen Übungen zum Erkennen von Edelsteinen und ihren Imitationen. Mehr zu seinen Projekten und aktuelle Termine erfahren Sie unter www.epigem.de

Dank

Ein herzliches Dankeschön an alle, die zur Realisierung dieses Buches beigetragen haben! Allen voran geht unser Dank an Dr. Andreas Stucki für viele wertvolle Informationen zu den Vorkommen der Steine und ihrer Geologie sowie an Annette Jakobi für die kritische Prüfung des Manuskripts und viele steinheilkundliche Hinweise. Besonderer Dank gilt unseren Fotografinnen und Fotografen Karola Sieber, Ines Blersch, Dr. Rupert Hochleitner und Wolfgang Dengler: Ohne die vielen schönen Fotos wäre das Buch nie zu dem geworden, was es ist. Das Gleiche gilt für alle LeihgeberInnen, aus deren Sammlungen wir unsere „Fotomodels" borgen durften (auch wenn wir hier nicht alle Namen auflisten können, ist Euch unser Dank doch gewiß!). Bärbel Oftring danken wir von ganzem Herzen für die gute und verständnisvolle Begleitung als Lektorin und Carsten Vetter vom Kosmos-Verlag für das offene Ohr bezüglich all unserer Wünsche und Ansprüche.